失語症 Q&A

検査結果のみかたとリハビリテーション

編著 **種村 純**
川崎医療福祉大学医療技術学部感覚矯正学科教授

新興医学出版社

Q&A on Evaluation and Treatment of Aphasia

compiled work

Jun Tanemura

Department of Sensory Science, Faculty of Medical Profession,

Kawasaki University of Medical Welfare

© First edition, 2013 published by

SHINKOH IGAKU SHUPPAN CO., LTD TOKYO.

Printed & bound in Japan

執筆者一覧

編集

種村　　純　　川崎医療福祉大学 医療技術学部 感覚矯正学科

執筆（執筆順）

高倉　祐樹	札幌秀友会病院 リハビリテーション科	
大槻　美佳	北海道大学大学院 保健科学研究院	
藤原加奈江	東北文化学園大学 医療福祉学部 リハビリテーション学科	
中村　　光	岡山県立大学 保健福祉学部 保健福祉学科	
奥平奈保子	東京都リハビリテーション病院 リハビリテーション部	
佐藤　幸子	千葉県救急医療センター	
吉野眞理子	筑波大学 人間系	
水田　秀子	藤井会リハビリテーション病院 リハビリテーション部	
大塚　裕一	熊本保健科学大学 保健科学部 リハビリテーション学科	
森　加代子	愛知厚生連 海南病院 リハビリテーション科	
伊澤　幸洋	福山市立大学 教育学部 児童教育学科	
田中須美子	東京都立広尾病院 整形外科 リハビリテーション室	
田中　春美	関西電力病院 リハビリテーション科	
渡辺　眞澄	県立広島大学 保健福祉学部 コミュニケーション障害学科	
新貝　尚子	NTT東日本関東病院 リハビリテーション科	
塚本　能三	今村病院 言語聴覚療法室	
中村　やす	調布市総合福祉センター	
種村　　純	川崎医療福祉大学 医療技術学部 感覚矯正学科	
森田　秋子	初台リハビリテーション病院 リハビリテーション科	
中川　良尚	江戸川病院 リハビリテーション科	
田村　　至	北海道医療大学 心理科学部 言語聴覚療法学科	

鈴木　則夫	滋賀県立成人病センター 老年内科
宮﨑　泰広	川崎医療福祉大学 医療技術学部 感覚矯正学科
浦野　雅世	横浜市立脳血管医療センター リハビリテーション部
森岡　悦子	大阪保健医療大学 保健医療学部
佐藤ひとみ	浴風会病院 リハビリテーション科
遠藤　佳子	東北大学病院 リハビリテーション部
福永　真哉	姫路獨協大学 医療保健学部 言語聴覚療法学科
中野　明子	秋田県立リハビリテーション・精神医療センター 言語聴覚療法室
宇野　　彰	筑波大学 人間系 障害科学域
植谷　利英	岡山リハビリテーション病院 リハビリテーション部
山里　道彦	筑波記念病院 精神科
小森憲治郎	財団新居浜病院 臨床心理科
谷向　　知	愛媛大学大学院 医学系研究科 脳とこころの医学
田村　洋子	NPO法人言語障害者の社会参加を支援するパートナーの会 和音
小坂　美鶴	川崎医療福祉大学 医療技術学部 感覚矯正学科
吉田　　敬	愛知淑徳大学 健康医療科学部
吉畑　博代	県立広島大学 保健福祉学部 コミュニケーション障害学科
能登谷晶子	金沢大学 医薬保健研究域 保健学系
立石　雅子	目白大学 保健医療学部 言語聴覚学科
小林　久子	首都医校 言語聴覚学科
宇野　園子	流山中央病院 リハビリテーション科

序　文

　本書は失語症の言語治療に関するトピックをQ&A形式でまとめている．多くの著者にそれぞれ得意なテーマについて論じていただいており，わが国における失語症言語治療の全貌を知ることができる．学会で興味深い発表を拝聴すると，その背景と展開を含めて論じてほしいと思うのだが，今回このような形で実現して誠に喜ばしい．失語症の臨床に関わる重層的な問題を異なった視点から捉えており，第Ⅱ章では訓練技法の視点から，第Ⅲ章では対象類型別に書いていただいている．したがって各種の言語知識に対する訓練法についてその概念と実際の適用について理解することができる．さらに当事者や家族から求められることの多い社会的支援に関するトピックも取り上げた．失語症者の社会的支援については，復職率に端的に示されるように，未だ十分な成果が上がっていない．この分野への失語症専門家の進出が期待されている．一方，基礎疾患や神経生理学的メカニズムについては取り上げられていない．これらの問題については『高次脳機能障害Q&A症候編』『高次脳機能障害Q&A基礎編』（河村　満，編著）に詳しく，今回は取り上げなかった．

　わが国の失語症言語治療も量的に大分充実してきた．パイオニアの時代にあっては言語治療を受けること自体が貴重であり，専門家は尊重されてきたが，今や他のあらゆるサービス業と同様に利用者からその有効性が問われ，さらなる質的量的拡大が求められている．失語症を単に医学的治療の対象として扱うばかりではなく，生活に対する保障までも含めた対策が期待されている．今後の言語治療は神経科学的な技術が取り入れられることになろう．いずれにしても言語症状を詳細に捉えることが適切な刺激・反応の促進の前提になる，という点では従来からの認知神経心理学的アプローチが基礎になる．個々の言語知識の上では統語論および語用論レベルの訓練技法について何人かの著者に解説していただいている．現状からの展開を期待する分野である．

　末筆ながら失語症臨床にとって有意義な書籍の出版を企画下さり，編集の労を執られた株式会社新興医学出版社代表取締役林峰子氏，編集部岡崎真子氏に心よりお礼申し上げる．

2013年3月

川崎医療福祉大学医療技術学部感覚矯正学科
種村　純

目 次

第Ⅰ章　失語症の症状と検査結果のみかた

Q1 ▶ 失語症タイプ診断の進め方を教えてください。
　　　　　　　　　　　　　　　　　　　　　　　　　高倉祐樹，大槻美佳　3

Q2 ▶ 包括的失語症検査（SLTA，WAB，失語症鑑別診断検査）成績の解釈の仕方と言語治療に生かすみかたを教えてください。
　　　　　　　　　　　　　　　　　　　　　　　　　藤原加奈江　16

Q3 ▶ コミュニケーション能力に関する検査（CADL，重度失語症検査）成績の解釈の仕方と言語治療に生かすみかたを教えてください。
　　　　　　　　　　　　　　　　　　　　　　　　　中村　光　25

Q4 ▶ 語彙処理能力検査（失語症語彙検査，SALA失語症検査，標準抽象語理解力検査）成績の解釈の仕方と言語治療に生かすみかたを教えてください。
　　　　　　　　　　　　　　　　　　　　　　　　　奥平奈保子　30

Q5 ▶ 失語症の掘り下げ検査（失語症構文検査，トークンテスト，SLTA補助テスト，語音弁別検査，モーラ分解・抽出検査）成績の解釈の仕方と言語治療に生かすみかたを教えてください。
　　　　　　　　　　　　　　　　　　　　　　　　　佐藤幸子　36

第Ⅱ章　失語症の訓練技法，訓練の進め方

Q6 ▶ 発症直後，急性期の対応方法について，教えてください。
　　　　　　　　　　　　　　　　　　　　　　　　　吉野眞理子　47

Q7 ▶ 言語症状に応じて，言語訓練課題を選ぶときの基本的な考え方を教えてください。
　　　　　　　　　　　　　　　　　　　　　　　　　水田秀子　51

Q8 ▶ 言語モダリティ別の訓練課題を教えてください。
　　　　　　　　　　　　　　　　　　　　　　　　　大塚裕一　56

Q9	▶ 呼称障害が生じる原因の違いによって訓練の進め方をどのように変えたらよいでしょうか。 森加代子, 中村 光 61
Q10	▶ 単語の訓練は進んでもその後文を話す訓練は, どのようにして進めたらよいでしょうか。 伊澤幸洋 66
Q11	▶ 失語症者に対する語の音韻的知識に関する訓練の進め方を教えてください。 田中須美子 70
Q12	▶ 失語症者に対する語の意味的知識に関する訓練の進め方を教えてください。 田中春美 76
Q13	▶ 失語症者に対する文法（レキシカル, 統語, 形態, 音韻）障害の訓練の進め方について教えてください。 渡辺眞澄 83
Q14	▶ 失語症者に対する文字の知識に関する訓練の進め方について教えてください。 新貝尚子 93
Q15	▶ 全失語, 重度失語の患者さんに対する心理的対応法, 受動的発話の生かし方について教えてください。 塚本能三 98
Q16	▶ 失語症者を対象としたグループ訓練の目的と進め方を教えてください。また, グループ訓練の具体的な課題について教えてください。 中村やす 102
Q17	▶ 行動変容法, 刺激促通法, 機能再編成法, 認知神経心理学的方法などの言語治療法の考え方について教えてください。 種村 純 110
Q18	▶ 重度失語症者のコミュニケーションの評価の視点と, 訓練について教えてください。 森田秋子 114

第Ⅲ章　対象（障害）別言語治療のポイント

| Q19 | ▶ ことばの聞き取りや理解に障害を示す失語症者（Wernicke 失語）に対する評価のポイント, 言語治療の組み立て方や技法について教えてください。 中川良尚 121 |
| Q20 | ▶ 発話がたどたどしい失語症者（Broca 失語）に対する評価のポイント, 言 |

語治療の組み立て方や技法について教えてください。

田村　至　127

Q21 ▶ 重度でことばの理解も話すことも障害されている失語症者（全失語）に対する評価のポイント，言語治療の組み立て方や技法について教えてください。

鈴木則夫　131

Q22 ▶ ことばの言い誤りが目立つ失語症者（伝導失語）に対する評価のポイント，言語治療の組み立て方や技法について教えてください。

宮﨑泰広　134

Q23 ▶ 意味の理解が悪い失語症者（超皮質性失語）に対する評価のポイント，言語治療の組み立て方や技法について教えてください。

浦野雅世　137

Q24 ▶ 文字が書けるが読むことのできない失語症者（純粋失読）に対する評価のポイント，言語治療の組み立て方や技法について教えてください。

森岡悦子　140

Q25 ▶ 読むことが困難な失語症者（表層失読，音韻失読，深層失読）に対する評価のポイント，言語治療の組み立て方や技法について教えてください。

佐藤ひとみ　143

Q26 ▶ 失語症は軽度であるが，読み書きに障害が強い失語症者（失読失書）に対する評価のポイント，言語治療の組み立て方や技法について教えてください。

遠藤佳子　150

Q27 ▶ 文字を読めるが書けない失語症者（純粋失書）に対する評価のポイント，言語治療の組み立て方や技法について教えてください。

福永真哉　153

Q28 ▶ アナルトリーないし発語失行に対する評価のポイント，言語治療の組み立て方や技法について教えてください。

中野明子　158

Q29 ▶ 小児失語に対する評価のポイント，言語治療の組み立て方や技法について教えてください。

宇野　彰　162

Q30 ▶ 右半球コミュニケーション障害に対する評価のポイント，言語治療の組み立て方や技法について教えてください。

植谷利英　165

Q31	▶ 外傷性脳損傷によるコミュニケーションの障害に対する評価のポイント，言語治療の組み立て方や技法について教えてください。
	山里道彦　170

Q32	▶ 認知症によるコミュニケーションの障害に対する評価のポイント，言語治療の組み立て方や技法について教えてください。
	小森憲治郎，谷向　知　176

第Ⅳ章　コミュニケーション・社会適応への介入方法

Q33	▶ 失語症の患者さんとコミュニケーションをとる方法について，家族や他職種のスタッフへのアドバイスも含めて，教えてください。
	田村洋子　183

Q34	▶ 高次脳機能障害者における談話評価の方法について教えてください。
	小坂美鶴　186

Q35	▶ 失語症および認知コミュニケーション障害者に対する会話分析の実際について教えてください。
	吉田　敬　191

Q36	▶ 失語症者のための拡大代替コミュニケーションにはどのようなものがありますか。
	吉畑博代　197

Q37	▶ 失語症はどこまで回復しますか，また言語治療によって回復水準がどのように変わるのでしょうか。
	能登谷晶子　201

Q38	▶ 失語症者の社会復帰に向けて，どのような対象にどのような対応が必要なのか教えてください。
	立石雅子　204

Q39	▶ 失語症者の外出や他人との交流の機会を増やすための方法，対策について教えてください。
	小林久子　207

Q40	▶ 失語症者にとって有効な社会資源について教えてください。
	宇野園子　210

第 I 章

失語症の症状と検査結果のみかた

Question 1〜5

Question 1

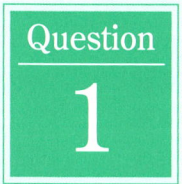

高倉祐樹*, 大槻美佳**
(*札幌秀友会病院, **北海道大学大学院 保健科学研究院)

失語症タイプ診断の進め方を教えてください。

I. はじめに

1. 失語症タイプとは？

　失語症のタイプ診断（本稿では"タイプ診断"を"タイプ分類"と同義で用いる）を進める上での基本として，多くの教科書や文献において強調されていることは，失語症タイプは「症候群」であり，絶対的なものではないという点である[1〜5]。「症候群」とは，共通して生じる様々な「症状の組み合わせ（集まり）」を便宜上グループ化したものとされる[6,7]。もっとも身近な例で考えると，一般用語としての「かぜ」が挙げられる。「かぜ」は，ある固定した単一の病状を指す用語ではなく，「くしゃみ・鼻水・鼻づまり・のどの痛み・発熱」などの様々な症状が出る状態を集約した抽象的な用語とされる[8]。失語症タイプも同様に，「アナルトリー・音韻性錯語・喚語困難・単語理解障害」などの要素的な症状について「よく一緒に生じることがある組み合わせ（集まり）」に対して命名がなされてきただけにすぎないということが指摘されている[2,7]。すなわち，田邉（2003）が強調するように「"はじめに型ありき"ではない」[2]という点を理解することが，タイプ診断を進めてゆく上での最初の前提となる。

2. なぜタイプ診断をするのか？

　タイプ診断を進めてゆく上で忘れてはならないもう1つの前提は，失語症タイプ診断を「何のためにするのか」という，その臨床的意義についてである。失語症のタイプ名があれば，言語聴覚士間あるいは職種間における情報交換の便利な道具として使用しやすいという利点が指摘されることが多いが[9,10]，相馬（2003）は，失語症タイプ自体には本質的な意味はないと述べている[2]。単に失語症タイプを決めることが重要なのではなく，失語症患者の示す病態（現象）を形作っている要素を的確に把握することこそが重要であり，それは，病巣の局在や機能的予後を推測することにもつながるということが強調されている[1,2]。

　さらに，失語症タイプ診断にあたってもっとも重要なことは「よりよいコミュニケーション手段とリハビリテーションの手がかりを得る」ために病態（現象）と対峙する姿勢であると考える。たとえば，「失語症の有無を判断し，主治医に報告する」という目的のみを達成したいのであれば，「失語症あり・なし」の二分法で十分でありタイ

プ診断すらも必要とはならない。失語症のよりよいコミュニケーション手段の発見とリハビリテーションという「目的」があるからこそ，どのような症状がコミュニケーション上の困難さを引き起こしているのか，その症状を引き起こしている解剖学的基盤やその損傷の広がり具合はどの程度か，障害メカニズムの本質は何か，それを改善するための手立ては何かといった視点が創造される。失語症タイプ診断はそのような視座の同一線上で進めてゆくべきであり，診断のための診断に陥ることがないよう留意すべきであると考える。

3. 従来の失語症タイプ診断における混乱と問題点

しかし，失語症のタイプ診断に関する議論には，しばしば歯切れの悪さが生じることが指摘されている[11]。その原因の1つとしては，まず研究者が立脚する失語症理論の相違によってタイプ診断法も異なっていることが挙げられる[5,12]。たとえば，紺野（2001）[5]は，代表的な分類法として，症状面に焦点を当てたとされる「Schuell（1964）[13]の失語症分類」，失語症の構造基盤に基づいたとされる「Luria（1973）[14]の失語症分類」，Wernicke-Lichtheimの失語症理論を継承し，病巣の局在に基づいたとされるBoston学派の「古典的分類[15]」の3つを挙げているが，これらの分類における各タイプの定義や症候の内容などは，代表的なタイプを除けば，必ずしも一致はしていないとされている[12]。そのため，初学者は「いったい自分は誰の提唱したどのタイプ分類に依拠すればいいのだろう」と，混乱に陥ってしまうことが指摘される[16]。

失語症の分類法は「現象」と「病変」の2つの基準を満足させるものが理想的とされる[17]。たとえば前述した「Schuellの失語症分類」は，言語治療のために考案された分類法で，「病巣」の考慮はされず，「現象」の面に重きが置かれているとされる[17]。「Luriaの失語症分類」は，障害を受けた言語水準に基づいた分類法で，一貫した解剖学的相関関係を認めているとされるが[18]，失語症評価の標準的手段は規定されておらず，記述された「臨床像（現象）」は客観的でないとの指摘がある[19]。Boston学派の「古典的分類」は，「臨床像（現象）」と「病変部位」との関連を理論的に説明できるというわかりやすさがあり，現在もっとも汎用されている分類と位置づけられている[3,4,20,21]。「病巣」という独立したパラメータが失語症議論における「公平な仲介人」としての役割を果たすことも長所として挙げられている[2]。

しかし，この「古典的分類」においてさえ，明確な定義はないことが言及されている[6,11]。たとえば，古典的分類における評価としては，「流暢性/非流暢性」，「復唱良好/復唱不良」の2つが軸に据えられているが，「流暢/非流暢」の境界線を引く明確な定義はなく[1,6,7,11,22]，「復唱良好/復唱不良」の判断についても，具体的に「どのくらい」できたら良好とするのかといった基準も明確ではないことが問題視されている[11]。

さらにこのような曖昧さを内包する分類方法は，失語症タイプ診断がどのように実際のリハビリテーションにおいて役立つのかという点をも不明瞭にしてしまう。たとえば，失語症タイプ診断の過程において「この患者の失語症タイプはWernicke失語なのかそれとも超皮質性感覚失語なのか（この患者の復唱能力を良好とすべきか不良とすべきか）」と頭を悩ませ，どちらか一方に診断を下した結果，もしその後のリハビリテーションにおいてアプローチに差異が生じないのであれば，その診断を下す臨床的な意味はまったくない。

4. 意義のあるタイプ診断のために

以上を踏まえ，意義のあるタイプ診断のためにはどうすべきかという観点から，本稿での立場を明確にしたい。

第一に，診断にあたっては大槻（2008）[7]に従い，「だれもが同じ診断に至る"明確な基準"を用いる」こととする。たとえば，従来の「復唱は"比較的"良好」，「単語理解は"概ね"保たれる」などの量的評価は，重症度や改善度の尺度としては有用とされるが，障害の本質を示すための分類にあたっては混乱を招くことが指摘されている[11]。したがって，曖昧さを内包する量的な基準については本稿でも使用を避け，「ある要素的症状が認

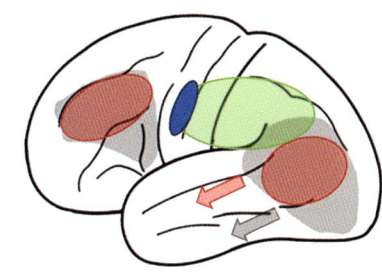

図1 要素的症状と病巣の関係
（大槻美佳：言語機能の局在地図. 高次脳機能研究, 27：231-243, 2007[23]より許諾を得て一部改変）

- アナルトリー：左中心前回下部
- 音韻性錯語：左上側頭回～縁上回～中心後回
- 喚語困難：左中・下前頭回／左角回／左側頭葉後下部
- 単語理解障害：左中前頭回／左上・中側頭回後部

められるか否か」という質的評価[11]を採用する。なお，失語症タイプの質的評価にあたっては，①必須所見（その失語症タイプに当てはめるために必須の所見），②容認所見（その失語症タイプに当てはめるために，あってもなくても差し支えない所見），③除外所見（その失語症タイプに当てはめるために，あると差し支えてしまう所見）などに，明確に区別して考えることが重要とされている[11]。

第二に，リハビリテーションにつながる診断という視点に立脚すると，実際のコミュニケーション上の困難さを本質的に生じさせる要素的症状は何かという点に着目することが重要であると考える。たとえば，「復唱」や「呼称」といった課題は，障害メカニズムを推定するためには有効な課題ではあるが，その課題自体は実際の日常生活上ほとんど遂行されることがない特殊なタスクであると考える。「復唱障害」や「呼称障害」がコミュニケーション上の困難さの本質ではなく，「復唱」や「呼称」の遂行を支える「個々の要素的な機能の低下」がその困難さを引き起こしているのであり，そういった要素的症状に焦点を当てた診断法は，リハビリテーションを進める上でも有用となり得ると考える。

II. これだけは知っておきたい失語症の基本症状

まずは失語症を構成する基本的な要素的症状について概説する。着目すべき基本的症状として①アナルトリー（＝失構音≒発語失行），②音韻性錯語（字性錯語＝音節性錯語＝音素性錯語），③喚語困難，④単語理解障害の4つが挙げられている[6,7,11,23]。なぜこれらの症状が重要であるかというと，第一にこれらの要素的症状は現時点で解剖学的な対応，機能局在が明らかで[23]（図1），病巣の広がりをかなりの確からしさをもって推定することが可能とされており[2]，前述した病態の正確な把握や機能予後の推定という臨床的意義と整合するためである。さらに，病巣という独立したパラメータを考慮することは，失語症議論における混乱を防ぐことにもつながるとされているためである[2]。第二に，これらの要素的症状はコミュニケーション上の困難さを本質的に引き起こすものであり，「これらの症状が認められるか否か」という質的評価に基づいて失語症タイプ診断を進めることで，分類後のDeep testやリハビリテーションのプロセスにおいて焦点を当てるべき症状がおのずと決定されるためである。第三に，これらの要素的症状がコミュニケーション上の困難さを生じさせるということは，田邉（2003）[2]が「話せばわかる」と述べているように，会話場面の中でこれらの要素的症状は十分検出可能と考えられ，臨床上の有用性が極めて高いためである。以下に4つの要素的症状について概説する。

1. アナルトリー（＝失構音≒発語失行）

1）どのような現象か

「構音の歪み」と「音の連結不良」を中核症状とする発話の障害とされる[24]。「構音の歪み」については，日本語表記ができないような音の誤りが生じることを指す[6,23]。特徴として，どの音に歪みが認められるか（例：「りんご」の「り」がある場面では正しく言えても，別の場面では歪ん

だりする），どんな歪み方をするか（例：「りんご」の「り」がある場面では「じ」に近い音に，別の場面では「ぎ」に近い音に歪む）が一貫していないという，二重の非一貫性[25]が生じることでディサースリア（=dysarthria）とは区別される。ディサースリアにおける歪む音と歪み方には一貫性が検出されやすいことが指摘されている[1,2,26]。「音の連結不良」は，単語を形成する音のわたりが「り…んご」「りん〜ご」のようにトツトツと音がぶつぎれになったり，間延びしたり，短くなってしまう現象とされる[1,6]。これらの症状については，「"音の歪み"が前景に立つタイプ」と，「"音の連結不良"が前景に立つタイプ」というように，さらに下位分類がなされる可能性があることが指摘されている[24]。さらに，皮質下性失語に伴う発話の不明瞭さについても，アナルトリーの亜型の1つとして位置づけが可能と思われるため，後述する。

2) 評価方法

自発話，復唱，音読，呼称などの様々な発話モダリティで音の歪みの有無，歪み方の変動，音の連結を評価すべきとされる[1]。音の連結不良については，サウンドスペクトログラフを用いて音の持続時間を視覚化すると客観的に評価がしやすいとされている[1,27]。さらに「パタカ」や「イキジビキ」[2]といった発話素材のdiadochokinesis（連続的構音運動）など，構音運動に負荷を与える課題で，アナルトリーが検出されやすいことが指摘されている[28]。

3) 責任病巣

左中心前回の中下部およびその皮質下とされる[24,25,29〜34]。

2. アナルトリーを伴わない音韻性錯語（＝字性錯語＝音節性錯語＝音素性錯語）

1) どのような現象か

錯語とは「言い間違え」の誤りとされる[7]。語のレベルでの誤りは「語性錯語」，音のレベルでの誤りは「音韻性錯語」と呼ばれる[1]。「音韻性錯語」は，目標となる音が違う音に入れ替わる誤り

私はこうしています

『アナルトリーとディサースリアの鑑別』

アナルトリーとディサースリアの合併が想定される場合の観察のポイントとしては，①声質の変化などの発声障害の有無[26,73,74]，②構音の誤りの一貫性の有無[1,2,26]，③音の連結不良が前景に立つかどうか（ディサースリアでは構音の歪みが軽いのに，音の連結不良のみが目立つことはないとされる）[6,7]という点が挙げられている。しかし，実際の臨床上ではどちらの症状も軽度であったり，あるいは重度であったりとコントラストが得られにくい場合があり，鑑別に苦慮することは多い。

山鳥[5]は「古くJacksonも指摘した如く，重篤な発語障害の場合ですら，時にきわめて明瞭な音節あるいは語，時には文が実現されることがある」と述べており，アナルトリーの判断には，個々の音の実現能力のみを見るのではなく，全体としての発話過程に注目する必要性を強調している。このように発話全体を辛抱強く観察し，"雲間から光が指すような"明瞭な発話が観察できた場合には，その部分は少なくともアナルトリーによる構音の浮動性を反映しているとの評価が可能である。ディサースリアが前景に立つ場合には，発話速度の調整等によって明瞭度向上が認められることがあっても，このような劇的な明瞭化は認められにくいと推察されるためである。

また，diadochokinesisにおいては，河村（2008）[74]も指摘しているように，ディサースリア患者では/ka/の連続構音で一貫した歪みが生じやすい印象を受ける。したがって，/ka/の連続構音でもっとも明瞭に表出された音を基準に歪み方の変動に着目すると，アナルトリーによる発話の歪みの影響を評価しやすいと考える。

のこととされる（例；「くすり」→「くすに」など）[1]。音声実現前の音韻の選択・配列レベルの障害が想定されており，仮名書字でも同様の誤りが生じるとされる[1,6,7,22,23]。患者はしばしば自身の誤りに気付き「"くすに"…"くすぎ"…いや，"くすじ"…」というように自己修正を繰り返すことが多いとされる。これは接近行為と呼ばれ，この自己修正の試みは成功することもあれば，かえって目標の音から遠ざかってしまうこともあることが指摘される[3,7,22,35,36]。また，復唱に比べ呼称のほうが音韻性錯語の出現率が高い場合[37,38]，自発話で音韻性錯語が出現しにくい場合[35,36]，「呼称と漢字音読時のみ音の誤りが生じる」場合[39]（＝音韻性失名詞，詳細後述）など，発話モダリティによる出現頻度の差異が報告されることが多い。

> 📌 **ここに注意！**
>
> 『アナルトリーと音韻性錯語の鑑別』
>
> 臨床上，問題となりやすい点として，アナルトリーが合併している場合の「音の置換」をどう捉えるかということが指摘される[7,16]。すなわち，現象としては同じ「音の誤り」であっても，音が歪んだ結果，聞き手側が「違う音」に聞きとってしまうのか[16]（アナルトリー由来の誤りなのか），発話前にすでに音韻が間違って選択・配列されてしまったのか（音韻性錯語由来の誤りなのか），その鑑別は厳密には困難であり，障害機序についても区別可能かどうかは現時点では不明とされている[7]。したがって両者が合併している場合にはアナルトリーの存在を優先してタイプ診断を進め，病巣を推定することが推奨されている[7]。

2）評価方法

意味の関与を排除した無意味語の処理は，音韻機能の低下を純粋に評価できるものと考えられている[40]。したがって，音韻性錯語の有無を確認するにあたっては，無意味語の復唱・音読を実施することが推奨される。

3）責任病巣

左縁上回を中心として，前方は左中心後回，後方は左上側頭回の間をむすぶ領域およびそれらの皮質下のどこが障害されても生じうるとされる[36,41,42]。

> 📌 **ここに注意！**
>
> 『形式性錯語について』
>
> 特記すべき音の誤り方として「"らいおん"→"あいろん""たいおん""おいらん"」などというように，音韻が近似している実在語に言い誤る傾向が認められることがあり，この誤りは「形式性錯語[75]」と呼ばれる。目標語と50％以上の音韻の重複が認められれば，音韻類似性ありとするのが一般的とされる[76]。形式性錯語の障害機序について，水田（2006, 2007）は呼称において形式性錯語が目立った症例については「目標語彙の音韻形式の喚起の障害」[48]を，復唱において形式性錯語が目立った症例については「音構造の分節化ができず，誤った語として認知してしまう」要因を想定している[77]。これらの知見は，分類上は同一の形式性錯語であっても，発話モダリティによってその出現機序が異なる場合があることを示唆しているものと考えられる。
>
> また，形式性錯語は通常単独で出現することはないとされているため[6]，もし認められた場合には，その他の錯語については，どのような誤りが前景に立つのか（意味性錯語など意味的な誤りが目立つのか，音の断片や音韻性錯語など音レベルの誤りが目立つのか）を確認し，出現機序を推定してゆく必要がある。さらに，形式性錯語の改善の仕方と一致する他の錯語があるかどうかなど，継時的な変化を観察することも障害機序を推定してゆく上では重要であると考える。

3. 喚語困難

1）どのような現象か

喚語困難とは文字通り"語"を喚起できず「言葉がでにくい」状態とされる[6,7]。ここで"語"

をどう捉えるかという点について整理したい。Saussureの研究者である丸山（1981）[43]は，言語記号（本稿での"語"）とは「意味するもの」と「意味されるもの」とを同時に備えた二重の存在であると述べている。本稿では山鳥（1998）[44]に従い，「意味するもの＝名前（音韻形）」，「意味されるもの＝意味（心理表象）」と言い換える。このように語を捉えると，同じ「"語"がでにくい」現象であっても，語の「意味」そのものを喪失してしまっている場合や，その語の「意味」には接近可能だが，「名前」を喚起できなかったり，違う「名前」が喚起されてしまう場合，さらに「名前」の大まかな輪郭像は喚起できていても，その「名前」を構成する個々の音韻1つ1つを喚起できない場合などというように，障害される機能水準は複数想定可能とされている[44]。

2）評価方法

目の前の対象の名前を言う「視覚性呼称」，カテゴリーや語頭音から語を思い浮かべる「語列挙」で評価されることが多い[1, 6, 7, 23]。語列挙の低下については，自発性の低下や語流暢性の障害[45]など，失語症状によらない要因でも低下する場合があるため注意を要する。

通常，視覚性呼称と語列挙の低下は同時に出現するとされるが，解離する場合があるとされる[6, 7, 46, 47]。語列挙についてはカテゴリーからの想起（例：動物の名前の列挙）と音からの想起（例：「か」で始まる単語の列挙）があり，これも通常は同時に出現するが，解離することもあるとされる[6, 47]。

ここで，喚語困難と区別して考えなければならない症状について補足すると，たとえば音が歪んだり，音のつながりが悪く，結局目標語が言えない場合（アナルトリーによる場合）であったり，音韻性錯語が頻出して，結局目標語にたどりつけないような場合は，音のレベルの問題が原因であると推測されるため，語のレベルの誤りである喚語困難とは区別しなければならないとされている[7]。このような場合は，目標となる「語」が喚起できているからこそ，その目標の音に向けて自己修正を繰り返すというストラテジー[48]が用いられているものと推察される。

3）責任病巣

その他の要素的症状に比べ機能局在は明らかではないとする指摘もあるが[49]，左下前頭回[30]，角回[15, 18, 50]，左側頭葉後下部[15, 18, 50, 51]およびこれらの皮質下の損傷で生じるとされる。なお，語性錯語についての病巣局在は現状では明らかではなく[1, 22]，タイプ診断上の有用性は低いとされる[7]。

> **ここに注意！**
>
> 『音韻性失名詞について』
>
> 「呼称と漢字音読時にのみ音の誤りが生じる」とされる音韻性失名詞[39]は，すべてのモダリティに共通して出現する音韻性錯語，つまり「音韻の選択・配列レベルの障害」とは機序が異なる可能性があり注意を要する。音韻性失名詞の存在は，「音韻の選択・配列レベルの障害」とは別に，喚語のプロセスを少なくとも「語彙の選択」と「音韻表象の活性化」の2段階に分けて考える必要があること[79]を支持しており[39, 78]，「音の誤り」がどの段階で生じているかを推定するためには，自発話，復唱，音読，呼称など発話モダリティ間の音韻性錯語の出現頻度の差異を確認しながら，慎重に評価を進める必要があると考える。なお，前述した「復唱に比べ呼称のほうが音韻性錯語の出現率が高い」場合[37, 38]については，この「音韻性失名詞」が合併している可能性が指摘されている[66]。

4. 単語理解障害

1）どのような現象か

単語の理解障害とは，音の入力が適切になされているにも関わらず，その音から意味を理解できない現象とされる[7]。先ほどの"語"の構造から説明すると「意味するもの（音韻形，名前）」が「意味されるもの（意味，心理表象）」を喚起しない状態とも表現される[44]。語音の弁別障害（後述）による音の処理レベルの障害とはまったく独立して生じ得る症状とみなされているが[1]，両者の症

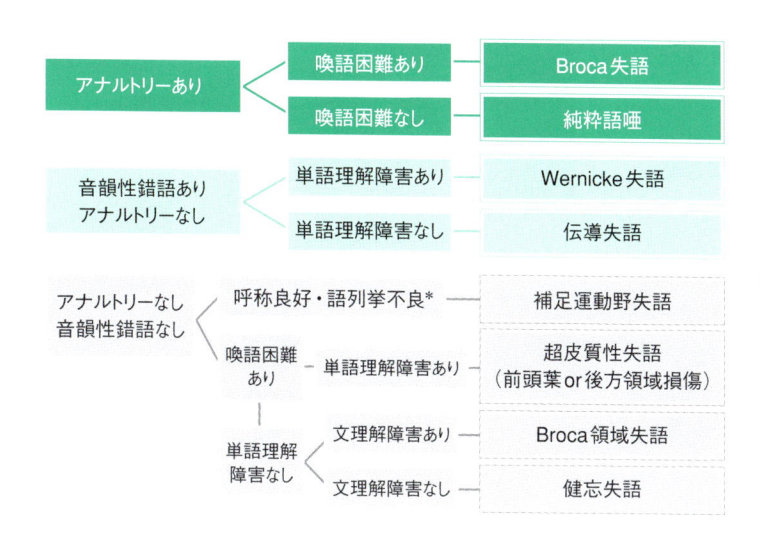

```
アナルトリーあり ─┬─ 喚語困難あり ── Broca失語
                 └─ 喚語困難なし ── 純粋語唖

音韻性錯語あり  ─┬─ 単語理解障害あり ── Wernicke失語
アナルトリーなし └─ 単語理解障害なし ── 伝導失語

アナルトリーなし ─┬─ 呼称良好・語列挙不良* ── 補足運動野失語
音韻性錯語なし   │  喚語困難
                 │   あり    ── 単語理解障害あり ── 超皮質性失語
                 │                                  （前頭葉or後方領域損傷）
                 │  単語理解 ── 文理解障害あり ── Broca領域失語
                 └  障害なし   ── 文理解障害なし ── 健忘失語
```

図2　要素的症状に着目した失語症分類のフローチャート

*「語列挙不良」については基準が不明瞭ではあるが，大槻（2008）[7]は「1分間に4個以上列挙できた補足運動野失語患者に出会ったことはない」と述べている。

（大槻美佳：失語．神経内科，65：249-258，2006[6]，大槻美佳：失語症の定義とタイプ分類．神経内科，68：155-165，2008[7] より許諾を得て一部改変）

状は混在することも多いとされる[52]。

　なお，ある特定のカテゴリーの単語のみ理解が障害されるケースが存在する。たとえば，生物と食品[53]，身体部位と屋内部位[54]，屋内部位と家具[55]，固有名詞[56] などの報告例がある。

2）評価方法

　一般的には線画（図版）のpointing課題で検出可能とされる[1,2,6,22]。しかし，pointingという方法には「選択肢から該当単語を探す」という一連の反応過程が含まれているため，課題の実行を阻害する他の要因はないかどうか注意を要することが指摘される[1,45,57]。

　語音弁別障害の合併が疑われる場合には，単語の読解など文字入力による理解力との成績差を確認しながら，総合的に単語理解力を推定する必要がある。また，上述したカテゴリー特異性障害が認められる場合があるため，複数のカテゴリーを評価することが推奨されている[1]。

　なお，「理解力」の評価にあたっては単語レベルと文レベルを明確に分けて評価を進めることが推奨されている[6,7,22]。その理由としては，文理解の過程には，個々の単語の理解力をはじめ，統語や文法的な能力，言語性短期記憶（後述），さらには注意力や集中力といった複数の要素が関与し，機能局在の対応も単純に整理がしにくいためとされる[1]。したがって，単独でその能力を評価

することで病巣が推定できる単語の理解障害に着目することが，タイプ診断の上では有用であるとされている[6]。

3）責任病巣

　前方領域では左中前頭回およびその皮質下，後方領域では上・中側頭回後部およびその皮質下の損傷で生じるとされる[1,6]。

III．基本症状と各失語症タイプとの関係

1．4つの要素的症状に着目した失語症診断

　以上に挙げた①アナルトリー，②音韻性錯語，③喚語困難，④単語理解障害の4つの要素的症状の組み合わせのみで，病巣範囲の推定や，明確な基準に基づく古典的失語分類が可能とされている[6,11]。

　失語症診断のためのフローチャート[6,7]を示した（図2）。まずアナルトリーの有無を評価する。アナルトリーがあり，喚語困難がある場合には「Broca失語」，ない場合には「純粋語唖」となる。次に，発語にはアナルトリーは認めず，音韻性錯語"のみ"を呈し，単語理解障害がある場合には「Wernicke失語」，単語理解障害がない場合には「伝導失語」と分類される。アナルトリーも音韻性錯語も認められず，すなわち音レベルの問題がなく，単語理解障害が認められる場合は，「超皮

質性失語」と判断が可能である。アナルトリー，音韻性錯語といった音の問題と単語理解障害がなく，喚語困難のみを呈するタイプが「健忘失語」，それに文理解障害を伴うのが「Broca 領域失語」（後述）と分類される。

ここに注意！

『超皮質性失語の位置づけについて』

　古典的分類における「超皮質性運動失語」，「超皮質性感覚失語」，「超皮質性混合失語」の3つのタイプは，定義のあいまいさから症候群としての独立性は明らかではないとされる[11]。たとえば「超皮質性運動失語」は，「自発話の低下」が診断基準となるが，「どのくらい低下していたら」という指標はなく，さらに単語理解障害についても「比較的良好」とされるが，「比較的」の基準はないため「超皮質性感覚失語」との線引きが難しいことが指摘される[11]。ただし，超皮質性失語の中で，呼称能力に比べ語列挙能力が著しく低下するという特有の症状を呈する「補足運動野失語[82]」という失語症タイプについては，症状の診断基準も病巣の局在も明らかであり診断の価値があると考えられている[6]。また，前頭葉損傷による単語理解障害と，後方領域損傷の単語理解障害についてはその障害機序が異なる可能性があるため[23,57,80,81]，この両者についても診断上の意義があると考えられる（詳細後述）。以上より，①前方病変による超皮質性失語（超皮質性運動失語or超皮質性感覚失語），②後方病変による従来の超皮質性感覚失語，そして③呼称と語列挙の成績が解離する補足運動野失語の3分類が現状では臨床上意義があるものとして推奨されている[11]。

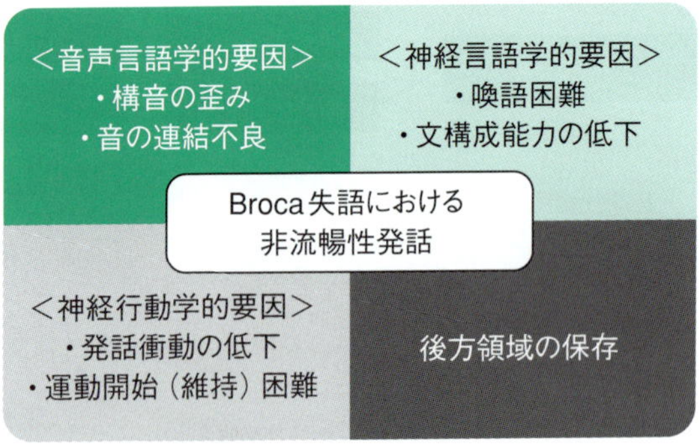

図3　Broca 失語の「非流暢性発話」を構成すると考えられている要素[34,49,58]

〈音声言語学的要因〉
・構音の歪み
・音の連結不良

〈神経言語学的要因〉
・喚語困難
・文構成能力の低下

Broca 失語における非流暢性発話

〈神経行動学的要因〉
・発話衝動の低下
・運動開始（維持）困難

後方領域の保存

2. 失語症タイプ診断の簡略化に対する批判

　なお，このような要素的症状のみで失語症診断を進める簡略化に対しては批判もある。その内容は，①これらの要素的症状だけでは失語症の説明に不十分であるということと，②単純な足し算，引き算では網羅しきれない症状があるのではないかという点である[34,49]。

　前者については，現時点において局在が比較的明らかな障害単位を診断基準に用いているということであって，今後，扱うべき要素的症状はより細分化されていく可能性が高いことが指摘されている[23]。また，失語症タイプ診断は，すべての症状を網羅する目的で行われるものではないとされる[23]。治療の手がかりとしてまずは利用可能な，だれでも同じ診断に至る明確な基準を用いた診断法[6,7,11]を提案することで，臨床現場における失語症タイプ診断上の混乱を無くすことが先決であると考える。

　後者については，たとえば，Broca 失語の「非流暢性」を構成する要因については，失われた機能と保たれた機能が複雑に絡み合った結果生じている症状であると考えられており（図3）[34,49,58]，アナルトリーの有無のみでは Broca 失語の発話特徴は説明できないというような批判がある。この点に関しては，「Broca 失語の発話特徴＝非流暢＝アナルトリー」といった図式を本稿では採用しているわけではなく，非流暢な発話を構成する要素的症状のうち，もっとも的を射やすく局在も明らかであるのが「歪み」と「音の連結不良」で特徴づけられるアナルトリーであるため[11]，質的評価が困難である「流暢/非流暢」という二分法は失語症タイプ診断にあたっては用いないということである。アナルトリーのみで Broca 失語の発

話症状をすべて網羅できるわけではないという点については、本稿においても強調しておきたい。

昨今の機能画像（fMRI、PETなどの賦活研究など）の知見からも示唆されるように、脳の高次機能は多くの機能系の共同作用の結果生じているものと考えられており[6,14]、われわれは未だ失語症状の全貌を捉えきれてはいないということが指摘されている[6]。簡略化された失語症タイプ診断法には、未知の部分が包含されている[6]ということを十分に理解した上で使用することが重要と考える。

3. その他の失語症タイプ
1）皮質下性失語

ここでの「皮質下」という用語は、被殻や視床など皮質より下の神経細胞のある部位を指す。「皮質下」の用語は、皮質の下の白質部分を指す場合もあるため注意を要することが指摘されている[6,22]。

皮質下性失語は、上述した4つのすべての要素的症状、すなわち①アナルトリー、②音韻性錯語、③喚語困難、④単語理解障害が様々な程度で出現するとされるが[6,11]、本失語症タイプに特有の症状としては、①アナルトリーあるいはディサースリアという「音の問題」が必発であること[7,22]、②言語性短期記憶（short-term memory：STM）が保たれていること[6]、③復唱で構音が明瞭化するという特徴が挙げられている[5,6,11,22,59,60]。なお、構音の明瞭化は音読でも同様に認められることが報告されている[61]。

この皮質下性失語に伴う発話の不明瞭さの特徴は、構音の誤りに浮動性が認められること[62,63]、音節が分節化しておらず、音の連結も不良であることから[60]、現象としてはアナルトリーと位置づけることが可能であると考える。しかし左中心前回損傷では、発話モダリティ間で音の誤りの差異は生じにくいとされるが[38]、皮質下性失語に伴う発話では、音の誤りが復唱・音読で軽減すること[5,6,11,22,59,60,61]、また定量的な評価は難しいが、アナルトリーの特徴として挙げられる発話開始の困難さや構音の努力感などが少ないとされることから[60,64]、左中心前回損傷によるアナルトリーと左皮質下損傷によるアナルトリーでは、その障害機序が異なる可能性があると考えている。

2）Broca領域の限局損傷による失語

Broca領域のみの限局した損傷で、一過性の失語[65]、超皮質性失語に類似した失語[31]、喚語困難と文レベルの理解障害のみを呈する失語（＝Broca領域失語[67]）などが報告されている。これらの報告例に共通しているのは、アナルトリーは決して出現しないという点であり、「Broca野の損傷のみではBroca失語は生じない」ということが今日ではコンセンサスが得られている[6,7,49]。Broca領域失語については、文の理解障害が必発である点で、健忘失語とは区別可能とされる[7]。

3）純粋語聾

聴力に問題はないため、環境音の弁別などは保たれるが、言語音を聞き取れなくなくなる障害とされる[1,7]。したがって聴覚的に入力された単語理解や復唱が障害されるが、筆談でのコミュニケーションは可能とされる[7]。左上側頭回あるいはその皮質下の限局損傷によって出現するとされる[1,22]。なお、小嶋（2005、2006）[16,68]は、「語聾」を「弁別」と「認知」の2段階に分けて考える必要性を述べており、前者の障害を従来の「語音聾[69]」として位置づけ、後者の障害は「音韻聾（語音の弁別は可能だが語音と音韻の照合が難しい）」として位置づけるという考えを提唱している。

4）健忘失語

喚語困難のみを呈する失語症タイプで、聴理解力は単語レベル文レベルともに問題はなく、失構音も呈さないとされる[7]。基本的にはアナルトリーや音韻性錯語などの、音に関する誤りは生じないとされるが[7]、前述した呼称と漢字音読時にのみ音の誤りが生じる音韻性失名詞[39]という症候が報告されているため、注意を要する。

5）言語性短期記憶（short-term memory：STM）障害

秒単位のごく短い間、言語的な情報を把持しておく能力の障害とされ、一般的には数唱で簡便に評価されている[70]。機能局在が明らかな要素的症状の1つではあるが、失語症状とは区別して考える必要があることが指摘されている[71]。稀ではあるが、喚語困難、文レベルの聴理解障害や錯語な

どの失語症状をまったく伴わず，言語性STMのみに純粋な低下を示す症例[71]が認められるためである。水田（1999）[71]の報告例MOでは，数唱が4桁しかできないにも関わらず，Token testの成績は161/165と良好である。この結果は，文レベルの聴覚的理解力に「従来の方法で測定されてきた"言語性STM"」が必ずしも必要ではないことを示唆しており，いわゆる「聴覚的把持力」の内実については，今後再考してゆく必要があると考える。

責任病巣としては，左sylvius裂を囲む領域のいずれの損傷でも出現するとされるが[41]，特に側頭葉から頭頂葉にかけて解剖学的基盤が存在すると考えられている[42,70]。なお，この部位は音韻性錯語の責任病巣とほぼ一致しており，臨床上は言語性STM障害と音韻性錯語は同時に出現することがほとんどであることが指摘されている[36]。前述した言語性STM障害の純粋例の存在から，両者は異なる症候と考えるのが妥当とされるが[11]，純粋に音韻性錯語「のみ」を呈する症例は今のところ報告がないとされる[66,72]。これは，音韻性錯語のみが選択的に出現する解剖学的基盤は存在するものの，血管支配等の関係で限局した病変が生じにくいためであるのか，音韻性錯語の出現に言語性STM障害が必然的に関与する機序があるのか，現時点では未解決とされている[72]。

IV. 患者の症候を適切に把握し，よりよい治療につながる重要ポイント

① 「リハビリテーションの方法を見い出すために」タイプ診断を進めるという前提を見失わない。
② 失語症タイプ診断にあたっては，「アナルトリー・音韻性錯語・喚語困難・単語理解障害」の4つの要素的症状の有無に着目し，「流暢/非流暢」，「復唱良好/復唱不良」といった曖昧さを内包する基準は"診断には"用いない。重要となるのは「非流暢」「復唱不良」などの原因となる「本質的な要素的症状は何か」を探る視点である。

POINT

『要素的症状のさらなる細分化にむけて：前方病巣と後方病巣の相違』

前頭葉損傷群と後方領域損傷群では喚語過程および単語理解過程において，ストラテジーの差異が生じることが報告されている[23,38,80,81]。

喚語過程については，前頭葉損傷の患者は意味的に関連のある錯語（意味性錯語）や意味的に無関連な錯語（無関連錯語）が両者とも認められるのに対し，後方領域損傷の患者は，意味性錯語が出現しやすいという傾向が認められることが指摘されている[23,38,80,81]。これは喚語過程において，最初にどのカテゴリーにアプローチをするかといった指南役を前頭葉が担っており，その指示に応じてより厳密な「意味」へアプローチする過程を後方領域が担っているとの解釈がなされている[23,38,80,81]。

単語理解過程の差異については，単語のpointing課題において，選択肢の単語のカテゴリーを限局した図版とカテゴリーがすべて異なる図版を用いることで検出可能とされる[23,57,80,81]。前頭葉損傷群では2つの図版の間で成績差は生じないが，後方領域損傷群では，カテゴリーが限局した図版で成績が有意に低下することが報告されている[57]。これは，前頭葉損傷群では，目標語のカテゴリーに到達する前段階での誤りが想定され，一方後方領域損傷群では，目標のカテゴリーまでは到達可能であるため，カテゴリーがすべて異なる場合は選択が容易だが，厳密な選択が必要となるカテゴリーが限局した図版では選択が困難となるためであると推察されている[23,57,80,81]。

喚語および単語理解過程のいずれにも共通していることは，前頭葉は「最初にどのカテゴリーにアプローチするか」という指南役を担っており，後方領域はその指示を受けて，「厳密な単語（意味）へアプローチする」という役割を担っている点であると考えられている[23,81]。

③タイプ診断は失語症臨床の入り口にすぎない．タイプ診断によってフォーカスをあてた要素的症状の「誤り方」を精査することで障害メカニズムの本質に迫り，リハビリテーションの手立てを探ることが重要である．

参考文献

1) 大槻美佳, 相馬芳明：失語症の検査. 臨床検査, 41：1562-1569, 1997.
2) 相馬芳明, 田邉敬貴：失語の症候学. 医学書院, 東京, 2003.
3) 松田 実：今日における失語の古典分類. Medical Rehabilitation, 99：7-12, 2008.
4) 山鳥 重：神経心理学入門. 医学書院, 東京, 1985.
5) 紺野加奈江：失語症言語治療の基礎―診断法から治療理論まで. 診断と治療社, 東京, 2001.
6) 大槻美佳：失語. 神経内科, 65：249-258, 2006.
7) 大槻美佳：高次脳機能障害各論 1. 失語症A. 失語症の定義とタイプ分類. 神経内科, 68：155-165, 2008.
8) 木下吉史：医療界にもの申す. 文芸社, 東京, 2002.
9) 竹内愛子, 編：失語症臨床ガイド. 協同医書出版社, 東京, 2003.
10) 鎌倉矩子, 山根 寛, 二木淑子, 編：高次脳機能障害の作業療法. 三輪書店, 東京, 2010.
11) 大槻美佳：失語症. 高次脳機能研究, 29：194-205, 2009.
12) 竹内愛子, 河内十郎, 編：脳卒中後のコミュニケーション障害. 協同医書出版社, 東京, 1995.
13) Schuell, H., Jenkins, J. J., Jimenez-Pabon, E.：Aphasia in Adults: diagnosis, prognosis, and treatment. Harper & Row, 1964 (笹沼澄子, 永江和久, 訳：成人の失語症. 医学書院, 東京, 1971).
14) Luria, A. R.：Osnovy neiropsikhologii. Moscow University Press, 1973 (保崎秀夫, 監修, 鹿島晴雄, 訳：神経心理学の基礎―脳のはたらき―. 医学書院, 東京, 1978).
15) Benson, D.F.：Aphasia, Alexia, and agraphia. Churchhill Livingstone, 1979 (笹沼澄子, 伊藤元信, 福沢一吉, ほか, 訳：失語・失読・失書. 協同医書出版社, 東京, 1983).
16) 小嶋知幸：失語症の障害メカニズムと訓練法 第2版. 新興医学出版社, 東京, 2005.
17) 波多野和夫, 中村 光, 道関京子, ほか：言語聴覚士のための失語症学. 医歯薬出版, 東京, 2002.
18) Benson, D.F., Ardila, A.：Aphasia: A clinical perspective. Oxford University Press, 1996 (中村裕子, 監訳：臨床失語症学. 西村書店, 新潟, 2006).
19) Basso, A.：Aphasia and its therapy. Oxford University Press, 2003 (武田克彦, 宮崎裕子, 今井眞紀, ほか, 訳：失語症 治療へのアプローチ. 中外医学社, 東京, 2006).
20) 山鳥 重：失語の分類とその実際. 神経進歩, 21：869-878, 1977.
21) 杉下守弘：失語症言語訓練講座. 三輪書店, 東京, 2003.
22) 鹿島晴雄, 種村 純, 編：よくわかる失語症と高次脳機能障害. 永井書店, 大阪, 2003.
23) 大槻美佳：言語機能の局在地図. 高次脳機能研究, 27：231-243, 2007.
24) 大槻美佳：anarthriaの症候学. 神経心理学, 21：172-182, 2005.
25) 杉下守弘：発語失行. 失語症研究, 14：129-133, 1994.
26) 西尾正輝：ディサースリア臨床標準テキスト. 医歯薬出版, 東京, 2007.
27) Kent, R. D., Read, C.：The Acoustic Analysis of Speech. Singular Publishing Group, 1992 (荒井隆行, 菅原 勉, 監訳：音声の音響分析. 海文堂, 兵庫, 1996).
28) Duffy, J. R.：Motor speech disorders: substrates, differential diagnosis, and management. Mosby, 1995 (苅安 誠, 監訳：運動性構音障害―基礎・鑑別診断・マネージメント―. 医歯薬出版, 東京, 2004).
29) Lecours, A. R., Lhermitte, F.：The "pure form" of the phonetic disintegration syndrome (pure anarthria) ; Anatomo-clinical report of a historical case. Brain and Lang., 3：88-113, 1976.
30) Tonkonogy, J., Goodglass, H.：Language function, foot of the third frontal gyrus, and rolandic operculum. Arch. Neurol., 38：486-490, 1981.

31) 田邉敬貴, 大東祥孝：Broca領野とBroca失語. 脳と神経, 34：797-804, 1982.
32) Mori, E., Yamadori, A., Furumoto, M. : Left precentral gyrus and Broca's aphasia ; A clinico-pathological study. Neurology, 39：51-54, 1989.
33) 河村　満, 塩田純一, 平山惠造：神経学（Neurology）の立場からみた構音障害—特にBroca野周辺病巣における構音の異常について—. 音声言語医学, 31：235-241, 1990.
34) 松田　実, 鈴木則夫, 長濱康弘, ほか：純粋語唖は中心前回症候群である；10例の神経放射線学的・症候学的分析. 神経心理学, 21：183-190, 2005.
35) 武田克彦, 波多野和夫, 編：高次脳機能障害 その概念と画像診断. 中外医学社, 東京, 2006.
36) 大槻美佳：高次脳機能障害各論 1. 失語症H. 伝導失語. 神経内科, 68：208-214, 2008.
37) 大槻美佳, 相馬芳明, 吉村菜穂子, ほか：伝導失語における音韻性錯語の出現—単語の呼称と復唱の比較—. 神経内科, 42：143-148, 1995.
38) 大槻美佳：局在性病変による錯語. 失語症研究, 19：182-192, 1999.
39) 水田秀子, 藤本康裕, 松田　実：音韻性失名詞の4例. 神経心理学, 21：207-214, 2005.
40) 笹沼澄子, 編：言語コミュニケーション障害の新しい視点と介入理論. 医学書院, 東京, 2005.
41) 相馬芳明：伝導失語と短期記憶（STM）. 失語症研究, 12：145-152, 1992.
42) 相馬芳明：音韻性（構音性）ループの神経基盤. 失語症研究, 17：149-154, 1997.
43) 丸山圭三郎：ソシュールの思想. 岩波書店, 東京, 1981.
44) 山鳥　重：ヒトはなぜことばを使えるか. 講談社, 東京, 1998.
45) 石合純夫：高次脳機能障害学 第2版. 医歯薬出版, 東京, 2012.
46) 大槻美佳, 相馬芳明, 青木賢樹, ほか：補足運動野と運動前野の喚語機能の比較—超皮質性運動失語患者の語列挙と視覚性呼称の検討—. 脳と神経, 50：243-248, 1998.
47) 大槻美佳, 相馬芳明, 成冨博章：言語表出のダイナミズム. 神経心理学, 19：64-74, 2003.
48) 水田秀子：多彩な錯語を呈した「失名詞」失語；形式性錯語を中心に. 高次脳機能研究, 26：8-15, 2006.
49) 松田　実：非流暢性発話の症候学. 高次脳機能研究, 27：139-147, 2007.
50) Goodglass, H. : Understanding aphasia. Academic Press, 1993.
51) Kertesz, A.(eds) : Localization in Neuropsychology. Academic Press, 1983（田川皓一, 峰松一夫, 監訳：神経心理学の局在診断. 西村書店, 新潟, 1987）.
52) 紺野加奈江：高次脳機能障害各論 1. 失語症F. Wernicke失語. 神経内科, 68：197-200, 2008.
53) Warrington, E. K., Shallice, T. : Category specific semantic impairments. Brain, 107：829-853, 1984.
54) 藤森美里, 山鳥　重, 今村　徹, ほか：左頭頂葉損傷で生じた身体部位と屋内家屋部位のカテゴリーに特異的な呼称・理解障害. 神経心理学, 9：240-247, 1993.
55) Yamadori, A., Albert, M.L. : Word category aphasia. Cortex, 9：112-125, 1973.
56) Fukatsu, R., Fujii, T., Tsukiura, T., et al. : Proper name anomia after left temporal lobectomy: a patient study. Neurology, 52：1096-1099, 1999.
57) 大槻美佳, 相馬芳明, 青木賢樹, ほか：単語指示課題における前頭葉損傷と後方領域損傷の相違—超皮質性感覚失語の検討—. 脳神経, 50：995-1002, 1998.
58) 松田　実, 鈴木則夫, 水田秀子：失語症患者の言語表出過程における錯語の意味. 失語症研究, 19：170-181, 1999.
59) 相馬芳明：脳血管障害からみた失語の責任病巣. 臨床神経, 37：1117-1119, 1997.
60) 水田秀子：失語症の読み—臨床に向けて—. 高次脳機能研究, 31：191-197, 2011.
61) 高倉祐樹, 大槻美佳, 中川賀嗣, ほか：左皮質下損傷により自由会話と復唱・音読の構音に解離を認めた一例. 神経心理学, 24：299, 2008.
62) 村西幸代, 河村　満：左被殻病変における構音の障害；3症例での検討. 失語症研究, 18：169-177, 1998.
63) 高橋秀典, 中谷　謙：大脳皮質下病変による構音

の障害と発語失行の症状の比較. 高次脳機能研究, 29：337-347, 2009.
64) 藤原也子：モーラ指折り法により発話の改善を示した失語症の1例. 音声言語医学, 37：63-64, 1996.
65) Whitaker, H., Whitaker, H.A. (eds)：Studies in neurolinguistics. Academic Press, 1976.
66) 松田　実：失語症における発話異常の諸側面. 認知神経科学, 9：191-195, 2007.
67) 相馬芳明, 大槻美佳, 吉村菜穂子, ほか：Broca領域損傷による流暢性失語. 神経内科, 41：385-391, 1994.
68) 小嶋知幸：復唱における生理心理学的検討―入力および把持の処理過程を中心に―. 高次脳機能研究, 26：156-168, 2006.
69) Ellis, A. W., Franklin, S., Crerar, A.：Cognitive neuropsychology and the remediation of disorders of spoken language. In：Cognitive neuropsychology and cognitive rehabilitation（eds Riddoch, M.J., Humphreys, G.W.）. Lawrence Erlbaum, 1994.
70) 大槻美佳, 相馬芳明：短期記憶. 臨床精神医学講座S2巻 記憶の臨床（浅井昌弘, 責任編集）. 中山書店, 東京, pp.49-60, 1999.
71) 水田秀子：言語性短期記憶障害の一例. 失語症研究, 19：146-153, 1999.
72) 高倉祐樹, 大槻美佳, 中川賀嗣, ほか：言語性短期記憶のメカニズムとその障害について―把持ストラテジーの検討から―. 高次脳機能研究, 31：411-421, 2011.
73) 小寺富子, 監修：言語聴覚療法臨床マニュアル 改訂第2版. 協同医書出版社, 東京, 2004.
74) 河村　満, 山鳥　重, 田邉敬貴：失行. 医学書院, 東京, 2008.
75) Blanken, G.：Formal paraphasias：A single case study. Brain and Lang., 38：534-554, 1990.
76) Laine, M., Martin, N.：Anomia；Theoretical and Clinical Aspects, Psychology Press, 2006（佐藤ひとみ, 訳：失名辞"アノミア"―失語症モデルの現在と治療の新地平―. 医学書院, 東京, 2010）.
77) 水田秀子：その音の誤りはどこから来るものか. 高次脳機能研究, 27：160-169, 2007.
78) 水田秀子：語の産生過程をどう捉えるか. 神経心理学, 22：247-251, 2006.
79) Levelt, W.J.M.：Accessing words in speech production；stages, processes and representations. Cognition, 42：1-22, 1992.
80) 大槻美佳：コミュニケーション障害とその機能局在；臨床とfMRIの知見から. コミュニケーション障害学, 24：29-34, 2007.
81) 大槻美佳：失語症の診療 ―最近の進歩―. 臨床神経学, 48：853-856, 2008.
82) Alexander, M.P., Benson, D.F., Stuss, D.T.：Frontal lobes and languages. Brain and Lang., 37：656-691, 1989.

Question 2

藤原　加奈江
（東北文化学園大学 医療福祉学部 リハビリテーション学科）

包括的失語症検査（SLTA，WAB，失語症鑑別診断検査）成績の解釈の仕方と言語治療に生かすみかたを教えてください。

I. はじめに

　標準失語症検査（SLTA），WAB失語症検査（WAB），失語症鑑別診断検査（老研版）はいずれも標準化された包括的な失語症の言語検査である。標準化されているということは、失語と非失語を鑑別し、かつ重症度が推定できるということであり、予後を推測し、長期目標を設定する際に必要となる。また、これらの検査は話す、聞く、読む、書くの言語のすべてのモダリティを評価する総合的な検査で、言語のどの側面にどの程度の障害を持つのかがおおよそわかり、失語症のタイプ分類や訓練計画をたてるための掘り下げ検査の選定に役立つ情報を提供する。これら3つの検査はそれぞれ特徴があるので、これを知り、使い分けることが効率的な言語治療につながる。もっとも多く使われているのはSLTAであるが、それぞれの特徴を踏まえて、WAB，SLTA，老研版の順にみていく。「分析方法とその臨床的解釈」のための症例は、活用方法の多様性を重視し、重複を避けた。

II. WAB失語症検査

1. これだけは知っておきたい検査の概要

　WAB失語症検査はKertesz A.（1982）[1]により開発された英語版WAB失語症検査の日本語版で、1986年にWAB失語症検査日本語版作成委員会により作成された。英語版WAB失語症検査[2]は世界20ヵ国以上で翻訳されており、国際的共通理解を得やすい。

1）失語指数と大脳皮質指数

　WABでは知能、非言語性知能をみるレーヴン色彩マトリシス、失行をみる行為課題、構成障害をみる描画課題や積み木課題、半側空間無視をみる線分二等分課題などが設けられており、言語課題にこれらを含めて大脳皮質指数（CQ：Cortical Quotient）を算出する。言語課題に対する反応が失語症によるものなのか、それとも他の障害からくるものなのかを知り、より正確な言語評価を行うことができる。他方、失語指数（AQ：Aphasia Quotient）は、読み書きを除く言語課題から算出し、失語症の重症度の目安になる。

2）得点からのタイプ分類

　WABでは流暢性、話し言葉の理解、復唱、呼

称の得点プロフィールから全失語，Broca失語，Wernicke失語，失名詞失語（WAB失語症の講習会資料では，伝導失語と超皮質性感覚失語の基準が追加されている）のタイプ分類ができる．

3）流暢性評価

失語症のタイプ分類には欠かせない流暢性評価を0～10の一つの評価で行うので判定しやすい．WABの中で唯一主観的な評価が必要な部分なので，スーパービジョンを受けることが望ましい．

4）二つの中止基準（軽度，重度）

患者の負担を軽減するために，通常，検査は不正答がある一定以上続いた場合に中止する基準を持っている．WABはこれに加え，読みと書字課題で，もっとも難しい課題を先に持ってきて，これがある一定以上できれば，後に続く易しい課題はスキップできるという二重の中止基準が設けられている．

5）様々な症候群へのスクリーニングと文法障害

ロックドイン・シンドロームなど表出に制限のある場合に「はい」「いいえ」をまばたきやジェスチャーでも答えてよい課題，ゲルストマン症候群をスクリーニングするための左右や手指の認知に関する課題，視覚失認や視覚失語のスクリーニングのための触覚による呼称課題，ヘンとツクリを聞いて漢字を同定する純粋失読を調べる課題，聞いた漢字のヘンとツクリを言う純粋失書を調べる課題などが含まれている．

単語の聴覚的理解では日常物品を通常の絵だけでなく実物でも検査し，視覚認知障害や重度の知的障害に備えている．また，日常物品，数字，文字に加え，図形，色，家具，身体部位，指・左右などが含まれ，カテゴリー特異的な障害をスクリーニングできる．さらに，継次的命令では，助詞の理解を検査する項目があり文法障害を評価できる．

2. 成績の分析法とその臨床的解釈

上記のような特徴からWABは認知機能のスクリーニング，失語症の鑑別診断，タイプ分類など患者の全体像を把握するのに適しているので，最初に行う包括的検査と位置づけることができよう．では，WABの臨床への活用方法を例を挙げて見てみよう．図1はWAB下位検査プロフィール（その1）で，各課題の得点をプロットしたものである．図2はWAB下位検査プロフィール（その2）で，話す（自発話，呼称，復唱），聞く，読む，書くの言語の評価と行為，構成のその他の高次脳機能の評価，言語評価のまとめとしての失語指数，言語を含めた高次脳機能評価のまとめとしての大脳皮質指数から成っている．表1は日本語版WAB失語症検査による失語症の分類基準で，流暢性（プロフィール1から）と話し言葉の理解，復唱，呼称（プロフィール2から）の値で該当するところを示したものである．すべて当てはまるのはBroca失語なので，この症例はBroca失語に分類される．失語指数（56.2）はマニュアル（表2-11）の健常者の値（平均97.7，標準偏差3.0）より明らかに低下し，失語症と考えられ，また，重症度別下位検査成績表（表2-13）を見ると重症度は中等度とするのが妥当である．また，レーヴン色彩マトリシス検査の結果から知能は保たれており，行為，描画，積み木課題など非言語性の課題も良好で失行，視空間認知障害，構成障害などの可能性は低い．これらのことから，言語課題の反応は他の高次脳機能障害の影響をあまり受けず，言語症状を評価できていると考えられる．

掘り下げ検査や訓練に必要となる具体的な情報はプロフィール1から読み取る．話すに関しては流暢性評価が4，「つっかえる電文体の発話．ほとんどが1語文でしばしば錯語になる．時々，動詞や助詞を伴う．文は"ちょっとわかりませんね"のような決まり文句だけである．」に該当することから発語失行を伴っている可能性が高い．情報の内容が8なので非流暢ではあるが単語レベルで会話が可能，情報を伝えることができることがわかる．復唱も発語失行の影響もあり障害されている．呼称課題を見ると高頻度の喚語はおよそ可能であるが，低頻度語については困難な可能性が伺える．以上のことから「話す」の掘り下げ検査として発語失行の検査，低頻度語の検査（失語症語彙検査やSLTA補助テストの呼称課題）の必要性が見えてくる．

聴覚理解は単語レベルでは良好である．文レベ

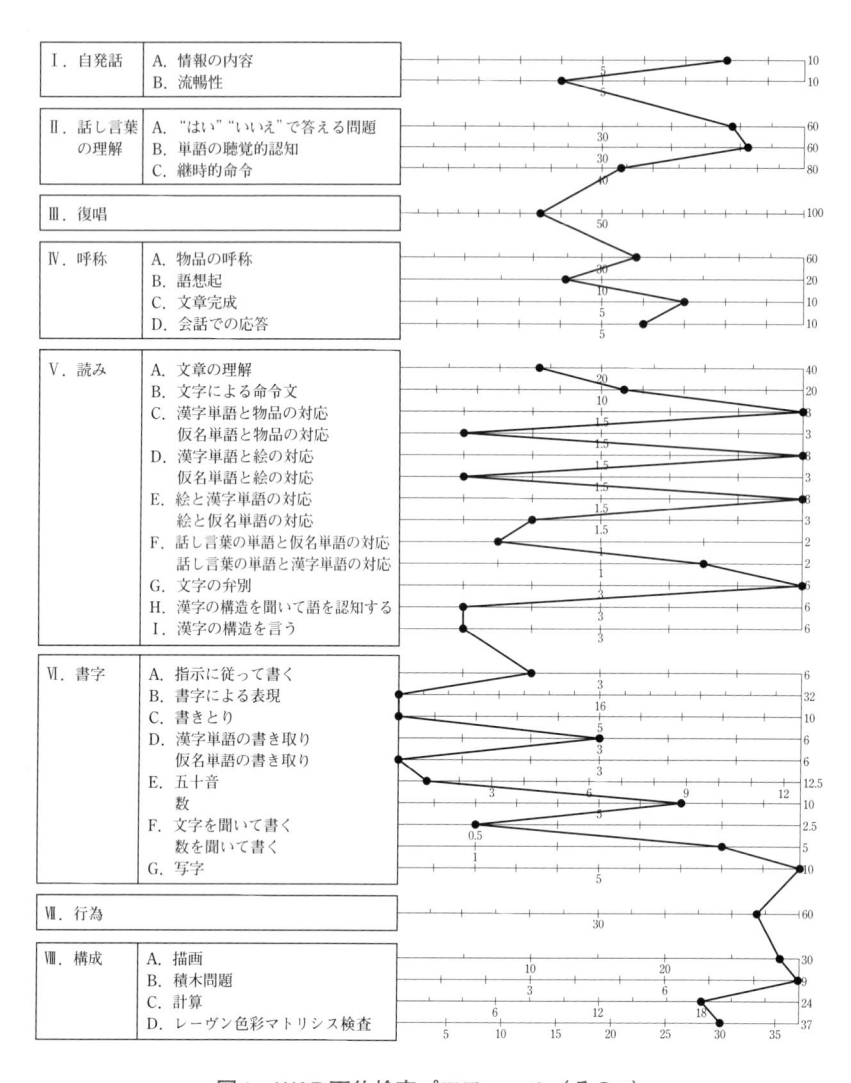

図1 WAB下位検査プロフィール（その1）

Ⅰ. 自発話	A. 情報の内容	
	B. 流暢性	
Ⅱ. 話し言葉の理解	A. "はい""いいえ"で答える問題	
	B. 単語の聴覚的認知	
	C. 継時的命令	
Ⅲ. 復唱		
Ⅳ. 呼称	A. 物品の呼称	
	B. 語想起	
	C. 文章完成	
	D. 会話での応答	
Ⅴ. 読み	A. 文章の理解	
	B. 文字による命令文	
	C. 漢字単語と物品の対応 / 仮名単語と物品の対応	
	D. 漢字単語と絵の対応 / 仮名単語と絵の対応	
	E. 絵と漢字単語の対応 / 絵と仮名単語の対応	
	F. 話し言葉の単語と仮名単語の対応 / 話し言葉の単語と漢字単語の対応	
	G. 文字の弁別	
	H. 漢字の構造を聞いて語を認知する	
	I. 漢字の構造を言う	
Ⅵ. 書字	A. 指示に従って書く	
	B. 書字による表現	
	C. 書きとり	
	D. 漢字単語の書き取り / 仮名単語の書き取り	
	E. 五十音 / 数	
	F. 文字を聞いて書く / 数を聞いて書く	
	G. 写字	
Ⅶ. 行為		
Ⅷ. 構成	A. 描画	
	B. 積木問題	
	C. 計算	
	D. レーヴン色彩マトリシス検査	

ルでは「はい-いいえ」で答える問題の成績 (80%) が良好なのに比べ，継時的命令 (53%) が低下している。しかしマニュアルの下位検査項目の難易度を見ると，もともと失語症者にとって「はい-いいえ」で答える問題（平均正答率77%) は継時的命令（平均正答率56%) よりも簡単な問題であるので，この差はそれほど気にする必要はない。他方，文レベルの聴覚理解を困難にしている原因を継時的命令課題が拾っている可能性は

ある。このような場合は一つ一つの課題の反応に戻り検討する。表2は継時的命令課題の反応である。これを見ると同じ3単位の長さでも，助詞の理解が必要な文は困難なことが予想される。また，5～6単位以上の長さになると理解が困難になる可能性がある。以上のことから，失語症構文検査，トークンテストなどの掘り下げ検査の必要性が示唆される。

読みは単語レベルであり，下位検査の難易度を

WAB下位検査プロフィール（その2）

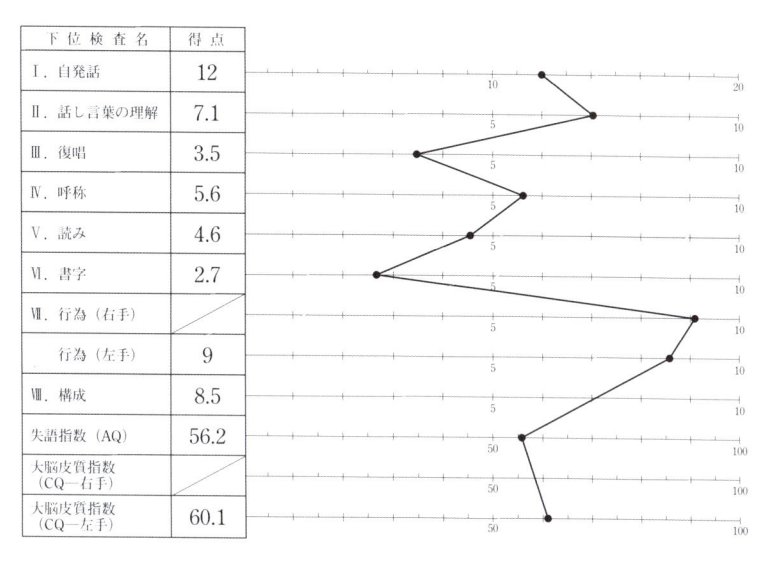

下位検査名	得点
Ⅰ. 自発話	12
Ⅱ. 話し言葉の理解	7.1
Ⅲ. 復唱	3.5
Ⅳ. 呼称	5.6
Ⅴ. 読み	4.6
Ⅵ. 書字	2.7
Ⅶ. 行為（右手）	
行為（左手）	9
Ⅷ. 構成	8.5
失語指数（AQ）	56.2
大脳皮質指数（CQ－右手）	
大脳皮質指数（CQ－左手）	60.1

図2　WAB下位検査プロフィール（その2）

考慮しても仮名に比べ漢字が一貫して良好で差が認められる。この傾向は書くでも見られ，漢字や数字に比べて仮名の書字が困難である。文字の弁別や写字が保たれていることから，文字の識別や書字運動には問題が無く，音韻-仮名文字変換に双方向の問題があると予想される（図3）。モーラ（音韻）分解，モーラ（音韻）抽出，モーラ（音韻）-仮名文字対応などの掘り下げ検査が必要となる。

3. 治療につながる重要ポイント

① WABは高次脳機能障害のスクリーニングができるので，初めての患者の全体像をつかむのに適している。
② 主要な失語タイプについては検査結果から出る。自分の判断に自信がない場合は「WAB失語症検査によれば〇〇タイプに分類された。」と記述することができる。
③ 流暢性評価はスーパーヴィジョンを受けるのが望ましい。

表1　日本語版WAB失語症検査による失語症の分類基準

失語症のタイプ	流暢性	話し言葉の理解	復唱	呼称
全失語	0－4	0－4	0－3	0－2
Broca失語	0－5	4－10	0－7.9	0－7.9
Wernicke失語	5－9	0－7	0－8.9	0－7
健忘失語	8－10	7－10	7－10	5－10

Ⅲ. 標準失語症検査（SLTA）

1. これだけは知っておきたい検査の概要

標準失語症検査（SLTA）[3] は日本失語症学会により1974年にSchuell-笹沼失語症簡易検査をもとに作成された失語症の鑑別診断検査である。SLTAは本邦においてもっとも多く使われてきた検査であり，国内の先行研究との比較を行うには適している。

1）SLTAは治療効果を見るのにより適している

SLTAでは反応が6段階評価になっており，小さな変化も捉えることができる。

表2　継時的命令の課題反応

```
C. 継時的命令 （「B. 単語の聴覚的認知」の得点が20点以下の時は
                施行しない）
採点：下線の採点基準に従う．
中止基準：5問連続して0点の時，検査を中止する．

1. 目を閉じてください．                         O.K.   2 /2
2. 手を挙げてください．                         O.K.   2 /2
3. 椅子を指さしてください．                     O.K.   2 /2
4. 窓をさしてから，ドアを指さしてください．     O.K.   4 /4

用具：鉛筆，くし，本        ○検査者
                           えんぴつ くし 本
                            ○患者

5. 鉛筆と本にさわってください．                 O.K.          4 /4
6. 鉛筆で本にさわってください．         鉛筆と本にさわる     4 /8
7. くしに鉛筆でさわってください．       くしと鉛筆にさわる   4 /8
8. 本でくしにさわってください．         本とくしにさわる     4 /8
9. 鉛筆に本でさわってください．         鉛筆と本にさわる     4 /8
10. 本の上に鉛筆を置いてから，その鉛筆を私にください．
                                       鉛筆をわたす         4 /14
11. 鉛筆の反対側にくしを置いてから，本をひっくり返してください．
                                       本をひっくり返す    10 /20
```

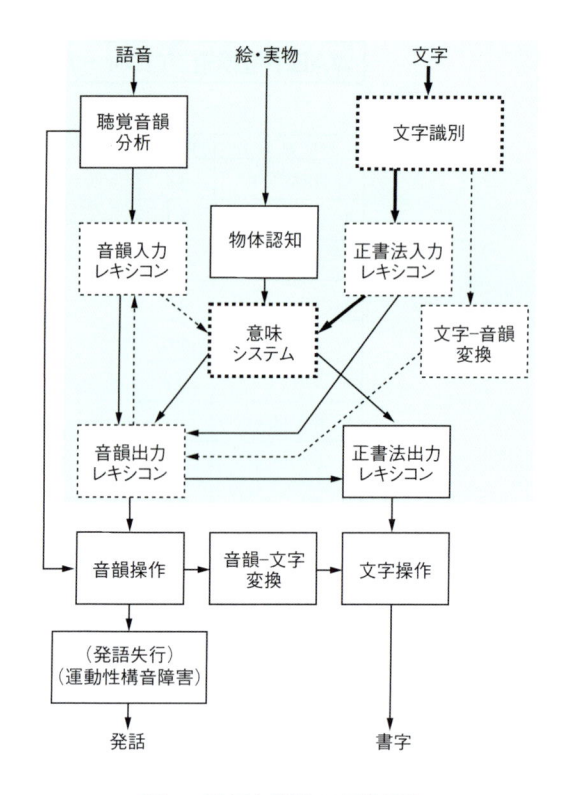

図3　平仮名単語の理解経路

太線はまとめ読みの経路，破線は逐字読みの経路．
（紺野加奈江：失語症言語治療の基礎─診断法から治療理論まで．診断と治療社，2001より許諾を得て転載）

2）各検査項目毎に重症度の目安が得られる

SLTAでは各項目ごとにZ得点が示されており，検査項目別の重症度の目安として活用できる．

3）動詞の喚語課題がある

動詞は名詞と異なり文レベルの発話に深く関わっている．動詞の喚語は前頭葉との関わりが示唆されており，重要な情報となろう．

4）談話レベルの評価ができる

「漫画の説明」は話の起承転結が必要な課題であり，談話レベルの評価が可能となる．補助テストではユーモアの理解が関与する「漫画の説明」課題が設けられており，右半球のコミュニケーション障害のスクリーニングにも活用できよう．

5）補助テストが充実している

呼称，長文の理解，まんがの説明，時間と金額の計算，はい-いいえ応答，発声発語器官および構音の検査からなる補助テストが開発されている．本テストと違い健常群，失語群に加え，非失語脳損傷群のデータがある．呼称は高頻度語55語，低頻度語25語と本テストの20語と合わせると100語となり，掘り下げ検査としても十分な数となる．長文の理解は3つの物語と1つのニュース文を聞き，質問に「はい」か「いいえ」で答える問題で，ニュース文は軽度失語症でも困難であるなど軽度の聴覚理解を評価するのに適している．「時間と金額の計算」はコミュニケーション

図4 標準失語症検査プロフィール（A）

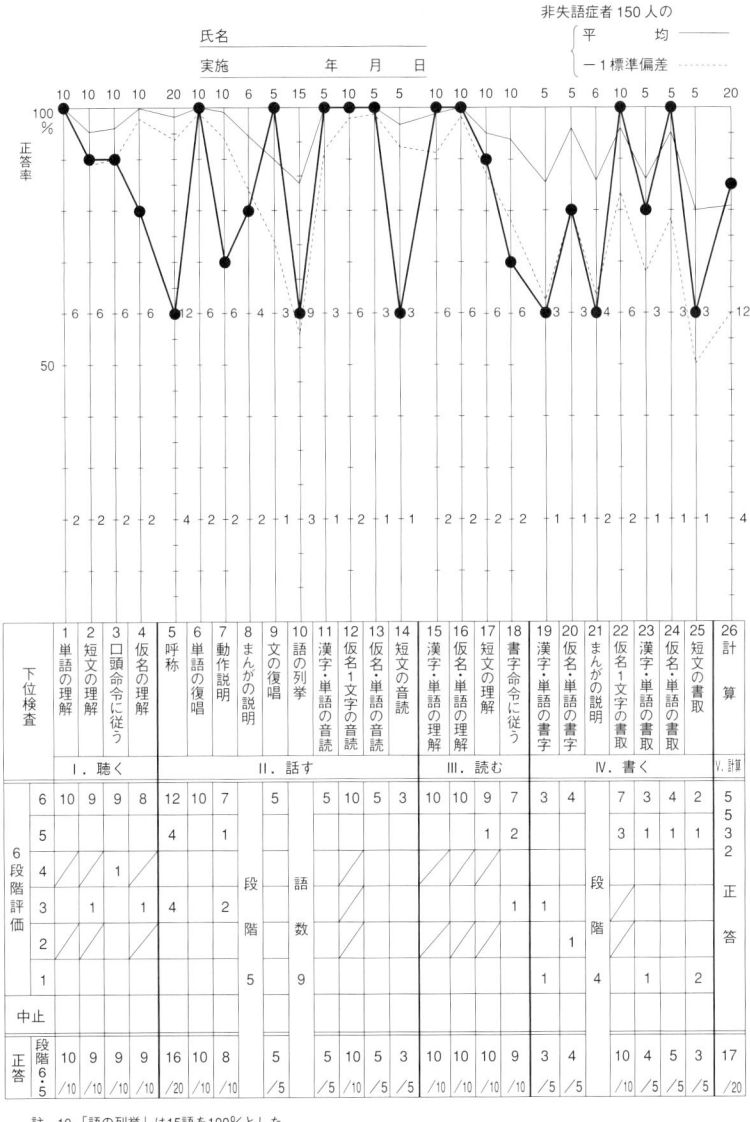

の側面，「発声発語器官および構音の検査」は構音運動の側面を補うものであり，本検査と合わせて総合的な評価が行えるようになっている。

2. 成績の分析方法とその臨床的解釈

図4にSLTAプロフィールAを示す。非失語症者の平均と1標準偏差が実線と点線で示されている。聞くはすべての課題で非失語症群平均から1SD以内に位置し，良好である。話すは軽度の喚語障害が名詞，動詞ともに見られるものの音読，復唱は良好に保たれている。読むも聞く同様良好であるが，音読課題で「風船」が読めない。書くは漢字の想起困難が見られるが，平仮名は単語レベルではほとんど誤らない。計算も足し算引き算

は良好であるが，掛け算，割り算で誤りが見られる．喚語障害はあるものの，良好な聴覚理解，復唱，そして，流暢な発話（復唱や音読などの成績からも発語失行の可能性は低い）で失名詞失語タイプの失語症と考えられる．

多くの課題の成績が非失語症群平均の1SD以内にあるような失語症では天井効果により言語障害を正確に評価し難い．このような軽度の失語症では，SLTA補助テストを活用する．表3にSLTA補助テスト結果のまとめを示す．まず，注目するのは「長文の理解」である．SLTA補助テストマニュアルの表Ⅱ-4-4「長文理解の成績」には障害と判断するカットオフ・ポイントが示されており，これによるとニュース（カットオフ・ポイント5点）でこれを下回り障害があることがわかる．なぜ，ニュースだけが難しかったのかを考える場合は課題の性質を検討する．物語はストーリー性があり文脈を手がかりにしやすい．他方，ニュースは固有名詞や数量など情報が多く含まれ，文脈を理解すると同時にこれらを記憶する必要がある．同様の難しさは「金額および時間の計算」にもあり，ここでは長さの負担は少ないものの，記憶した情報を操作して答えを出さなければならない．補助テストの結果から，聴覚理解は文脈を手がかりにできる話しであれば長くても可能であるが，固有名詞や数量などの情報を記憶したり，それを操作する必要がある状況では困難が予想される（SLTAの「口頭命令に従う」の誤りもこれで説明可能である）．したがって訓練はこれを改善するためのプランが必要となる．他方，SLTAの「短文の理解」の誤り（「女の子が男の子になぐられている」）は，助詞や複雑な構文の理解の障害を疑わせるものである．失語症構文検査を行い，障害があればこれも訓練に入れる．

次に注目するのは呼称である．補助テストマニュアルの表Ⅱ-4-5「呼称の成績」で健常平均77.88（SD 3.64），非失語症群平均76.84（SD 4.09）に対し，68と低下を示し，その原因が低頻度語にあることがわかる（低頻度語：健常平均23.7，非失語症群平均23.28に対し15）．訓練の目標の一つに低頻度語の改善が組み込まれる必要がある．

症例はSLTAの漫画の説明で段階5と基本的な情報を文レベルで伝えられる．補助テストの漫画の説明の結果もおおよそこれを裏付けるものである．他方，登場者の関係性が複雑になったり，「勘違い」など複雑な心の動きが出てくると，十分な表現が困難になることがわかる．それが，主題の説明の得点にも表れている．ここが発話訓練の目標の一つになろう．

SLTAのプロフィールは症例が仮名書字はある程度可能であるが，漢字に困難を抱えていることを示している．小学校低学年で習う漢字を用いて掘り下げ検査を行い，順次，訓練に取り入れる．

3. 治療につながる重要ポイント
① SLTAは経過を見るのに適している．
② SLTA補助テストは談話レベルの課題が多く含まれ軽度失語の掘り下げ検査として有用である．
③ 呼称課題はSLTA本テストと補助テストを合わせると100語となり，低頻度語と高頻度語の比較もでき，呼称の掘り下げ検査として有用である．

Ⅳ. 失語症鑑別診断検査（DD検査，老研版）

1. これだけは知っておきたい検査の概要

失語症鑑別診断検査（DD検査，老研版）[4]はSchuellらのミネソタ失語症鑑別診断検査をもとにSchuell-笹沼失語症簡易検査を経て開発されたものである．各課題の質問数が多く，また，話す，聞くに関しては単語レベルから談話レベルまで総合的に評価できる．話すについては構音の評価も含まれている．

1）重症度が得点で産出できる
老研版では重症度が9項目の得点により自動的に最重度，重度，中等度，軽度の4段階に分けることができるという他の検査にはない特徴を有している．

2）聴覚的把持力検査課題が含まれている
文レベルの理解には，文法の知識に加え，聞い

表3 SLTA補助テスト結果のまとめ

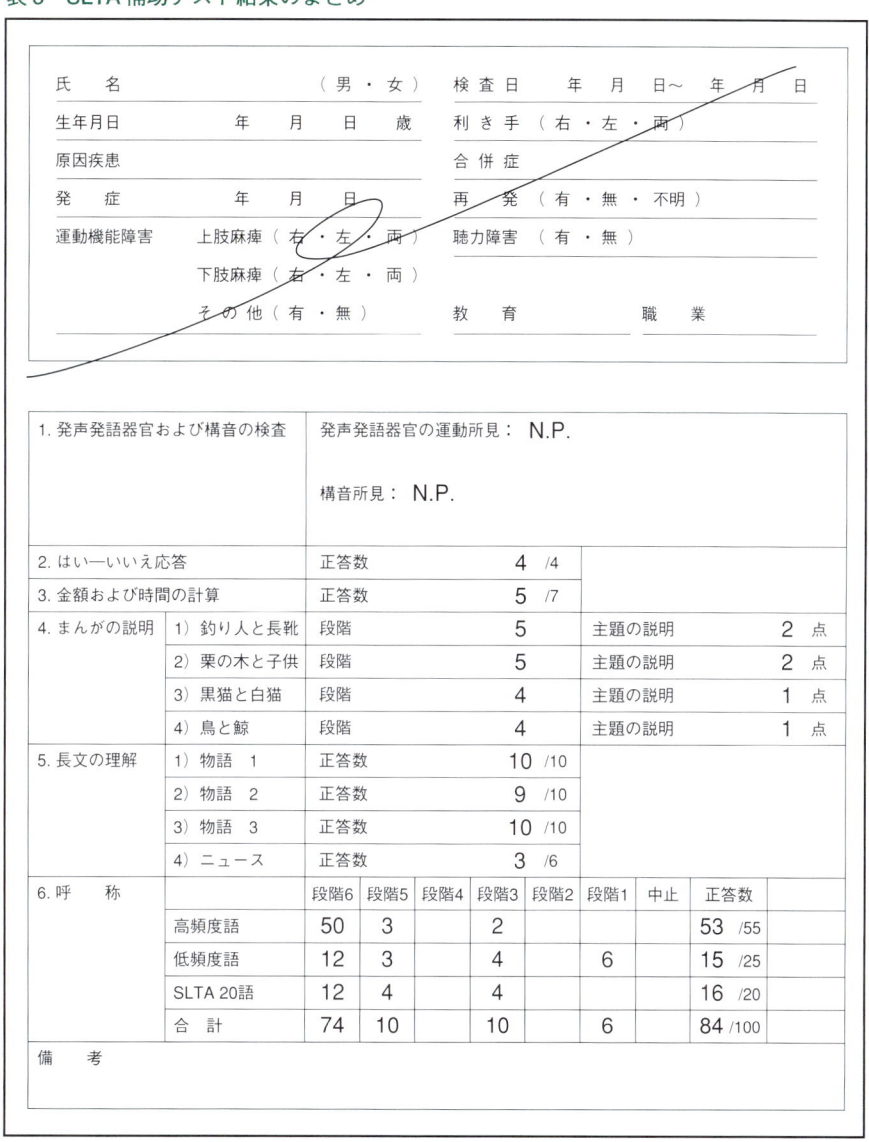

氏　名	（男・女）			検査日	年　月　日〜　年　月　日			
生年月日	年　月　日　歳			利き手	（右・左・両）			
原因疾患				合併症				
発　症	年　月　日			再　発	（有・無・不明）			
運動機能障害	上肢麻痺（右・左・両）			聴力障害	（有・無）			
	下肢麻痺（右・左・両）							
	その他（有・無）			教　育		職　業		

1. 発声発語器官および構音の検査	発声発語器官の運動所見：N.P. 構音所見：N.P.							
2. はい—いいえ応答	正答数	4 /4						
3. 金額および時間の計算	正答数	5 /7						
4. まんがの説明	1）釣り人と長靴	段階	5	主題の説明	2 点			
	2）栗の木と子供	段階	5	主題の説明	2 点			
	3）黒猫と白猫	段階	4	主題の説明	1 点			
	4）鳥と鯨	段階	4	主題の説明	1 点			
5. 長文の理解	1）物語 1	正答数	10 /10					
	2）物語 2	正答数	9 /10					
	3）物語 3	正答数	10 /10					
	4）ニュース	正答数	3 /6					
6. 呼　称		段階6	段階5	段階4	段階3	段階2	段階1	中止	正答数
	高頻度語	50	3		2				53 /55
	低頻度語	12	3		4		6		15 /25
	SLTA 20語	12	4		4				16 /20
	合　計	74	10		10		6		84 /100
備　考								

た複数の語とその順番を把持する能力が重要と考えられている。老研版の「単語の把持」と「数詞の把持」はこの聴覚的把持力を検査する課題である。

3）系列語の検査が含まれている

自動性と随意性の乖離は失語症を含め高次脳機能障害で一般的にみられる。系列語の検査は言語における自動性と随意性の乖離を評価しようとする課題である。

4）数の課題が充実している

計算課題が答えを選択する課題と筆算と両方あり，さらに「数詞（聴覚，視覚）と碁石の組み合わせ」課題では数概念を検査できる。

5）呼称で低頻度語と高頻度語が比較できる

呼称課題では高頻度語と低頻度語が別々に検査されているので，一歩踏み込んで喚語障害の評価が可能となる。

表4 高頻度単語の成績抜粋 ①

聴く過程	聴覚的理解	単語の聴認知	3	*
読む過程	読解	単語の視認知（漢字）	8	
		単語の視認知（仮名）	7	
		単語の聴認知（漢字）	3	*
		単語の聴認知（仮名）	2	*
	音読	単語（漢字）	7	
		単語（仮名）	10	
話す過程	呼称	単語（高頻度語）	7	
書く過程	書字	単語（漢字）の自発書字	7	
		単語（仮名）の自発書字	7	
		単語（漢字）の書き取り	2	*
		単語（仮名）の書き取り	3	*

表5 高頻度単語の成績抜粋 ②

聴く過程	聴覚的理解	単語の聴認知	10	
読む過程	読解	単語の視認知（漢字）	8	*
		単語の視認知（仮名）	10	
		単語の聴認知（漢字）	8	*
		単語の聴認知（仮名）	10	
	音読	単語（漢字）	6	*
		単語（仮名）	10	
話す過程	呼称	単語（高頻度語）	5	*
書く過程	書字	単語（漢字）の自発書字	3	*
		単語（仮名）の自発書字	4	*
		単語（漢字）の書き取り	6	*
		単語（仮名）の書き取り	8	

2. 成績の分析方法とその臨床的解釈

表4は老研版失語症鑑別診断検査結果（1）の抜粋である。同一の単語（高頻度語）が12の異なるルートで評価されている。検査語も10個と他の検査に比べて多く，認知神経心理学的モデル（図3）を用いて言語処理プロセスを評価するのに適している。表4の結果は聴覚ルート（米印）の障害を示唆している。他方，視覚ルートは比較的良好で漢字，仮名とも文字識別，正書法入力レキシコン，文字-音韻変換プロセスは保たれている。出力に関しては呼称，自発書字とも同じ程度に障害されており，一旦単語が想起されれば，音韻-文字変換は良好に働くと予想される。聴覚的音韻分析から意味システムに至る入力ルートの障害をさらに評価するためには音韻の異同弁別，音韻識別，語彙性判断などの掘り下げ検査を行う。

表5は異なる症例の結果である。この症例では聴覚的音韻分析から意味システムに至る入力ルートは良好である。また，仮名文字の認知が良好なことから文字識別，文字-音韻変換も保たれている。他方，漢字の認知がやや困難であり，正書法入力レキシコンの若干の低下が見込まれる。出力は発話ルート，書字ルートともに障害され，呼称や自発書字は低下している。書き取りは語想起の負担が軽減されるので，反応は改善する。訓練には良好な聴覚入力ルートを使い，刺激促通法が活用できる。また，仮名や漢字が比較的良好なので呼称の訓練に書称を組み合わせて定着を図るのも有効と考えられる。

3. 治療につながる重要ポイント

①問題数が多いので各課題の検査結果の信頼性が高い。
②同じ検査語を使っているので，モダリティー間の比較がしやすい。
③聴くと話すに関しては単語から談話レベルまで総合的に評価できる。

参考文献

1) Kertesz, A. : The Western Aphasia Battery. Grune & Stratton, New York, 1982.
2) 紺野加奈江：失語症言語治療の基礎―診断法から治療理論まで. 診断と治療社, 東京, 2001.
3) WAB失語症検査日本語版制作委員会：WAB失語症検査日本語版. 医学書院, 東京, 1986.
4) 日本高次脳機能障害学会Brain Function Test委員会：標準失語症検査. 新興医学出版社, 東京, 1974.

Question 3

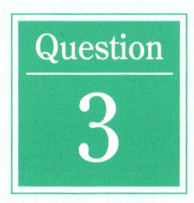

中村　光
(岡山県立大学 保健福祉学部 保健福祉学科)

コミュニケーション能力に関する検査（CADL，重度失語症検査）成績の解釈の仕方と言語治療に生かすみかたを教えてください。

I. コミュニケーション能力と検査

　WHO[1]の国際生活機能分類（ICF）では，障害は機能障害，活動制限，参加制約の3次元から成るものとされる（図1）。失語症における機能障害は，単語が想起できない（喚語困難）などの言語機能障害（以下，言語障害）のことであり，活動制限はコミュニケーションの障害に，参加制約は社会的・職業的参加の制約に相当する。これらはそれぞれが1つの「箱」として表現されているように，お互いに一定の関係性は持っているものの，本質的には独立した過程である。

　失語症において言語障害とコミュニケーション障害の関連は強いが，同程度の言語障害であっても，コミュニケーションは比較的良好な患者とそうでない患者が存在することは間違いない。たとえば中村[2]は，略画と断片的な単語書字，および身振り，表情，声の調子などによって極めて有効に意思を表出した重度失語症者を報告している。福永と中村ら[3]は，CADL検査の遂行時に代償手段を多く使っていた患者では，言語障害の程度に比べコミュニケーション障害の程度が軽かったと報告している。

　また，上記の3次元にはそれぞれ個人因子と環境因子が関与する。前者は性や年齢，ライフスタイルや習慣，生活歴や教育歴などであり，後者は一般的に物的環境，人的環境，社会的環境に大別される。中村ら[2]は，家族（もっとも重要な人的環境）が失語症者のコミュニケーションの問題を補うための物的環境整備をしていた場合―たとえば病後に新たに患者用の携帯電話を購入する―では，患者のコミュニケーション障害の程度が言語障害の程度に比べ軽かったことを報告している。

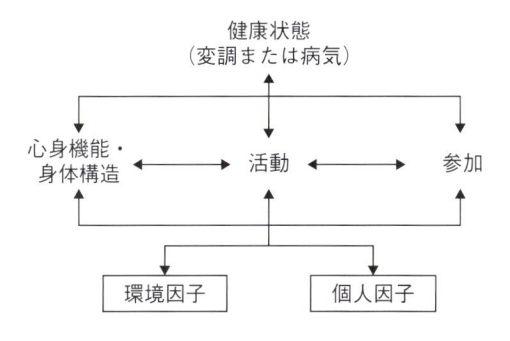

図1　国際生活機能分類（ICF）における障害のモデル
(WHO : International Classification of Functioning, Disability and Health, 2001 より引用)

失語症臨床において，一般的にその言語機能障害に対しては精力的に評価が行われる。本章他項で解説される検査のほとんどは言語障害の評価法である。また言語聴覚士（ST）の介入も，多くは言語機能の改善に向けて行われる。しかし機能障害と活動制限が独立したものである以上，本来は言語障害とは別にコミュニケーション障害についても評価が行われ，それに応じた介入が計画される必要がある。本稿では，コミュニケーション能力に関する代表的な検査であるCADL検査と重度失語症検査について解説し，あわせて欧米で用いられているコミュニケーション能力に関する代表的な検査法を紹介する。

II. CADL検査

1. CADL検査

1）これだけは知っておきたい検査の概要

CADL検査（実用コミュニケーション能力検査）[4]は，アメリカで開発されたCommunicative Activities in Daily Livingをベースに，日本の文化や生活習慣を考慮して日本人失語症者に適用できるように改変・標準化された，現在のところわが国で唯一の総合的なコミュニケーション能力検査である。検査は，日常生活における代表的な34のコミュニケーション行動に関して，検査室で検者と患者がロールプレイを行うものである。その時の患者の反応を5件法（正反応，拙劣反応，再刺激正反応，再刺激拙劣反応，誤反応）で評点するとともに，コミュニケーションストラテジーとして，聞き返し，代償反応（身振り，指さし，書字，描画など），自己修正，回避の各行動の有無を記録する。また，11項目だけを施行して総得点の「予測得点」を得る短縮版の施行法も定められている。

2）成績の分析方法とその臨床的解釈

各項目の評点については，表出内容が正確かどうかよりも，情報が伝達できたかどうか，すなわち実用性が重視される。したがって，構音の異常や語彙選択の問題（喚語困難，指示代名詞の使用など）または統語的誤りがあったり，周言語的手段（プロソディで同意・非同意を表現するなど）や非言語的な手段（身振り，表情など）を用いても，伝達性があれば少なくとも部分点が与えられる。各項目の評点は合計され，その総得点によってコミュニケーションレベル（全面援助〜自立までの5段階）が決定される。

3）治療につながる重要ポイント

①言語障害の程度との比較

標準失語症検査（SLTA）など言語機能を測定する検査の得点とCADLの得点との相関は，一般的にかなり高い[2,3]。一方，言語障害に比べCADLの得点が低い場合は注意を要する。訓練の内容が実用性を無視した機能の回復に偏っていないか（絵カードの呼称訓練ばかり行うなど），正確な言語表出にこだわり過ぎていないかなどに注意する。またCADLの低得点は，コミュニケーションに対する意欲の低さや，コミュニケーションのための環境が整っていないことにも関係する。コミュニケーション成立の喜び・楽しみを感じてもらえるゲーム的な訓練（PACEなど）を導入することや，自然なコミュニケーションの機会が得られやすい集団訓練への参加を働きかけたり，コミュニケーション環境を整備するための家族指導なども検討するとよい。言語障害に比べCADLの成績が良好な場合は，基礎的な言語機能を伸ばすことにより，コミュニケーション能力の一層の向上が期待できる。

②項目間の評点の違い

CADLの実施過程で，実際にどの項目の遂行に障害があるかを知ることは，介入のポイントを探る上で重要な情報となる。特に，検査の結果を集計して作成するプロフィール図において，一般的な難易度とは大きく反して低い評点しか得られなかった項目には注意する必要がある。その場合には原因を検討し，必要に応じ介入を計画する。表1は，復職も視野に入れて訓練を行った中軽度失語症者の例である。総得点は比較的高いが，数や数字（お金の操作を含む）に関する課題に顕著な困難があることがわかり，介入の必要性に気づかされる。介入が必要かどうかは患者のニーズによっても左右される。たとえば1人暮らしの患者であれば，住所・氏名・生年月日等を自分で書類に

表1 中軽度 Wernicke 失語症者の CADL 検査における成績の例

総得点	95/136
コミュニケーション・レベル	4（実用的）
低得点の項目	
自分についての情報を伝える（年齢）	0点
電話を受けメモをとる（メモをとる）	0点
電話番号を調べる	0点
ラジオの天気予報を聞く	0点
薬を指定量だけ飲む	0点
自動販売機で切符を買う	1点
時刻を告げる	1点
聞いた時刻に時計を合わせる	1点

※太字は数・数字が関わる項目

記入しなければならない機会は多く、「受診申し込み用紙に記入する」の項目が不通過であれば、自己情報の書字練習をしたり、自己情報を記載した携行用のカードを準備することが必要かもしれない。

③コミュニケーションストラテジーの使用

Simmons–Mackie ら[5]は、失語症者が日常生活で実際に用いるコミュニケーションストラテジーの多くは、訓練で獲得された行動ではなくて自発的に獲得されたものであることを報告している。経験からも、セラピスト主導で導入したコミュニケーションストラテジーは、訓練室では用いられても、日常生活に般化することは少ない。検査中に患者が自発的に用いているコミュニケーションストラテジーに注目し、有効な方法をさらに強化していくことが重要である（もちろん、コミュニケーションストラテジーを知らない患者に新たな方法を紹介し提案することは必要である）。また、書字・描画を用いる際には筆記具と紙の準備が必要なことなど、コミュニケーションストラテジーがより機能するような人的・物的環境の整備も重要である。

2. CADL 家族質問紙

1）これだけは知っておきたい検査の概要

CADL 検査の手引書に添付されているものであり、そもそもは CADL 検査の妥当性の検証のために開発されたものである。検査は、日常生活における代表的な30のコミュニケーション行動に関して、失語症者の日常行動を知る家族や専門職が評価するものである。評点は4件法（完全な遂行〜全く遂行なし）で行われる。もともと患者に実行する習慣のなかった項目は、結果の集計からは除外する。

2）成績の分析方法とその臨床的解釈

CADL が患者に課題を与えてその時の遂行のレベルを評定する「検査方式」の評価法であるのに対し、CADL 家族質問紙（以下、家族質問紙）は患者の日常の行動を見てその遂行のようすで評定する「観察方式」の評価法である。一般的に、検査方式の評価法は潜在能力（capacity）を測定するものとされ、患者に当該課題を遂行する力があるかどうかを明らかにするが、それを日常生活で実行しているかどうかの情報は提供しない。それに対して観察方式の評価法は、実行状況（performance）を測定するものである。したがって家族質問紙の評価者は、患者の日常生活の状況を熟知している必要があり、この点からは専門職よりも家族のほうが適切な場合が多い。ただし家族に評点してもらう場合は、人によっては質問紙の内容を十分に理解できなかったり、家族の希望や落胆が評点に反映される場合もあるので、結果の解釈には注意が必要である。

3）治療につながる重要ポイント

①言語障害の程度との比較

CADL 検査の場合と同じ。

②CADL 検査の結果との比較、家族と ST の評点の比較

CADL の結果と家族質問紙の結果が乖離する場合、または家族質問紙の家族による評点が ST から見たそれと乖離する場合は、そこに何らかの情報が含まれているので注意する。たとえば、家族の評点が CADL の結果や ST の評点と比べて高いと思われる場合は、患者が ST の知らない代償的手段を用いて日常コミュニケーションを遂行しているかもしれないので、その方法をより強化することが考えられる。または、家族が患者の障害を十分に理解していない可能性もあるので、その場

合は家族指導が必要になる。
③日常コミュニケーションの情報収集の手段として
　家族に評点を求めた場合は，質問紙の実施は患者の日常コミュニケーション行動について総合的に知るよい機会となり，介入に対しての示唆を与えてくれる。たとえば，訓練で挨拶の練習をしていて訓練室では発話できていても，「人と会ったとき，あるいは家族に対して挨拶をしますか」の項目において「全く挨拶をしない」と評定されていたら，介入の方針を再考する必要があることが示される。

III. 重度失語症検査

1. これだけは知っておきたい検査の概要

　従来の失語症検査は，軽度も含めた幅広い重症度の患者の言語機能測定を目的にしている。そのため一定以上の難度の課題から構成され，重度の失語症者においてはほとんどの項目で得点が得られず，十分な情報が得られない。また，言語機能の正確な測定を目的としているため，言語が介在しないコミュニケーションのための機能については評価できない。重度失語症検査[6]は，重度失語症者に対する「介入の手がかりを得る」という目的のために作られた，実用的な検査である。検査には「重度失語症者の行動観察表」と「家族への質問紙」が添付されている。

2. 成績の分析方法とその臨床的解釈

　検査は導入部，非言語基礎課題，非言語記号課題，言語課題から構成されている。患者の反応は，正答，不完全正答，不完全反応，ヒント反応，誤答に分類され，2点～0点が与えられる。得点は集計されプロフィール図にまとめられるが，点数よりもむしろ患者の反応そのものから，有効なコミュニケーションのための情報を得ることが重要である。

3. 治療につながる重要ポイント

①残存能力の発見
　検査の施行を通じ，言語機能に限らず，やりとりや指さしなども含めたコミュニケーションのた

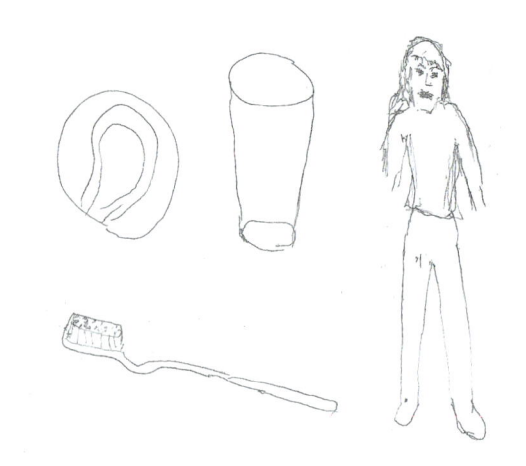

図2　重度Broca失語症者の重度失語症検査における反応の例

（PartⅡ下位検査9「物品の自発描画」，下位検査12「人物の自発描画」）

めに必要な機能を幅広く評価できるので，患者のコミュニケーション向上のための糸口をつかむことが可能である。図2は，発話と書字の課題ではまったく正答のない，「ててごーん」という無意味再帰性発話を伴う重度失語症者の描画の例である。この患者に高い描画能力があることがわかり，訓練では描画による意思表出の練習，および筆記具を携行し用紙を自宅の各所や自家用車内に置くことを促すなどの環境的介入を行い，描画による実用的水準でのコミュニケーションが可能になった。
②患者の背景情報収集の手段として
　患者の生育歴（出身地，職業など），家族歴（同居者，兄弟，孫など），関心事（趣味，好物など）を知ることは，患者とのラポートを形成し，訓練を円滑に進めるために重要である。また，他の話題は理解できないし話せないという患者でも，自分に馴染みのあることや関心のあることなら，コミュニケーションが成立することもある。重度失語症者においては患者本人からそのような情報を得ることは困難であるが，本検査では多彩な課題が用意されているので，それを通じて患者の新たな背景情報を得ることができたり（例：野球ボールにとても関心を示す→若いころ野球をやっていた），また「家族への質問紙」を用いて情報を体系的に収集することが可能である。

IV. コミュニケーション能力に関するその他の検査

コミュニケーション能力を評価するために欧米でしばしば用いられる，CETI[7]，ANELT[8]，ASHA-FACS[9]を以下に紹介する。これらの検査の標準的な日本語版は公表されていないが，同様の方法を援用して患者のコミュニケーション能力をより詳細に評価することが可能である。

1. CETI

日常コミュニケーションに関する16領域のスキルについて，患者自身または家族が，病前水準との対比で評価する。項目は，たとえば「はい・いいえの応答を適切にする」「多くの人が参加する早口の会話に加わる」などから成る。評点にはVAS（visual analogue scale）が用いられる。すなわち，100mmの直線上の一方の端に「全く出来ない」，逆の端に「病前と同じに出来る」と記載されていて，各項目に対して回答者が指す直線上の位置（端から何mmか）がスコアとなる。

2. ANELT

日常コミュニケーションに関する10のシナリオを呈示し患者に発話を求める。シナリオは，たとえば「あなたは医者の予約をしていましたが何か別の用事ができました。あなたは医院に電話して何と言いますか？」「あなたの隣の家の犬がいつも吠えていて困っています。あなたは隣の人に何と言いますか？」などである。評点は専門職が行い，understandability（理解しやすさ）とintelligibility（明瞭さ）の観点から各5件法（全くない～良い）で行われる。

3. ASHA-FACS

日常コミュニケーションに関する43領域のスキルについて，必要に応じ家族などから情報を得て専門職が評価する。言語を介しないコミュニケーションに関する項目（例：馴染みの顔を認識する）や，高度のコミュニケーションに関する項目（例：言外の意味や推論を理解する）も含まれている。各項目について自立度を7件法（完全自立～常に援助）で評点する。

参考文献

1) World Health Organization : International Classification of Functioning, Disability and Health, 2001（障害者福祉研究会，編：ICF国際生活機能分類―国際障害分類改定版．中央法規出版，東京，2002）．

2) 中村　光：失語症者の日常生活におけるコミュニケーション障害．神経心理学, 21: 75-83, 2005.

3) 福永真哉, 中村　光, 平田幸一, ほか：失語症患者の言語・認知機能障害とコミュニケーション活動制限の関連―WAB失語症検査と短縮版CADLおよびCADL質問紙を用いた検討．神経心理学, 27 : 252-259, 2011.

4) 綿森淑子, 竹内愛子, 福迫陽子, ほか：実用コミュニケーション能力検査―CADL検査．医歯薬出版, 東京, 1990.

5) 竹内愛子, 中西之信, 中村京子, ほか：重度失語症検査―重度失語症者へのアプローチの手がかり．協同医書出版社, 東京, 1997.

6) Simmons-Mackie, N.N., Damico, J.S. : Reforming the definition of compensatory strategies in aphasia. Aphasiology, 11: 761-781, 1997.

7) Lomas, J., Pickard, L., Bester, S., et al. : The Communicative Effectiveness Index: Development and psychometric evaluation of a functional communication measure for adult aphasia. JSHD, 54: 113-124, 1989.

8) Blomert, L., Kean, M.L., Koster, C., et al. : Amsterdam-Nijmegen Everyday Language Test : Construction, reliability and validity. Aphasiology, 8: 381-407, 1994.

9) Frattali, C.M., Thompson, C.K., Holland, A., et al. : ASHA Functional Assessment of Communication Skills for Adults (FACS). American Speech-Language-Hearing Association, Rockville, 1995.

Question 4

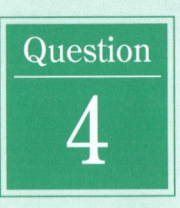

奥平　奈保子
（東京都リハビリテーション病院 リハビリテーション部）

語彙処理能力検査（失語症語彙検査，SALA 失語症検査，標準抽象語理解力検査）成績の解釈の仕方と言語治療に生かすみかたを教えてください。

I. はじめに

　失語症患者の語彙処理能力は，認知神経心理学の語彙処理モデルに関連づけて解析するのが一般的である。語彙処理モデルには，箱と矢印からなるロゴジェン（モジュール型）モデルと，コンピュータ上で処理過程をシミュレートするコネクショニスト（ニューラルネットワーク）モデルがある。本稿では，語彙処理の基本的モダリティを網羅しモダリティ間の比較に適したロゴジェンモデル[1]（図1）との関係を中心に，検査法の解説を行う。

　語彙処理能力検査は，英語圏では 1992 年に出版された PALPA（Psycholinguistic Assessments of Language Processing in Aphasia）などが知られている[2]。日本でも 2000 年以降，語彙処理に関する認知神経心理学研究の成果を踏まえ，使用頻度や心像性などの語彙属性を統制した検査が作成され，利用できるようになった。本稿では現在までに標準化されている以下の 3 つの検査について，その概要と使用上のポイントについて述べる。

II. 失語症語彙検査（TLPA：A Test of Lexical Processing in Aphasia）

1. これだけは知っておきたい検査の概要

　2000 年に発表された日本語で初の本格的な語彙処理能力検査である。語彙判断検査，名詞・動詞検査，類義語判断検査，意味カテゴリー別名詞検査からなる。課題語は使用頻度・心像性・親密度などの

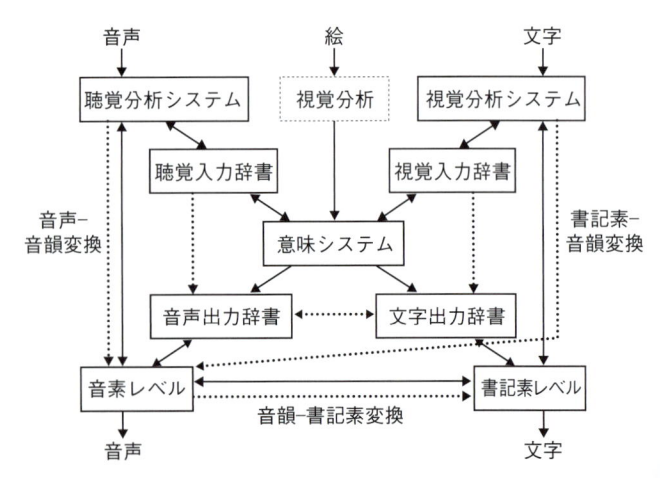

図1　ロゴジェンモデル
（Eliss, A.W., et al.：Human Cognitive Neuropsychology, 1988[1] を参照）

表1 失語症語彙検査の下位検査

検査	課題語数	評価する機能/提示ないし表出モダリティ
1. 語彙判断検査		聴覚（文字）入力辞書の機能
1-1 語彙判断検査Ⅰ	80単語・80非単語	文字（漢字）提示
1-2 語彙判断検査Ⅱ	20単語・20非単語	音声提示，または文字（平仮名）提示
1-3 語彙判断検査Ⅲ	20単語・20非単語	音声提示，または文字（平仮名）提示
1-4 語彙判断検査Ⅳ	20単語・20非単語	音声提示，または文字（平仮名）提示
2. 名詞・動詞検査		表出では意味システム～音声（文字）表出までの経路の機能，理解では聴覚（視覚）分析システム～意味システムまでの経路の機能
	頻度・心像性統制して	
2-1 名詞表出検査	40語	呼称，または書称
2-2 動詞表出検査	40語	音声表出，または文字表出
2-3 名詞理解検査	40語	音声提示，または文字提示
2-4 動詞理解検査	40語	音声提示，または文字提示
3. 類義語判断検査		意味システムへのアクセスとその活性化
	20類義語対・20非類義語対	音声提示，または文字（漢字）提示
4. 意味カテゴリー別名詞検査		意味システムの構造と機能 名詞の呼称および理解における
	10カテゴリーについて	意味カテゴリー特異性
4-1 呼称検査	高親密度語10語・	呼称，または書称
4-2 聴覚的理解検査	低親密度語10語	音声提示，または文字提示

語彙属性が下位検査ごとに統制されている[3]（表1）。

2. 成績の分析方法とその臨床的解釈

まず名詞・動詞検査を行い，名詞と動詞の聴覚的理解・発話の能力を見る。頻度による正答率の差は入出力辞書の障害，心像性による差は意味システムの障害を示唆する。

呼称の障害レベルを推定するために，誤反応の質的分析を行う。意味システムの障害では意味性錯語や無関連錯語が，音声出力辞書やそのアクセスの障害では意味性錯語や迂言・無反応，音断片や音韻性錯語が，音素レベルの障害では修正接近行為をともなう音韻性錯語が，音素レベルより後のレベルの障害では発語失行や構音障害による音の誤りが生じる（表2）。

聴覚的理解の障害レベルを推定するために，語彙判断検査（Ⅱ・Ⅲ・Ⅳ音声提示）と類義語判断検査（音声提示・文字提示）を行う。語音認知が保たれていて音声語彙判断が低下していれば聴覚入力辞書の障害（語形聾 word-form deafness），音声語彙判断ができて類義語判断が音声提示・文字提示ともに低下していれば意味システムの障害，音声提示のみ低下していれば聴覚入力辞書と意味システム間の離断（語義聾 word-meaning deafness）と考えられる（表3）。

意味カテゴリー別名詞検査は，意味システムの障害に起因する名詞の呼称・理解における意味的カテゴリー特異性を検索するために用いる。生物カテゴリー，人工物カテゴリー，野菜・果物のような生物の中のより狭い範囲，色・身体部位などにおいて特異性が報告されている。

語彙判断検査（Ⅰ・漢字提示），類義語判断検査（文字提示）は読解経路における視覚入力辞書，意味システムの機能を調べるために行う。

3. 治療につながる重要ポイント

単語情報の処理にはある程度の系列性があると考えられる。前の処理レベルの障害は後のレベルへの情報の入力を妨げ，そのレベルに障害がなくても検査成績は低下する。たとえば，聴覚分析システムの機能に低下があれば，語音認知が障害されるので，聴覚入力辞書の機能が保たれていても

表2　呼称の障害レベルと症状

障害レベル＼症状	語の聴覚的理解障害	意味性錯語	音韻性錯語	語の復唱障害	発語失行による音の誤り	心像性効果	頻度効果	語長効果
意味システム	＋	＋	−	−	−	＋	±	−
音声出力辞書	−	＋	＋/−（議論あり）目標語の音断片	−	−	±	＋	−
音素レベル	−	−	＋ 自己修正・接近	＋	−	−	−	＋
音素レベル→音声	−	−	−	＋	＋	−	−	＋

表3　聴覚的理解の障害レベルと検査成績

障害レベル＼症状	聴覚的語音異同弁別	音声提示語彙判断	音声提示類義語判断	文字提示類義語判断
聴覚分析システム	低下	低下	低下	
聴覚入力辞書	良好	低下	低下	
聴覚入力辞書→意味システム	良好	良好	低下	良好
意味システム	良好	良好	低下	低下

多くの場合，音声語彙判断や音声類義語判断の成績は低下する。一方で，語音認知の障害にも関わらず音声語彙判断や音声類義語判断は比較的良好な患者もおり，単語処理過程におけるトップダウン処理の存在，ないしは音韻・語彙・意味処理の同時性・相互作用がうかがわれる。

また，ひとつの処理レベルだけ障害された純粋例は少なく，多くの患者は複数のレベルが障害されている。検査結果全体を見て，どのレベルの障害が重く，どのレベルが比較的保たれているのかを見極めることが治療アプローチを考える上で重要である。

私はこうしています

意味カテゴリー別名詞（呼称）検査は，カテゴリー特異性の検出以外にも，軽度の呼称障害の検出に有用である。正答が190語を下回るようであれば軽度の障害が疑われる。

名詞・動詞検査は聴覚的理解・発話以外にも，読解・書字でも行えるので，音声系と文字系の処理能力の差を見たい時には適宜実施すればよい。

音声語彙判断検査II・III・IVは非単語の特徴が異なる。検査語の1子音を置き換えたIIは，検査語の音韻を転置したIIIや単語との類似性のないIVに比べ，特に難聴や語音認知障害のある患者には難易度が高いことに留意する。

ここに注意！

意味システムは音声・文字の入力・出力に共通して用いられる。したがって，類義語判断検査は音声入力・文字入力の良いほうの成績をもって意味システムの機能と考える。理解の検査で意味システムが保たれていると評価された場合，表出の障害は出力辞書以降の障害によると考える。

III. SALA 失語症検査（Sophia Analysis of Language in Aphasia）

1. これだけは知っておきたい検査の概要

上智大学とNewcastle大学の共同プロジェクトによって2004年に発表された，40の下位検査からなる包括的語彙処理能力検査である。40の下位検査は，5つの検査領域に分かれる（次項参照）[4]。

2. 成績の分析方法とその臨床的解釈

1）AC（auditory comprehension 聴覚的理解）

	検査	評価する機能
AC1	聴覚的異同弁別 2モーラ無意味語	聴覚分析システム
AC2（1）	聴覚的異同弁別 2モーラ語	聴覚分析システム
AC2（2）	聴覚的アクセント異同弁別	
AC3	語彙性判断（聴覚呈示）	聴覚入力辞書
AC4	名詞の聴覚的理解	聴覚分析システム〜意味システム
AC5	動詞の聴覚的理解	聴覚分析システム〜意味システム
AC6	名詞の類似性判断（聴覚呈示）	意味システムへのアクセスと活性化
AC7	動詞の類似性判断（聴覚呈示）	意味システムへのアクセスと活性化
AC8（1）	文の聴覚的理解	
AC8（2）	位置関係を表す文の聴覚的理解	
AC8,VC18	語彙理解確認検査	
AC9	助数詞の聴覚的理解	

　AC1・AC2（1）聴覚的異同弁別検査によって聴覚分析システムの機能を検索できる。難聴がないのにこの成績が低下していれば，語音聾（word-sound deafness）と考えられる（表3参照）。AC3はTLPAの音声語彙判断検査Ⅱ・Ⅲ・Ⅳに，AC6は同じくTLPAの音声類義語判断検査に類似した検査である。AC4・AC5はTLPAの名詞・動詞理解検査（音声提示）に類似するが，TLPAが4枚の線画からの択一なのに対し，音声で提示した単語が1枚の線画をあらわすか否かを判断させる課題である。

2）VC（visual comprehension 読解）

	検査	評価する機能
VC10（1）	ひらがな-カタカナマッチング	
VC10（2）	カタカナ-ひらがなマッチング	
VC11	漢字判断	視覚分析システム
VC12	語彙性判断（漢字）	視覚入力辞書
VC13	語彙性判断（ひらがな・カタカナ・漢字）	視覚入力辞書
VC14	名詞の読解	視覚分析システム〜意味システム
VC15	動詞の読解	視覚分析システム〜意味システム
VC16	名詞の類似性判断（視覚呈示）	意味システムへのアクセスと活性化
VC17	動詞の類似性判断（視覚呈示）	意味システムへのアクセスと活性化
VC18（1）	文の読解	
VC18（2）	位置関係を表す文の読解	
VC19	同音異義語の読解	

　VC11漢字判断検査は漢字1文字を見て実在する漢字であるか否かを判断させるもので，これによって視覚分析システムの機能を検索できる。VC12・VC13はTLPAの文字語彙判断検査Ⅰ・Ⅱ・Ⅲ・Ⅳに，VC16は同じくTLPAの文字類義語判断検査に類似した検査である。VC14・VC15はTLPAの名詞・動詞理解検査（文字提示）に類似するが，TLPAが4枚の線画からの択一なのに対し，文字で提示した単語が1枚の線画をあらわすか否かを判断させる課題である。

3）PR（production 産生）

	検査	評価する機能
PR20	呼称Ⅰ（親密度）	意味システム〜音声表出までの経路 特に音声出力辞書の機能
PR21	動詞の産生（発語）	意味システム〜音声表出までの経路
PR22	書称Ⅰ（親密度）	意味システム〜文字表出までの経路 特に文字出力辞書の機能
PR23	動詞の産生（書字）	意味システム〜文字表出までの経路
PR24	呼称Ⅱ（モーラ数）	意味システム〜音声表出までの経路 特に音素レベルの機能
PR25	書称Ⅱ（表記タイプ×モーラ数）	意味システム〜文字表出までの経路 特に語彙経路と非語彙経路の機能の差など
PR26	同音異義語の判断	読みの非語彙経路の機能
PR27	文の産生	
PR28	助数詞の産生	

　PR20・PR22・PR24・PR25はTLPA名詞表出検査に類似した呼称・書称の検査だが，それぞれ親密度・モーラ数が統制されており，これらの語彙属性の効果を見ることで，出力辞書の機能，音素レベルの機能などが検索できる。PR21・PR23はTLPA動詞表出検査に類似した検査である。

4）R（repetition 復唱）

検査		評価する機能
R29	単語の復唱Ⅰ（心像性×頻度）	聴覚分析システム～音声表出までの語彙経路 特に意味システム・聴覚入力辞書・音声出力辞書の機能
R30	単語の復唱Ⅱ（モーラ数）	聴覚分析システム～音声表出までの語彙経路 特に音素レベルの機能
R31	無意味語の復唱	音声-音韻変換
R32	数詞の短期記憶（復唱）	
R33	数詞の短期記憶（指さし）	

　R29・R30は単語の復唱検査である。心像性・頻度・モーラ数が統制されており，入力・出力辞書や意味システム，音素レベルなど障害レベルの検索ができる。R31無意味語の復唱検査は，音声-音韻変換の機能を見る。

5）OR（oral reading 音読）

検査		評価する機能
OR34	単語の音読Ⅰ-漢字（心像性×頻度）	視覚分析システム～音声表出までの語彙経路 特に意味システム・視覚入力辞書・音声出力辞書の機能
OR35	単語の音読Ⅱ（表記タイプ×モーラ数）	視覚分析システム～音声表出までの語彙・非語彙経路 特に音素レベルの機能
OR36	単語の音読Ⅲ-漢字（一貫性）	視覚分析システム～音声表出までの語彙経路
OR37	無意味語の音読	書記素-音韻変換

　OR34・OR35は単語の音読検査である。心像性・頻度・表記タイプ・モーラ数が統制されており，入力・出力辞書や意味システム，音素レベルなど障害レベルの検索ができる。OR36は漢字単語の音読検査で，読みの一貫性・典型性が統制されており，読みの語彙経路の機能が検索できる。OR37無意味語の音読検査は，書記素-音韻変換の機能を見る。

6）D（dictation 書取）

検査		評価する機能
D38	単語の書取Ⅰ-漢字（心像性×頻度）	聴覚分析システム～文字表出までの語彙経路 特に意味システム・聴覚入力辞書・文字出力辞書の機能
D39	単語の書取Ⅱ（表記タイプ×モーラ数）	聴覚分析システム～文字表出までの語彙・非語彙経路 特に書記素レベルの機能
D40	無意味語の書取	音韻-書記素変換

　D38・D39は単語の書取検査である。心像性・頻度・表記タイプ・モーラ数が統制されており，入力・出力辞書や意味システム，書記素レベルなど障害レベルの検索ができる。D40無意味語の書取検査は，音韻-書記素変換の機能を見る。

3. 治療につながる重要ポイント

　SALAにはTLPAにない聴覚性語音異同弁別（AC1，AC2（1）），視覚性文字判断（VC11）があり，それぞれ聴覚分析システム，視覚分析システムの機能を検索するのに有用である。無意味語の復唱（R31）・音読（OR37）・書取（D40）検査は，それぞれ音声-音韻変換，書記素-音韻変換，音韻-書記素変換という非語彙経路の機能を検索するのに有用である。また，心像性・頻度・表記タイプ・モーラ数など様々な語彙属性を統制した単語の呼称・書称・復唱・音読・書取検査があるので，目的に応じて利用する。

　SALAは40の下位検査からなる包括的な語彙処理能力検査であるが，一人の患者に対してすべて行うのは時間がかかり現実的ではない。患者の問題が何であるのかについて仮説を立て，検索したい機能を絞ってそれに対応する下位検査を選択して行う。

私はこうしています

　臨床的には，TLPAがコンパクトで結果が出やすく使いやすいため，まずTLPAを行い，不足する情報をSALAの下位検査で補っていく方法が効率的である。
　語彙処理モデルとはやや離れるが，SALAには構文の理解や産生に関する下位検査，助数詞の理解や産生に関する下位検査，聴覚的短期記憶に関する下位検査などがあり，利用できる。

> **ここに注意！**
>
> ピラミッド・アンド・パームツリー・テストのような非言語的な意味処理を調べる線画の意味的連合検査は，TLPAにもSALAにも含まれていない。意味システムの障害が重度の患者に対しては，私製のものを工夫して，検索する必要がある。

IV. 標準抽象語理解力検査

1. これだけは知っておきたい検査の概要

比較的軽度の意味理解障害を検出することを目的に開発された抽象語（低心像語）の理解検査である。20歳代から60歳代について標準化され，小学2年生から中学生，70歳代のデータも参考として提示されているので，幅広い年代が対象となる[5]。

目標語	音的関連刺激		意味的関連刺激		無関連刺激
親切	診察	建設	救助	赤ん坊をあやす	観測
主食	休息	磁石	副食	ケーキ	星を眺める
家事	菓子	鯵	水やり	給食を配る	独楽
事故	しこ	巫女	引ったくり	追い越し	海底

上のような漢字2文字であらわせる抽象語32語を目標語とし，それぞれについて課題語とその音的関連刺激2，意味的関連刺激2，無関連刺激1の計6枚の線画の中から，聴覚または視覚（漢字）呈示により目標語を選択させる。

2. 成績の分析方法とその臨床的解釈

誤反応を音的関連刺激，意味的関連刺激，無関連刺激に分類する。誤り方の傾向を観察して，単語の音韻処理の障害か意味処理の障害か推定する。音的関連刺激への誤りが多ければ音韻処理の問題，意味的関連刺激への誤りが多ければ意味処理の問題が疑われる。健常者の平均得点が聴覚呈示・視覚呈示ともに30.4語（SD＝1.9）なので，おおむね29語以下の正答なら低下があると考えられる。

3. 治療につながる重要ポイント

抽象語（低心像語）の意味処理についてはTLPAの類義語判断検査，SALAの名詞の類似性判断（AC6，VC16），本検査などで検索できる。比較的軽度の意味システム障害では，具象語（高心像語）の理解は問題なくできるが抽象語の処理に問題のある患者も多く，抽象語の理解や表出の訓練を取り入れる必要がある。

> **ここに注意！**
>
> 抽象語という本来絵になりにくい単語を線画にしているため，患者は絵の解釈に迷う場合が多いことに留意すべきである。また，音的関連刺激を選択したからただちに音韻処理の誤り，とは限らない。指さしの際に可能なら復唱をしてもらい，語音認知が正しくできているか確認する。語音異同弁別検査や語彙判断検査の成績と併せて音韻処理，意味処理の機能や障害の程度を推定する。

参考文献

1) Ellis, A.W., Young, A.W. : Human Cognitive Neuropsychology. Lawrence Erlbaum Associates, Hove, 1988.
2) Kay, J., Lesser, R., Coltheart, M. : Psycholinguistic Assessments of Language Processing in Aphasia. Lawrence Erlbaum Associates, London, 1992.
3) 藤田郁代, 物井寿子, 奥平奈保子, ほか：失語症語彙検査 単語の情報処理の評価. エスコアール, 千葉, 2000.
4) 藤林眞理子, 長塚紀子, 吉田 敬, ほか：SALA失語症検査. エスコアール, 千葉, 2004.
5) 春原則子, 金子真人, 著, 宇野 彰, 監修：標準抽象語理解力検査マニュアル. インテルナ出版, 東京, 2002.

Question 5

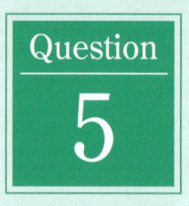

佐藤 幸子
(千葉県救急医療センター)

失語症の掘り下げ検査（失語症構文検査，トークンテスト，SLTA 補助テスト，語音弁別検査，モーラ分解・抽出検査）成績の解釈の仕方と言語治療に生かすみかたを教えてください。

I. はじめに

失語症状を分析する方法として，認知神経心理学的な言語情報処理のモデル化が試みられてきた。ここでは，小嶋[1]の示した情報処理モデルをもとに，改変し（図1），情報処理モデル内における失語症の掘り下げ検査の存在する位置や特徴について記す。

II. 失語症構文検査

1. これだけは知っておきたい検査の概要

本検査は，SLTA[2]の「口頭命令に従う」「書字命令に従う」「動作説明」「まんがの説明」，WAB[3]の「自発話」「継時的命令」などの結果を踏まえ，統語や助詞の処理を含む文章の処理能力を掘り下げるものである。

この検査は，失語症者の構文処理能力を「理解」と「表出」双方に対して，聴覚的理解，復唱，発話の順に行い，評価とともに，訓練の手がかりを得ることを目的に，藤田ら[4]が作成した。個々の構文の獲得ではなく，構文の処理能力を段階的に再確立することを目的に行い，結果から，訓練に

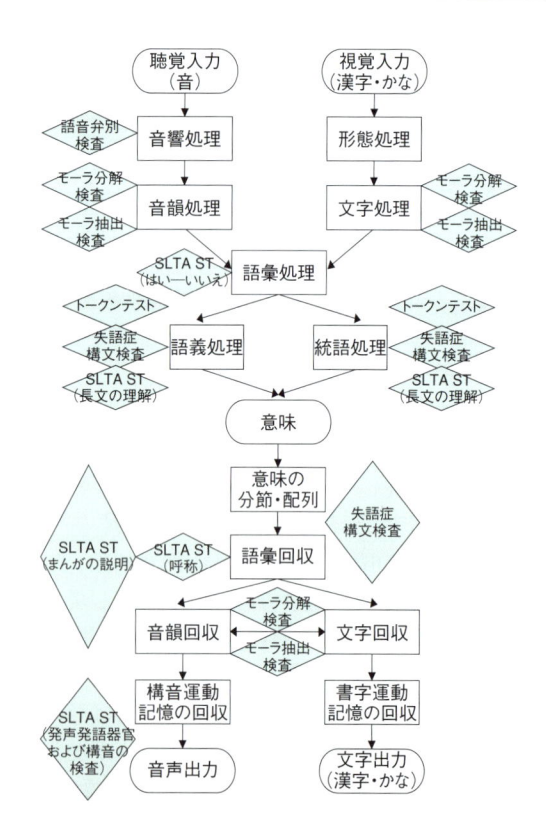

図1 言語情報処理モデルと該当する掘り下げ検査
(小嶋知幸：障害内容別の失語症訓練. よくわかる失語症セラピーと認知リハビリテーション. 永井書店, 2008[1] より許諾を得て一部改変)

使用する課題文を，非可逆文，可逆文，埋め込み文の順に段階的な文構造で作成する。

2. 成績の分析方法とその臨床的解釈

語義処理や統語処理，意味の分節・配列や語彙回収に該当する機能を評価できる（図1）。

本検査では，構文理解の処理過程を，文に含まれる単語の理解（語の理解ストラテジー），単語同士の関係性（語順ストラテジー）や助詞による役割（助詞ストラテジー）などの要因で4段階に整理している（表1，図2）[4,5,6]。たとえば，レベルⅢ「助詞のストラテジー」が基準を通過しない場合，文法障害のみに着目せず，単語の理解障害や，1モーラもしくは仮名一文字の処理障害など，

表1 失語症構文検査における文の処理過程

レベル	文の処理過程	例文	
Ⅰ	語の意味ストラテジー	犬が吠えている	「犬」「吠える」など，文中に存在する単語の意味を手がかりに，文章を解釈する構文
Ⅱ	語順ストラテジー	兄が妹を押す	可逆文だが，語順を手がかりに，文頭の名詞句を動作主として解釈する構文
Ⅲ	助詞ストラテジー（補文なし）	兄を妹が押す	助詞を手がかりに文章を解釈する構文
Ⅳ	助詞ストラテジー（補文あり）	兄が妹に押される	「兄が」＋「妹が兄を押す」＋「れる」と変形された文から，「妹が兄を押す」という補文を解釈する構文

レベルⅠ　語の意味ストラテジー

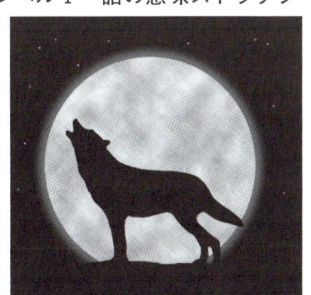

犬が　吠えている
動作主　動作

レベルⅡ　語順ストラテジー

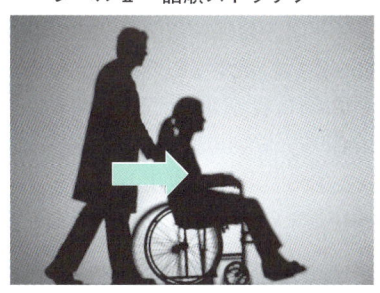

兄が　妹を　押す
動作主　対象　動作

レベルⅢ　助詞ストラテジー（補文なし）

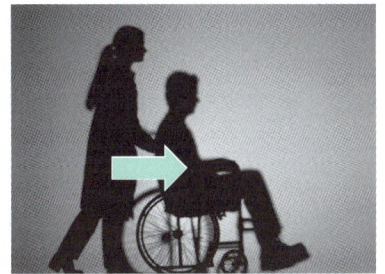

兄を　妹が　押す
対象　動作主　動作

レベルⅣ　助詞ストラテジー（補文あり）

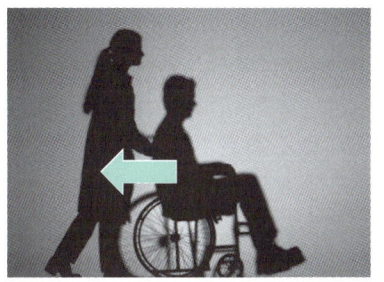

兄が　妹に　押される
動作主　対象　動作＋「れる」
（補文：妹が　兄を　押す）

図2　情景画（例文に該当）

前後の情報処理能力にも注目して分析する。

文章の処理は，統語処理以外に，相手の話に最後まで耳を傾けるための聴力，覚醒水準，注意集中力，作動記憶など，精神機能活動が関与するため，全体像を把握することが必要である。

文の産生は，情景画に対し，自由に発話を促す段階，文字カードを提示し並べ替えて作文する段階，文字を見ながら情景画を説明する段階に分かれている。理解と同様に，情景画から文章を構成する要素を切り出して並べ（意味の分節・配列），単語を割り当て（語彙の回収），該当する助詞で単語を結びつける手順が必要である（図1）。文章として表出する訓練の一つにマッピング訓練がある。

文の読解は，聴覚的理解と同じ情景画に対し，文字カードを提示して，視覚的理解力を評価する。語の意味，語順，助詞というストラテジーや分析については，聴覚的理解と同様である。

3. 治療につながる重要ポイント
① 文章の理解は，単語の意味の理解（語の意味ストラテジー）→単語の並び方の理解（語順ストラテジー）→単語に役割を与える助詞の理解（助詞ストラテジー）という段階が存在する。
② 文章の表出は，ある情景から表現したい事項を選び，並べる（意味の分節・配列）→単語を選ぶ（語彙の回収）→助詞でつなげる（マッピング）という段階が存在する。
③ 課題文は，障害されている段階から，2項関係→3項関係（非可逆分→可逆文）の順に作成し，単語数により難易度が変化する。

III. トークンテスト

1. これだけは知っておきたい検査の概要
単語から文章水準までの理解力を評価する検査である。この検査は，軽度な聴覚的理解力の障害を検出する目的で，De Renzi & Vignolo[7] が考案し，Spellacyら[8] が短縮版を作成した。世界各国で翻訳され，臨床的な価値や検査の信頼性と妥当性について，多数の報告があり，失語群と非失語群との弁別は84～91％可能と言われている。

日本では，笹沼[9] が，Spreen & Benton[10] の日本語版を紹介し，平口[10] が新日本版トークンテストを作成した。本邦でも，失語群と非失語群との高い弁別力や信頼性，失語症重症度との高い相関性が検証され，特にSLTAの「口頭命令に従う」との高い相関がいわれている。また，失語症のタイプ分類には無関係であること，軽度聴覚的理解力の検査のみならず，非言語的「視覚認知機能」や「動作能力」などが関与していることが指摘されている[6,12,13]。

方法は，2種類の形（丸・四角），2種類の大きさ（大（直径25mm）・小（直径15mm）），5種類の色（赤，青，黄，白，黒）の組み合わせからなる20個のトークンを使用し，A～Fの6項目165点満点で，各要素や文の構成に対する反応を評価する（図3）。SLTAやWABとは異なり，鉛筆や時計など日常生活で使用する物品ではなく，トークンを用いるため，色・形・大きさという要素の選択と，質問文の「長さ」や「複雑さ」という要因により，誤反応の質的検討が容易となった。

本来の検査法ではないが，聴覚的に与える質問文を文字カードとして提示すると，視覚的理解力の評価が可能となり，モダリティ間を比較することができる。

2. 成績の分析方法とその臨床的解釈
文章の理解に必要とされる，要素（単語）の理解（語彙・語義処理），文を構成する長さ，項目数，項目間の関係性，助詞の理解（統語処理）などについて，誤反応から障害水準を想定する（図1）。たとえば，E項目までは誤反応がなく，F項目で多数の誤反応が出現した場合，選択肢となるトークンの増加や，文の長さ，項目数の増加の他に，トークンを操作する「動作」の変化が影響した可能性がある。この場合，「文が理解できない」「動詞が理解できない」と決めつけず，覚醒水準や疲労感，注意・集中力，色の判別，半盲，上肢機能など，言語反応以外の要素を考慮し，誤反応の質的な分析をすることが重要である。また，SLTAやWABなどの結果と類似した誤反応はない

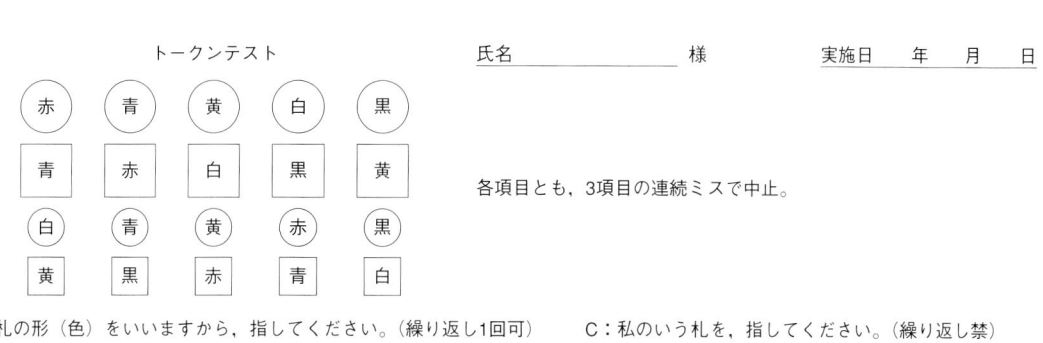

トークンテスト　　氏名　　　　　　様　　実施日　年　月　日

赤	青	黄	白	黒
青	赤	白	黒	黄
白	青	黄	赤	黒
黄	黒	赤	青	白

各項目とも，3項目の連続ミスで中止．

A：札の形（色）をいいますから，指してください．（繰り返し1回可）

1	丸		1	大白丸と四角のみ提示
2	四角		1	
3	黄		1	
4	赤		1	
5	青		1	大丸，各色を提示
6	黒		1	
7	白		1	
	合計		7	

C：私のいう札を，指してください．（繰り返し禁）

12	小さな	白い	丸		3	
13	大きな	黄色い	四角		3	全札使用
14	大きな	黒い	四角		3	
15	小さな	青い	四角		3	
			合計		12	

B：私のいう札を指してください．（繰り返し1回可）

8	黄色い	四角		2	
9	青い	丸		2	大札
10	黒い	丸		2	（丸・四角）
11	白い	四角		2	
		合計		8	

D：2つずついいますから，いい終わったら，指してください．（繰り返し禁）

16	赤い	丸と	黒い	四角		4	
17	黄色い	四角と	青い	四角		4	大札
18	白い	四角と	黒い	丸		4	（丸・四角）
19	白い	丸と	赤い	丸		4	
				合計		16	

E：2つずついいますから，いい終わったら，指してください．（繰り返し禁）

20	大きな	白い	丸と	小さな	黒い	四角		6	
21	小さな	青い	丸と	大きな	黄色い	四角		6	
22	大きな	黒い	四角と	大きな	赤い	四角		6	全札使用
23	大きな	白い	四角と	小さな	黒い	丸		6	
					合計		24	

F：これらの札を使って，私の言う通りにしてください．

24	黒い	四角の	上に	赤い	丸を	置いて下さい．		6	
25	黄色い	丸の	うしろに	白い	四角を	置いて下さい．		6	
26	赤い	四角	で	青い	丸に	さわって下さい．		6	
27	青い	丸に	さわって	から	赤い	四角に	さわって下さい．	7	
28	青い	丸か	又は	赤い	四角を	とって下さい．		6	
29	黒い	四角を	黄色い	四角	から	はなして下さい．		6	
30	青い	四角の	前に	白い	丸を	置いて下さい．		6	
31	もしこの中に緑の	丸が	あったら	赤い	四角を	とって下さい．		6	大札
32	黄色	以外の	四角を	全部	とって下さい．			5	（丸・四角）
33	赤い	丸の	横に	黒い	四角を	置いて下さい．		6	
34	全部の	四角に	ゆっくりと	全部の	丸に	早く	さわって下さい．	7	
35	黄色い	四角と	黒い	四角の	間に	赤い	丸を	おいて下さい．	8	
36	黒	以外の	丸に	全部	さわって下さい．			5	
37	赤い	丸	ではなくて	白い	四角を	とって下さい．		6	
38	白い	四角の	かわりに	黄色い	丸を	とって下さい．		6	
39	黄色い	丸と	一緒に	青い	丸も	とって下さい．		6	
						合計		98	

総合計　165

図3　トークンテストの概要

(平口真理：新日本版トークンテスト．三京房，2010[10]) を参考に作成，三京房 承認済)

か，照合することが必要である。

3. 治療につながる重要ポイント
①言語反応の分析以前に，覚醒水準や注意機能，全般的精神機能活動，視覚認知機能，上肢機能，行為動作などを確認する。
②文を理解する要素，単語水準，文の長さ，項目数，構成，助詞の関係性など，どの段階もしくはどの要素で誤反応が出現するかに注目し，障害された処理段階を想定する。
③SLTAやWABなどの総合的評価や他の検査結果と合わせて分析する。

IV. SLTA補助テスト（SLTA-ST：Supplementary tests for Standard language test of aphasia）

1. これだけは知っておきたい検査の概要
SLTA補助テスト[14]は，SLTAを補う目的で，作成され，発声発語器官および構音機能と，言語機能の一部を掘り下げる検査である。

1）発声発語器官および構音の検査
失語症に合併しやすい運動障害性構音障害，嚥下障害，発語失行などを対象に，呼吸機能，顔面麻痺や感覚障害など神経学的機能，構音機能という視点で検査する。

2）言語機能の検査
SLTAに含まれていない，コミュニケーション能力や複雑な計算能力，複雑な聴覚的理解力，喚語力や談話能力などを評価する。

2. 成績の分析方法とその臨床的解釈
項目別に構成されているため，SLTAやWABで障害の水準を把握し，特に知りたい項目（図1）のみ検査することが可能で，問題点を抽出し，訓練対象を絞り込むことができる。

1）発声発語器官および構音の検査
構音運動記憶の回収から音声出力までの評価である（図1）。

i）発声
呼吸：発声持続時間や声の大きさ，揺れなどに関係する呼吸調節機能を評価する。

発声：発声持続時間（MPT：maximum phonation time）や声質の変化により声帯機能を評価する。平均MPTは，/a:/は男性30秒，女性20秒で，会話に必要な発声持続は男性15秒，女性10秒といわれており，これと比較する。/ʃ:/は声帯振動を伴わない呼気持続時間の評価のため，/ʃi:/と母音が混在しないように教示して行う。また，粗造性嗄声は声帯振動の左右差，気息性嗄声は声門の閉鎖不良，無力性嗄声は呼吸機能低下，努力性嗄声は高い筋緊張を示唆している。

ii）発語器官
顔面，下顎，口唇，舌，軟口蓋，咽頭，喉頭，歯などの運動機能を左右差，運動範囲，運動力，運動持続など，知覚と合わせ，麻痺や失調症状について神経症状を把握する。

iii）食事動作
食事を観察して，「流涎」は口唇の閉鎖機能，「噛む」や「飲む」は舌の送り込みや咀嚼運動，「吸う」は呼吸と嚥下とのタイミング，「むせ」は咳嗽反射の有無や喀出力の有無，声門閉鎖の有無など摂食嚥下機能を評価する。

iv）口腔顔面の随意運動
単純運動や複雑運動を組み合わせ，運動の質を検討し，口腔顔面失行の有無を評価する。複雑運動で初めて検出される場合があるため，慎重に評価する。

v）交互運動
いわゆる「diadochokinesis」で，5秒間の平均値（/pa/33回/ta/36回/ka/33回/pataka/36音節）と比較するほか，音の変化，リズムの変化，声のゆれ，声の持続性などに注目し，舌の巧緻性や筋力などを評価する。

vi）構音検査（単音節，単語，短文，文章）
復唱や音読で音の置換，ひずみ，脱落，付加などの構音や声質について評価する。呼吸や発声機能の結果と合わせ，構音の特徴を把握する。

2）失語症状の把握および掘り下げ検査
i）はい-いいえ応答
「はい」か「いいえ」で返答する形式で，理解力や意思伝達力などコミュニケーション能力を測

り，入力面の語彙処理能力を評価できる（図1）。

　ⅱ）金額および時間の計算

　SLTAの四則演算と異なり，文章題や時間に関する問題など複雑な計算応用問題が出題される。計算能力と，問題を理解する聴覚的理解力や視覚的理解力なども評価可能である。語彙処理から語義処理，統語処理の評価と考えられる（図1）。

　ⅲ）まんがの説明

　4つのまんがの難易度が段階的に高くなるように出題される。SLTAと同様に，漫画の説明に必要な語の喚語力に加え，漫画の内容の理解度を確認する「主題の理解」が評価対象である。出力面の意味情報の切り出しと，該当する喚語力，文章に構成する能力，談話能力などを評価する。情報処理モデルでは意味の分節・配列から音韻回収までが主な処理水準だが，それ以降の表出に至る経路の影響を受けることが想定される（図1）。

　ⅳ）長文の理解

　長文3題，ニュース文1題がCD音声で提示され，内容に関する質問に答える方法で，聴覚的理解力や文章の記憶力を評価する。難易度が高く，軽度失語症者の聴覚的理解力の評価に有効である。語義処理や統語処理に該当する評価と考えている（図1）。

　ⅴ）呼称

　高頻度語55語，低頻度語25語計80語が出題され，SLTAやWABの呼称20語を合わせると100語呼称が評価できる。書称を実施すると呼称との比較が可能である。語彙回収から音韻回収，文字回収に該当すると想定される（図1）。

3. 治療につながる重要ポイント

①発声発語器官や構音機能の評価は，呼吸機能を含めた解剖・生理学的な知識や神経症状の把握が必要である。

②表出面の評価は，発声発語器官や構音機能に加え，まんがの説明や呼称などの結果にも注目すべきである。

③軽度理解障害の検出には，長文の理解，特にニュース文は難易度が高く有効である。

表2　語音弁別

1モーラ	語音聴力検査の語音弁別検査
	伊澤版
	SLTA（仮名の理解，復唱，書き取り）
2モーラ	無意味語　SALA（AC1）
	有意味語　SALA（AC2）

V. 語音弁別検査（表2）

1. これだけは知っておきたい検査の概要

　聴覚入力の評価は，まず，入力された音が言語音として認識されていることの確認が必要である。会話中，聞き返しが多い場合やSLTAの仮名の理解で誤反応がある場合など，聴覚入力の音響処理もしくは語音認知に障害が疑われた場合に検査する。

　方法は，1音ずつ提示された刺激の書き取りや復唱によるものと，2音節をペアで提示し，異同弁別するものがある。1音ずつ提示された語音の聞き分け能力を知る検査には，語音聴力検査に含まれる語音弁別検査がある。57—S語表は50音節，67—S語表は20音節で構成され，音節数が多い57—S語表のほうが，信頼性が高く一般的である。

　表出モダリティに障害がある失語症の場合，2つの音を異同弁別する語音弁別検査のほうが簡便で，重度に障害された場合にも有効である。

2. 成績の分析方法とその臨床的解釈

　本検査は，音響処理（語音認知能力）の評価で（図1），この部分の障害例は，純粋語聾である。

　日本語のcv音節，つまり，単音を聞き分ける方法は，すでに様々な検査に含まれている。たとえば，SLTAの「仮名の理解」は1モーラと仮名文字との照合，「仮名一文字の書き取り」は1モーラに対応する仮名文字への文字変換，「復唱」は聞き取り能力の評価である。弁別能力をみる一般化された検査には，SALA（Sophia Analysis of Language in Aphasia）[15]の，AC1は2モーラ無意味語，AC2は有意味語の異同弁別がある。

　1モーラのみを検査する方法として，SLTAでは評価対象が少ないため，この段階の障害が疑わ

れた場合，使用する言語音（日本語では清音，濁音，拗音など106音）に対する聞き取り能力の評価を行う。また，1モーラを異同弁別する方法は，伊澤[16]の作成した検査がある。

想定した障害を明らかにするには，評価したい対象に合わせた検査を準備する必要がある。

覚醒水準や注意・集中力は，他の検査と同様に，語音弁別にも関与するため，細部の言語症状のみにこだわらず，全体像の把握に心がけるべきである。

3. 治療につながる重要ポイント
①単音の語音弁別が障害された場合は，語聾を疑う。日常生活上の反応には，聞き返しや聞き間違いが特徴的である。
②方法には，単音の復唱や書き取りと，2つの音の異同弁別がある。
③検査に用いる対象は，1モーラ（単音），2モーラ（単語・非単語）がある。

VI. モーラ分解・抽出検査

1. これだけは知っておきたい検査の概要
音韻操作能力を評価する方法の一部で，単語の中から語を構成する音韻を分解，もしくは目標とする音韻を抽出する検査である。日本語の多くは音節と拍が一致し，拍（モーラ）により分解されるが，長音，拗音，促音，撥音など特殊音節の場合には，音節と拍とが一致しない。

モーラ分解は，たとえば，「からす」が「か」「ら」「す」，「きゅうり」が「き」「ゅ」「う」「り」と音節が異なる構成でも3モーラであることを判断する能力である。また，モーラ抽出は，ある特定の音韻を抽出することで，たとえば，かがありますか？との問いに対し，「からす」という単語から，「か」「ら」「す」の順で配列され，「か」は語頭に存在していることを判断する能力である。

このように，言語音を同定し，発話から単語，音節，モーラ，音素などを分解・抽出し，さらに音素を自由に操作する能力を「音韻操作能力」という。発達段階にある幼児を対象にした研究[17]では，モーラ分解が成立する時期は4歳6ヵ月以降〜5歳頃で，この時期に仮名文字音読の習得が容易となると述べられている。またその後，成人を含めた研究でも，単語のモーラ分解能力やモーラ抽出能力は，かな文字の読み書き能力との関与が指摘され，文字習得と音韻意識との関係が注目されている。実際に発話する際に，音韻操作能力やモーラを意識化して会話をすることはないが，音韻を自由に操作する能力がなければ，聞き取った言語音を正しく理解・表出することは難しいと考えられている。

1）モーラ分解能力検査（図4-①）
○を5個並べて書いたカードとおはじきを5個用意して，聴覚的に与えられた単語のモーラ数をおはじきで表出する。2〜4モーラの拗音，長音，拗長音，促音，撥音などを含む単語について検査

① モーラ分解

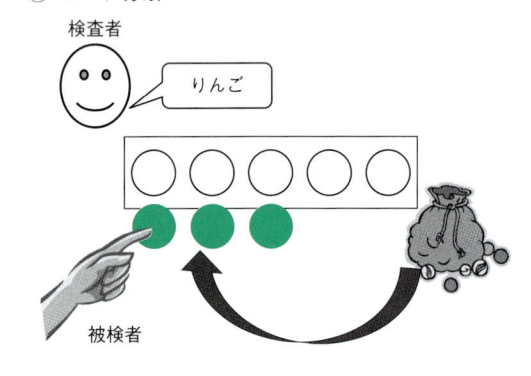

検査者「りんご」

被検者

② モーラ抽出（かはどこにありますか？）

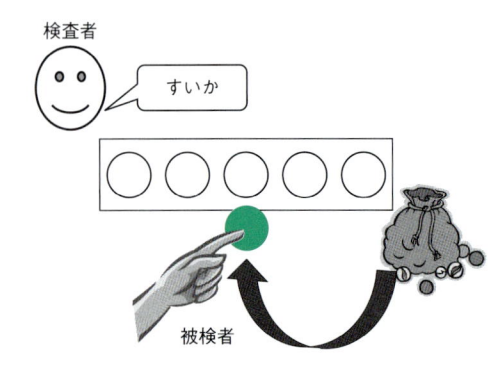

検査者「すいか」

被検者

図4 モーラ分解・抽出

する。

2) モーラ抽出検査（図4-②）

○を5個並べて書いたカードとおはじきを用意して，特定のモーラの有無や場所を明示する。「か」がありますか，「か」がどこにありますか検査[18]が有名である。

2. 成績の分析方法とその臨床的解釈

情報処理モデルでは，音韻処理，文字処理，音韻回収，文字回収などに関与する音韻処理能力評価である（図1）。

音韻数の増減により誤反応が変化する場合や音の省略，脱落，置換などが出現する場合，「きかんしゃ」と提示して，「きか」「んしゃ」と分解する場合や，「か」が抽出されない場合などでは，音韻処理能力の障害が疑われる。そのため，本検査以外に，音韻操作能力を広範囲に評価する必要があり，拍削除（語頭を抜かす），拍付加（語頭にある音を付加して表出する），上述した語音弁別検査，Diadochokinesisなどを用いてさらに検査をすすめる。また，音韻操作能力以前に，言語音と脳内の音韻表象との照合や，語音に対する仮名文字の選択（SLTA「仮名の理解」に相当）などを把握することが必要である。

3. 治療につながる重要ポイント

①音韻操作能力の一部分を評価している。
②理解面と表出面の双方に関係している。
③仮名文字の読み書き能力と関係が深いといわれている。

参 考 文 献

1) 小嶋知幸：Ⅱ．失語症セラピー各論　2．障害内容別の失語症訓練方針．よくわかる失語症セラピーと認知リハビリテーション（鹿島晴雄，大東祥孝，種村　純，編）．永井書店，大阪，2008.
2) 日本高次脳機能障害学会Brain Function Test委員会：標準失語症検査．新興医学出版社，東京，1974.
3) WAB（Western Aphasia Battery）失語症検査日本語版作成委員会：WAB失語症検査日本語版．医学書院，東京，1986.
4) 藤田郁代，三宅孝子：失語症構文検査．千葉テストセンター，東京，1983.
5) 中嶋理香，松井明子，濱中淑彦，ほか：伝導失語における聴覚的文理解の構造について．失語症研究，12(2)：182-188, 1992.
6) 中嶋理香，洞井奉子，松井明子，ほか：聴覚的理解検査の検討．失語症構文検査，SLTA，トークンテストを用いて．失語症研究，13(4)：323-329, 1993.
7) De Renzi, E., Vignolo, L.A.：The Token Test. A sensitive test to detect receptive disturbances in aphasics. Brain, 85：665-678, 1962.
8) Spellacy, F.J., Spreen, O.：A short form of The Token Test. Cortex, 5：390-397, 1969.
9) 笹沼澄子：Token Testの手引き．言語障害（笹沼澄子，編）．医歯薬出版，東京，pp.129-134, 1975.
10) 平口真理：新日本版トークンテスト．三京房，京都，2010.
11) Spreen, O., Benton, A.L.：The Neurosensory Center Comprehensive Examination for Aphasia. Neuropsychology Laboratory, University of Victoria, 1969.
12) 平口真理，鳥居方策，榎戸秀昭，ほか：日本語版62項目のTokes Testの妥当性に関する量的および質的研究．音声言語医学，23：141-155, 1982.
13) 宇野　彰，肥後功一，種村　純：Token Testの臨床的解釈と尺度化の試み．失語症研究，4：647-655, 1984.
14) 日本高次脳機能障害学会Brain Function Test委員会：標準失語症検査補助テスト．新興医学出版社，東京，1999.
15) 上智大学SALAプロジェクトチーム：SALA失語症検査．エスコアール，千葉，2004.
16) 伊澤幸洋：失語症例における語音認知機能，2音の異同弁別課題による分析．筑波大学大学院教育研究科修士論文，1999.
17) 天野　清：語の音韻構造の分析行為の形成とかな文字の読みの学習．教育心理学研究，18(2)：76-89, 1970.
18) 福迫陽子，伊藤元信，笹沼澄子：言語治療マニュアル．医歯薬出版，東京，1981.

第Ⅱ章

失語症の訓練技法，
訓練の進め方

Question 6 〜 18

Question 6

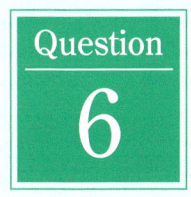

吉野　眞理子
（筑波大学 人間系）

発症直後，急性期の対応方法について，教えてください。

　昨今，言語聴覚臨床においても早期リハビリテーションがもてはやされ，診療保険点数のうえでも早期加算がされるようになっている。

　失語は，急性期脳卒中で入院した患者において21％から33％の発症率で観察される[1~3]。失語タイプは，脳卒中発症後数日の間に急速に変化する。急性期においてもっともよくみられるのは全失語であり，約25％と報告される[2,3]。Wernicke失語もよくみられ（15～25％），次いで失名辞失語，超皮質性運動失語[4]，Broca失語が続く[1~3]。最初の数日は改善がより速く，失語タイプの分布にもこのことが影響する。やがて，全失語はBroca失語に，Broca失語と超皮質性運動失語は失名辞プラス失語に，Wernicke失語は伝導失語に変化するといわれる[5]。タイプを決める決定因子は病変部位，そして梗塞においては患者の年齢の影響も示唆される[3]。加えて，超急性期において失語性障害は皮質の血流低下と並行した経過をたどり，皮質の血流低下は失語の回復と逆相関することが示されている[6,7]。

　従来，失語のリハビリテーションにおいては，早期治療が必ずしも有効とは限らないとされてきた[8,9]が，最近は早期からの集中的訓練の効果が報告されるようになってきた[10]。しかし，治療効果を検証する研究としてはプロトコルが不十分なもの[11]や否定的な結果[12~14]もみられ，その効果は十分に確立しているとは言いがたい状況にある。

　急性期においては，そもそも障害の正確な評価が難しいことが多い。急性期の脳血管障害患者では一般に，軽度意識障害が残り，症状が変動しがちで，患者は疲労しやすいので，再現性のある正確な評価が難しい場合が多いからである。また心理検査は一般に「心」に対して侵襲作用を及ぼしうるので，検査施行には慎重な配慮が必要である。発症後間もない時期に神経心理学的検査を繰り返し一方的に施行され，説明も心理的支持も与えられないまま放置されると，深刻な心理的外傷を負い，リハビリテーションに重大な支障をきたすことになる。

　最低限の検査を行う場合もリハビリテーションの一環として行うべきであり，患者が受けるであろうショックに対して必ず心理的ケアを行うべきであることを，臨床家は心得ておかなければならない[15]。急性期失語患者が周囲とのコミュニケーションをうまくとれないと，リハビリテーション

が円滑に進まないばかりか，患者の挫折感，自己効力感の低下につながる恐れがある．一方で，患者を取り巻くスタッフや家族に患者との効果的なコミュニケーション方法を伝えるためには，できるだけ正確な障害の評価が必要である．

急性期における評価の条件として，短時間で施行できること，ベッドサイドで施行できること，失語の有無・重症度・タイプのおよその診断ができることが挙げられる[15〜17,5]．評価には大きく2つのタイプがあり，一つはスクリーニング検査によるもの，もう一つは観察に基づくものである．

急性期用の失語および発話障害のスクリーニング検査として，わが国では吉野[15]，吉畑ら[16]，荒木ら[18]のものなどがある．前記の条件に加えて，質問や課題の順序・難易度に自然な流れが保たれていること，できれば信頼性・妥当性・カットオフ値が示されていることが求められる．吉野[15]のものは失語以外の高次脳機能障害をも含めた簡単なスクリーニングであり，吉畑ら[16]のものは机上用とベッドサイド用とがあり，荒木ら[18]のものはカットオフ値と感度，特異度，信頼性が検討されているのが特徴である．

Hollandら[17]は，自然回復を考慮すると，急性期には量の多い正規の検査は避けるべきであり，その代わり頻回の注意深い観察を行うことを推奨している．ベッドサイド用の検査は，短いとは言え，障害レベルにのみ焦点を当てており，毎日施行するには長すぎるとしている．それよりは，注意深く構成されたやりとり活動を会話に組み込み，同時にそれを評価および治療に用いることで，機能的変化を記録し分析することを勧めている．

Hollandら[17]は具体的に次のようなやり方を述べている．まず患者に自己紹介し，後で訪問した折にそれを言語性記憶の評価に使う．お見舞いカードを読み上げてもらい，読みを評価する．カードを送った人と患者との関係を訊くことで，患者の叙述能力を評価する．病院のメニューを調べたり書き入れたりすることで，読みと簡単な書字能力をみる．紙と鉛筆を与え，子どもの名前などの単語を書いてもらうことで，身近な単語の喚語と書字を評価する．部屋の中にあるものの名前を言ってもらうことで，呼称を評価する．簡単な命令に従うよう求めることで，Yes/No質問のレベルを超えた聴覚的理解について，記録できる情報を得る．こうした会話全体を通じて，理解を注意深くみる．語用論的な側面もみることができる．

患者の行動は急速に変化するので，頻繁に見ることが大事であり，1回の時間は15分程度であっても，最低1日1回は観察が必要である．そして毎日の活動の一部を，後日また見るためのサンプルとし，進歩の具合をチャートにまとめる．他の医療スタッフにも役立つよう，記載は簡潔で具体的であることが求められる．

吉野[15]も，ベッドサイドでの具体的な観察法を記述している．これは，導入部，発話の評価，聴覚的理解力の評価，文字言語の理解・表出面の評価からなっている．表1に概要を示す．待井[19]は

表1　ベッドサイドでの観察

【導入部】
挨拶，自己紹介
一般的な質問
名前を尋ねる（口頭または書字，はい／いいえで答える）
年齢を尋ねる（口頭または書字，選択肢を指す）
【発話の評価】
発声持続（「あー」）
単音節・3音節の速い繰り返し
発語器官の麻痺・失行の検査
嚥下の状態
日常物品の呼称
単語・文の復唱
系列語・歌唱
質問に答えてもらい，文レベルの表現力をみる
【聴覚的理解力の評価】
日常物品の指示，身体部位名や室内部位名の指示
複数の物品名の指示
口頭命令に従う（日常物品を用いて）
難聴のチェック
【文字言語の理解・表出面の評価】
文字単語（漢字・仮名）に該当する物品の指示
文字で書いた命令に従う
書字（ベッドサイドでは無理をしない）

さらに，リスク管理，意識障害の評価にも触れ，失語以外の高次脳機能障害を含めたベッドサイドでの観察による評価について述べている。

評価のための毎日繰り返し行われる活動には，治療的価値もある。小さな改善点を見つけ，それを患者にフィードバックすることで，自信を与えることができる。ベッドサイドで行うことで，家族にモデルを示す機会にもなる。臨床家は患者のコミュニケーションの長所をつかんで，毎日のやりとりでその長所を伸ばすやり方について家族にモデルを示すことができる。会話はカウンセリングの媒体でもあるので，会話と回復されてきたスキルを用いて，自然回復過程を患者および家族に示すことができる。

急性期は，自然回復がもっとも顕著な時期であり，環境を整えて適切に見守ることさえできれば，患者は自らの力で回復していくものである。言語聴覚士の役割は，その環境を整え，失語のある患者と家族が不安に陥ることなくリハビリテーションに取り組めるよう援助することである。

参考文献

1) Brust, L., Shafer,S., Richter,R., et al. : Aphasia in acute stroke. Stroke, 7 : 167-174, 1976.
2) Laska, A.C., Hellblom, A., Murray, S., et al. : Aphasia in acute stroke and relation to outcome. J. Int. Med., 249 : 413-422, 2001.
3) Godefroy, O., Dubois, C., Debachy, B., et al. : Vascular aphasias: main characteristics of patients hospitalized in acute stroke units. Stroke, 33 : 702-705, 2002.
4) Kreisler, A., Godefroy, O., Delmaire, C., et al. : Anatomy of aphasia revisited. Neurology, 54 : 1117-1123, 2000.
5) Croquelois, A., Godefroy, O., Bogousslavsky, J. : "Acute vascular aphasia". The behavioral and cognitive neurology of stroke（eds Godefroy, O., Bogousslavsky, J.）. Cambridge University Press, Cambridge, pp.75-85, 2007.
6) Hillis, A.E., Wityk, R.J., Barker, P.B., et al. : Subcortical aphasia and neglect in acute stroke: the role of cortical hypoperfusion. Brain, 125 : 1094-1104, 2002.
7) Croquelois, A., Wintermark, M., Reichhart, M., et al. : Aphasia in hyperacute stroke: language follows brain penumbra dynamics. Ann. Neurol., 54 : 321-329, 2003.
8) Wertz, R.T., Weiss, D.G., Aten, J.L., et al. : Comparison of clinic, home, and defered language treatment for aphasia: A Veterans Administration cooperative study. Arch. Neurol., 43 : 653-658, 1986.
9) Poeck, K., Huber, W., Willmes, K. : Outcome of intensive lamguage treatment in aphasia. J. Speech Hear. Disord., 54 : 471-479, 1989.
10) Godecke, E., Hird, K., Lalor, E.E., et al. : Very early poststroke aphasia therapy: a pilot randomized controlled efficacy trial. Int. J. Stroke., 2011（Epub ahead of print）.
11) Kirmess, M., Mahler, L. : Constraint induced language therapy in early aphasia rehabilitation. Aphasiology, 24 : 725-736, 2010.
12) Murray, L.L., Holland, A. : The language recovery of acutely aphasic patients receiving different therapy regimens. Aphasiology, 9 : 397-406, 1995.
13) Bakheit, A.M.O., Shaw, S., Barret, L., et al. : A prospective, randomized, parallel group, controlled study of the effect of intensity of speech and language therapy on early recovery from poststroke aphasia. Clinical Rehabilitation, 21 : 885-894, 2007.
14) de Jong-Hagelstein, M., van de Sandt-Koenderman, W.M., Prins, N.D., et al. : Efficacy of early cognitive-linguistic treatment and communicative treatment in aphasia after stroke : a randomised controlled trial（RATS-2）. J. Neurol. Neurosurg. Psychiatry., 82（4）: 399-404, 2011.
15) 吉野眞理子：脳卒中急性期の言語臨床. Monthly Book Medical Rehabilitation, 1 : 51-57, 2001.
16) 吉畑博代, 本多留美, 長谷川純, ほか："失語症". 新編言語治療マニュアル（伊藤元信, 笹沼澄子, 編）. 医歯薬出版, 東京, pp.225-270, 2002.

17) Holland, A., Fridriksson, J. : Aphasia management during the early phases of recovery following stroke. Am. J. Speech Lang. Pathol., 10 : 19-28, 2001.
18) 荒木謙太郎, 宇野園子, 藤谷順子, ほか：脳損傷急性期における言語障害スクリーニングテストの開発. 言語聴覚研究, 6(1) : 3-11, 2009.
19) 待井典子：急性期の失語症. コミュニケーション障害学, 27 : 105-113, 2010.

Question 7

水田　秀子
（藤井会リハビリテーション病院 リハビリテーション部）

言語症状に応じて，言語訓練課題を選ぶときの基本的な考え方を教えてください。

I. 目的と対象

　SLTAなどの評価を終え，症状分析も終わり，いざ，訓練へ，となって，＜さあ，では，何を？＞と，戸惑いを覚えるセラピストは多いだろう。あるいはまた，ここへアプローチしたいと思っても，適切な教材を探すのに，苦労することもあるだろう。

　その人が「できそう」な訓練課題シリーズを与え，丸つけで終わるなら，教材があればよく，セラピストはいらないかも知れない。逆である。ひとつの教材（絵カードを含む）を，その人の症状によって，セラピストが縦横に使いこなす，のである。

　個々の症状に即した訓練そのものの内容や設定については，本書のそれぞれの章に書かれているし，失語型による解説もあるので，それをお読みいただけばよいだろう。ここでは，失語症者全般について，どこを「み」ていくのか，そして，実際の訓練をどう形作っていくかについて述べていきたい。次項にその一端を紹介する。その前に，訓練構築には，症状の分析とその統合・解釈が出発点であること—たとえば，SLTAの単語の理解が10/10だから「単語の理解は良好」としたり，呼称や復唱などの発話成績を正誤の数だけでみていては，何も始まらないことを強調しておきたい。

II. 方法

　失語症は症候群であり，単一の障害はまれである。いくつも推定される障害のなかで，どこへアプローチするのか（これには患者のニーズ・希望，予後予測なども重要だ）を決定することは，かなり難しい作業である。単一の機序が推定されることは少なく，症状は複合的な様相を示す。多くの報告書や紹介状で目にするのが，「喚語能力の改善」「理解力の改善」という，かなり大きな（そして大ざっぱな）目標であるのは，「ここ」へというピンポイントのアプローチができにくいという事情もあるのかもしれない。

　考え方の基本は，目標とする例えば「喚語の改善」に向けて，どのようにすれば，そのケースから最終的に「求める反応」をもっとも多くあるいは安定して引き出すことができるのか，を，ひとつひとつの反応に拠りつつシミュレーションしていくのである。

誤解を恐れず簡単に言ってしまえば，言語活動も神経活動のひとつであり，神経活動の基本は，適正な活性と適正な抑制である。したがって，訓練課題設定にあたって，もっとも留意すべき視点は，最終的な良い反応を得るべく適正で効率的なネットワークを「形作り」，それを「促進」させる，そのためにセラピストは，有用な媒体変数であらねばならない。良くない反応（たとえば「新造語」）を表出させてしまうなら，やらないほうがまだマシといってもいい。そのために，セラピスト側は，細心の注意を払って，ケースの反応をよくよく観察するということに尽きる。

　逆に言えば，反応のなかにこそ，カギがある。どこへアプローチしようと考えているのか，そこへのアプローチは，ほんとうに有効なのか，その訓練は，実際に動かしうる力を持っているか，有意と言える結果をもたらしうるのか。答えは反応の中でこそ，判定できる。仔細に反応を見ながら，今のやり方を柔軟に修正していく。そうした仮説・検証の繰り返しの中から，ケースの真の「障害機序」が浮かび上がってくることもあるだろう。この時初めて，認知神経心理学的な，あるいは言語心理学的な知識が自身の血肉となるだろう。

　良い反応を積み重ねることで，そのケースが「変わっていく」ことへ敏感かつ柔軟に対応し，その先，その先へと間断なく課題を考案・提出できることが，セラピストの力量にかかっているのである。

1. 教材と実際の進め方

1) 喚語による文完成課題（図1参照）

　図1の課題ではカテゴリの異なる，音形やモーラ数もかなり異なる，5つの語が選ばれている。用紙の上段は絵カードと同じと捉えてもかまわない。

　<u>目的として，呼称を考える場合</u>を想定してみよう。最初に，まず絵と漢字語をマッチングさせる。その前か後に絵の聴覚的指示をしてもよい。そのあと，必ず（仮名の強い失読がない限り）仮名語とマッチングを行う（セラピストが音読しながら置いていってもよい）。ここでしっかりと，絵（具体概念）・語彙＝音を連合させるのである。そのうえで，ケースにとって必要十分な語彙音韻表象の活性化を促す。すなわち，語の音読・復唱・斉唱・書き取りなどをケースに応じて（複数でも）行う。カッコ内に文字を写字する際に同時に音形を与えてもよい。その後，呼称へと導く。

　<u>目的として，聴覚入力の安定を求める場合</u>を想定してみよう。まず絵と漢字語のマッチングを行う。そして，次に仮名単語を示しながら「そうですね，『いぬ』，ですね」などとセラピストが音形を与える。「何」を聞けばよいのか，を明確に示すのである。音読を行ってもよい。その後，語の聴覚的指示を試みる。すなわち，眼前に見えている語彙の「形」を手がかりに，聞いた音韻語形を（脳内で）マッチング（照合）させるのである。

　<u>音韻の想起力に重点を置きたい場合</u>はどうだろう。絵や文中の漢字語に対応して，仮名語とのマッチングを行う[1]。仮名がいくらか書けるならば，モーラ数に合わせた○の呈示・仮名文字の選択肢を与える・同時に適宜，音も入力するなど，レベルに応じた対応をする。そのあとに，音読を試みるのである。音読においても，ケースにより，一音単位，単語単位，文節単位，短文単位と，適切な音読範囲を必ず設定する。初頭音だけを手助けする，セラピストがあらかじめ音読する，あるいは一緒に読んでいく，など，手がかりも工夫するが，これらは狙いが，当面音読の促進なのか，その次を狙うのか，によって変わってくる。

　<u>語彙を伸ばしたいケース</u>は多いことだろう。この教材で出てくる文は「犬が吠える」「メガネを掛ける」などの定型的な文はなるべく避けている。「カッコ内を，提示した文字単語から選択して，カッコ内に置いて文を完成し，セラピストとともに音読などで確認する」という作業は，語を語の関係性の中で位置づけることに繋がる。「飼い主」「頂上」というような，具体物の概念よりやや段階の高い語の概念を，仮名文字への変換作業・音読や復唱によって，明確化する作業は重要である[4]。SLTAの理解が10/10に届かないケースでも，この穴埋め完成（絵を置いてもらってもよい）は，可能なことが多い。<u>文字（漢字語）と概念・音韻</u>

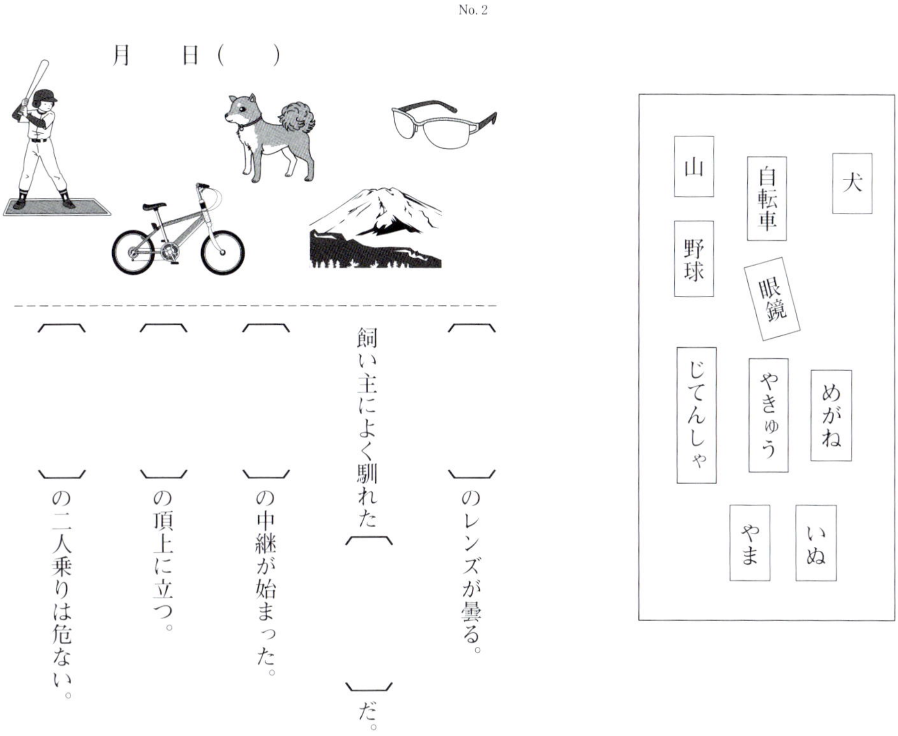

図1　喚語による文完成課題

（左図は笹沼澄子，綿森淑子，物井寿子，ほか：失語症の言語治療．医学書院，1978[5]）より，
付属の鑑別診断検査・治療絵カードを参考に作成）

が結びつきにくいような重度のケースでは，まず，セラピストの側で，文字（漢字・仮名）を絵のそばに提示したうえで，音形を与え，あらかじめ語彙をはっきりと呈示することから，開始する。

喚語にスピードが求められるような軽度例ならば，口頭で穴埋め完成しながら文を次々と表出してもらう。

2）仮名と漢字の変換課題（図2参照）

仮名書き文の教材では，語彙喚起力の改善を目指すことが多いだろう。

たとえば，セラピストが漢字に変換できるまとまり部分に線を引く。そして，線部分と漢字語の紙片とをマッチングしてもらう[4]。音読力が高くない場合には，どちら「から」どちらを選ぶかに留意する。すなわち漢字紙片をまず「全部」提示しておく。一つの仮名のまとまりを指し，漢字語群から対応するものを選んでもらうようにする。逆では，負担が大きい。

ある程度，漢字想起力のあるケースでは，自分の書きそうな部分に線を引いてもらい，漢字を書いてもらう。

漢字交じりにした文章は再度，必ず音読を行う。意味把握が格段にすすんでいるはずだ。

かなり能力が低い場合には，絵に対応する語を抽出する（カッコなどで示してもらう）ことから始める。

図2の教材ならば最後に呼称が行える。

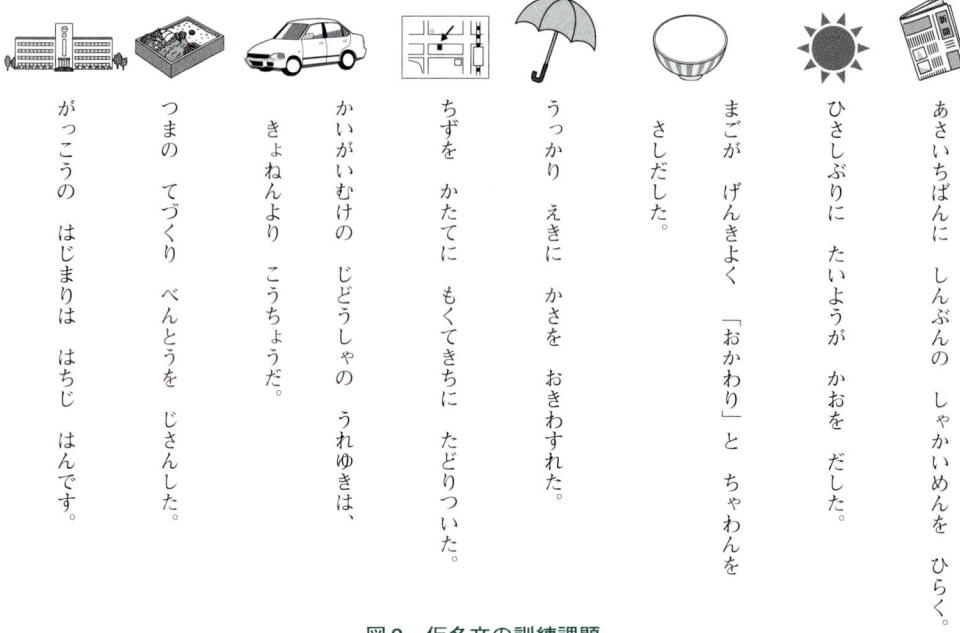

あさいちばんに しんぶんの しゃかいめんを ひらく。

ひさしぶりに たいようが かおを だした。

まごが げんきよく「おかわり」と ちゃわんを さしだした。

うっかり えきに かさを おきわすれた。

ちずを かたてに もくてきちに たどりついた。

かいがいむけの じどうしゃの うれゆきは、きょねんより こうちょうだ。

つまの てづくり べんとうを じさんした。

がっこうの はじまりは はちじ はんです。

図2　仮名文の訓練課題

（草野嘉直, 編著, 草野義尊, 児山津子, 著：失語症の言語療法［語彙訓練］ドリル集3部, エスコアール, 2006[6] を参考に作成）

2. 留意点

【宿題へ】

改善には訓練の質とともに量も必要だ。写字を用いることのできるケースでは，必ず写字課題を宿題とし，訓練時に有機的に連関させる。「写字」行為は，語彙の賦活に繋がり得る。1）の教材なら，●絵の部分を切り抜き，ノートに貼り，その下に名称を書き（訓練時に書き取りしてもらっても良い），写字。●穴埋めした文章を写字。●文を仮名書きして書き，次にその漢字部分を書きこむ，などが設定可能だ。

宿題は必ず，翌訓練日に持参してもらう。たとえば，絵からの呼称（この時もケースによっては，最初に聴覚指示や音読を経た後に行う）や，あるいは書き取りなどで，チェックを行う。さらには，宿題の語を含んだ文を復唱してもらう，など発展させる。

私はこうしています

『写字を採り入れるとき』

たとえば，文字自体がやや拙劣になっていて，ときに筆順を間違えるケースでは，文字表象自体が不安定なレベルに在ると考えられるから，一文字一文字「手本を見ながら」書けるように，横書きして真下に書けるようにするなど，設定を工夫する。また，手本は筆の出入りがはっきりわかる字で示す。

保持できる語彙表象レベルでの不安定さのために，字性の錯書が出るケースでは，保持可能な範囲に合わせて，単語，2語文，短文と写字範囲を調整する。文章完成課題などで，手本が離れた箇所からでも写字可能となっているケースでは，心的な語彙音韻表象保持レベルはかなり長くなっているとみなすことができる。このように，症例がどういう心理表象レベルを利用可能かによって，課題の設定を細かく変えていくのである。

【楽しみとして】

以前，理学療法士協会の長をされていた方の，訓練という言葉を使いたくない，との文を読んだことがある．ここで「訓練」という語の否定的側面を述べることはしないが，「訓練」が苦行でなく，目の前におられる方にとって，なにより十分に「意義」があり，成果を実感できること，それでこそ「訓練」が楽しみにつながる．楽しみつつ，さらには，そのコミュニケーション活動を広げるものであるのかどうか，セラピストとして常に自覚的でありたいと思う．

ここに注意！

『表出に至るまで』

喚語ができないという症状には，語彙そのものが浮かんでいない場合と，語彙は選択されてもその音韻形式が浮かびにくい場合とがある（音韻性失名詞[2]）．Broca失語で，言葉が出てきにくいとき，それはすべて失構音（発語失行）によるわけではない．歪みや置換が多くても，復唱や音読が呼称よりよく出てくる場合には，歪みや置換にこだわらず，どんどん（仮名を振った）音読や復唱を行ったほうがよい．さらに，ある程度の長さの単語が可能なら，すみやかに短文へと延ばしていく．失構音はより低次な障害であり，練習「量」が必須である．その改善とともに語形の喚起をも促進することとなる．

POINT !

『「どう」選択肢を与えるか』

本文では，言語能力に合わせた「どんな」「どう」を述べたが，それ以前の「どう」，によっても，本来の言語能力の発揮のされ方は変わる．たとえば，5つ対5つの，前後を線でつなげる文章選択完成課題である．多肢対多肢，という設定自体が混乱を招くケースが案外多い．後ろの選択肢を切り抜いて，ひとつひとつ，前の文の続きに置いてみて，正誤を確認する方法なら，すんなり完成できる場合がある．

複数の絵カードを提示する際に，右側への注意障害があらわれる場合がある．そのつど，すべてを見るよう注意を喚起するなどの配慮をする．縦に絵カードを並べるのも一法である．

参考文献

1) 水田秀子：失語症の読み．高次脳機能研究, 31：191-197, 2011.
2) 水田秀子, 藤本康裕, 松田 実：音韻性失名詞の4例．神経心理学, 21：207-214, 2005.
3) 水田秀子：認知神経心理学は失語症臨床にいかなる変化をもたらしたか：「音韻処理」再考．神経心理学, 28：124-132, 2012.
4) Beeson, P.M., Henry, M.L.：Comprehension and Production of Written Words. In：Language Intervention Strategies in Aphasia and Related Neurogenic Communication Disorders（ed Roberta Chapey）. 5th ed, Lippincott Williams & Wilkins, pp.654-688, 2008.
5) 笹沼澄子, 綿森淑子, 物井寿子, ほか：失語症の言語治療．医学書院, 東京, 1978.
6) 草野嘉直, 編著, 草野義尊, 児山津子, 著：失語症の言語療法［語彙訓練］ドリル集3部．エスコアール, 千葉, 2006.

Question 8

言語モダリティ別の訓練課題を教えてください。

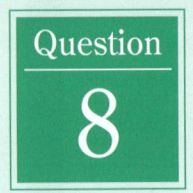

大塚　裕一
（熊本保健科学大学 保健科学部）

　障害メカニズムが明らかになるとそれを改善させるための訓練プログラムを立案する。その際，基本的には音声言語の表出と理解の向上を念頭に置き訓練を考える。もちろん，発話や聴理解の改善が望めない場合は，書字や描画，ジェスチャーなどをコミュニケーション手段として選択する場合もある。しかし，それらはあくまで代用手段と考える。

　訓練を考える際には，当然，問題点を挙げる。たとえば理解障害の問題点として語彙照合（視覚入力辞書や聴覚入力辞書へのアクセス過程）が障害の中心であった場合，標準失語症検査では，単語の聴理解，読解等が低下する。その低下の大きさはそのアクセス過程がどれほどそれぞれのモダリティのメカニズムに深く関与するかによって決まる。つまり意味システムに到達するまでに様々なルートが存在するモダリティであれば，関与が分散されて，理解力の低下は小さくなるのではないかと考える（図1；Ellis & Young）。

　訓練は，その分散されたルートを利用して考えるのも一つの方法である。たとえば，語彙照合が問題で標準失語症検査では聴理解10％，漢字読解40％の正答率であったとする。この結果から，聴理解を改善させようとした場合，同じ語彙照合のルートを有し，かつ成績がよい読解のルートを使用することを考える。さらに，聴理解ルートでは意味理解されるまでのルートは1つしかないが，漢字読解ではルートが大きく分けて2つ仮定される（二重回路仮説）ため，どちらかの保たれているルートを用いて語彙照合を活性化するようなプログラムを考えるわけである。その際，その他にも語彙照合の段階を含む成績のよいモダリティを加えて導入するほうが，往々にしてよい結果を生む。この場合はたとえば音読の成績がよければ，そのルートを利用する方法を考えるわけである。

　もう一点大切なことは，たとえば呼称障害の問題点で，語彙の選択（発話表出辞書からの選択），音韻の選択（音素水準からの選択），構音運動企画が挙げられたとする。その場合，訓練はより末梢に遠い段階，いわゆる出口に遠い段階，ここでは語彙の選択からのアプローチを考えていく。この原則はすべてのモダリティ別訓練に適応される。

　以下，言語モダリティ別の個々の障害に焦点を当てた具体的な訓練プランを理解系では音韻照合の障害，語彙照合の障害，表出系では音韻選択の障害，語彙選択の障害で考えてみる。

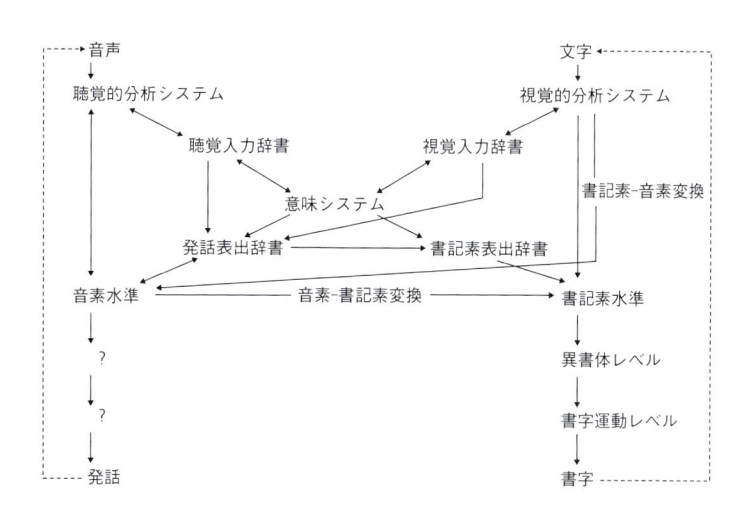

図1　単語の情報処理モデル

(Ellis, A.W., et al.: Human Cognitive Neuropsychology, 1988, 種村　純：言語モダリティ間相互作用に関する臨床神経心理学的研究—失語症の言語機能回復の検討. 風間書房, 1995 より引用)

I. 理解系

1. 音韻照合障害
（聴覚的分析システムへのアクセス障害）

1）**目的**
　音韻照合の能力向上

2）**適応と限界**
　仮名の音韻変換が50％程度以上保たれている（仮名1文字の音読等）

3）**教材**
　仮名文字チップ（50枚程度），絵カード（音響的に類似しているもの10セット）（**図2**）

4）**手技の詳細**
　教示：「それでは私が今からある言葉をいいます。その絵カードを指差してください。」
①視覚的に，絵カードを2枚，音韻的に類似しているもの（例："竹"と"酒"）を提示する。
②次にセラピストがそのうちの一つを聴覚的刺激として与え，それに対応する絵カードを選択させる。同時に，視覚的にダミーも交えた文字チップを与える。その際，バラバラに呈示して，与えられた音声をもとに並べ替えさせる。

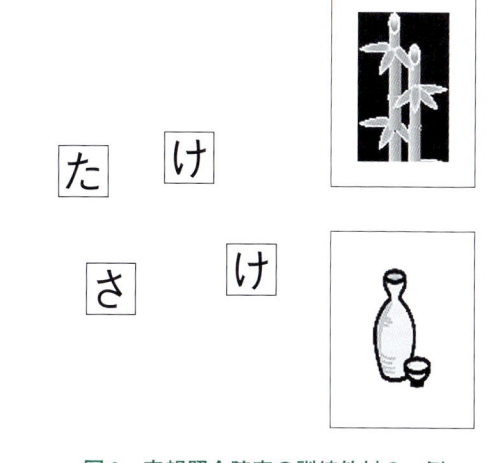

図2　音韻照合障害の訓練教材の一例

ここに注意！

Q1『この絵カードをセラピストが選択した意味を考えてみましょう』

▶視覚的刺激を"酒"と"竹"など，音響的に類似した絵カードを使用した理由を述べる。絵カードから，呈示した音声を選択するためにはその違いに集中する必要がある。つまり，聴覚的な刺激（例[take]）が与えられ，それに対応する絵カードを選択するた

めには，ここで使用されている2つの絵カードは特に音響的に類似しているため，より確実な音韻照合が行われなければならない。このような理由で，"音響的に類似した単語"を使用する。

Q2『絵カードと同時に，視覚的に文字チップをバラバラに呈示し音声をもとに並び替える意味を考えてみましょう』

▶仮名文字チップを呈示するのは，仮名文字チップは音韻と密接に結びついているため，その強い結びつきを利用し，音韻照合を促すためである。また，バラバラに提示するのは，1文字ずつ音韻に変換させることにより，先に音韻を立ち上げ，音韻照合を促進させるためである。しかし訓練としての最終的な理解系のゴールは意味理解までであり，音韻照合だけで終わるのは中途半端になる。そのため，訓練を完結させるためには，その後のルート，入力辞書，意味システムへアクセスする必要があり，最終的には文字チップで単語を完成させるのである。

5）**進め方の留意点（難易度調整）**

【難易度をあげる場合】
・提示する文字を音韻的に類似しているものにする（例："な・は・や"など）。
・提示する文字の選択肢を増やす。
・与える音節数を増やす。

【難易度を下げる場合】
・提示する文字の選択肢を減らす。
・提示する文字を音韻的に類似していないものにする（例："あ"と"ぴ"など）。

2. 語彙照合障害
   （聴覚入力辞書へのアクセス障害）

1）**目的**
　語彙照合の能力向上

2）**適応と限界**
　仮名単語音読が50％程度保たれている

3）**教材**
　仮名文字カード（2つの単語が続けて記載してあるもの，例：あめうどん，はさみかさ等）

4）**手技の詳細**
　教示：「それでは私が今からある言葉2つを続けて言います。まず，そのカードに書かれている"かな文字の羅列"みて，単語として区切れる部分に印をつけてください。」
①聴覚的に，単語を2つ連続して（例："いちごくるま"など）提示する。
②その後，2つの単語を区切りなく記載してある仮名文字カード（例："いちごくるま"）を提示し，単語として区切れる部分に印をつけてもらう。（誤答の場合は，意味のある部分で区切って再度音声刺激を与える。）

ここに注意！

Q1『単語を2つ連続して与える意味を考えてみましょう』

▶ここでは，聴覚入力辞書へのアクセスの機能を改善させることを目的としているため，名詞単語を区切らずに提示することで，自身の聴覚および視覚入力辞書にある語彙との照合を促すようにする。

Q2『以上の方法を選択した意味を考えてみましょう』

▶ここでは，仮名文字を利用している。仮名文字は，音韻とのつながりが強いことと同時に，塊になるとある程度は語彙として捉えられるという特性がある。聴覚的な刺激だけでは語彙と捉えられなくても，この2つの特性を合わせて利用し，視覚的な刺激があることで，語彙に結びつきやすくなると考える。つまり，この方法は上記の特性を生かし，塊としての文字，いわゆる視覚入力辞書を利用するという迂回ルートを経由することで，共通である入力辞書を刺激し，聴覚入力辞書を促進させることを意図している。

5）進め方の留意点（難易度調整）

【難易度をあげる場合】
・提示する文字を心象性の低いものにする。
・間にダミー文字をいれる（例：たあめもうどん）。

【難易度を下げる場合】
・提示する文字を心象性の高いものにする。

II．表出系

1．語彙選択障害
（発話表出辞書からの選択障害）

1）目的
　語彙の選択能力の向上

2）適応と限界
　漢字単語の音読および読解がおよそ70％以上保たれている

3）教材
　絵カード（20枚程度），漢字文字カード（100枚程度）（正答の単語に対して正答の単語に含まれる漢字文字と，含まれない漢字文字が1枚に1文字記載してあるもの（例："時計"が正答の場合→計・算・数・時など））

4）手技の詳細
　教示：「それでは私が今からある絵カードをお見せします。まず，その絵カードに対応する漢字文字を選びましょう。そして，その文字を写して音読してみましょう。」
①まず視覚的に，絵カード（例：時計の絵）を提示する。その後，漢字文字ヒントカード（例：計・算・数・時）を提示し，構成する文字を選択させ並べさせる。
②その後，選択した文字を模写させて，その文字を音読してもらう。最後に，絵カードのみで呼称を促す。

5）進め方の留意点（難易度調整）

【難易度をあげる場合】
・提示する文字を心像性の低いものにする。

【難易度を下げる場合】
・提示する文字を心像性の高いものにする。

ここに注意！

Q1『漢字文字を選択させ，並べさせる意味を考えてみましょう』
▶視覚的に提示される複数の漢字文字から，意味（絵）に対応する漢字を選択し，語彙を完成させる行為は，視覚的に確認するという行為により，視覚入力辞書を使用していると考えられる。そのことは，同じ辞書である発話表出辞書を間接的に活性化させていると考えるからである。

Q2『選択した文字を模写し音読する意味を考えてみましょう』
▶ここでは，単語を模写することで，視覚入力辞書を強化させる。これによって，同じ辞書であると仮定される発話表出辞書も同時に活性化が促される。その後，活性化した発話表出辞書を音読で活用し，より一層の活性化を試みる。

Q3『呼称を促す意味を考えてみましょう』
▶これは，前刺激（"漢字の選択""漢字の模写""音読"）が結果的に発話表出辞書を活性化させることができているかを確認する意味がある。当然これが正答したということは，前刺激が発話表出辞書に有効であったということになる。

2．音韻選択障害（音素水準からの選択障害）

1）目的
　音韻選択の能力向上

2）適応と限界
　仮名1文字もしくは仮名単語の音読が50％程度以上保たれている

3）教材
　絵カード＋漢字文字カード（20枚程度），仮名文字チップ50音分

4）手技の詳細
　教示：「それでは私が今から絵と絵を示す漢字文字が書いてあるカードをお見せします。まず，

そのカードに対応する仮名文字とカードには関係ない仮名文字を1文字ずつバラバラで呈示します。そのカードの答えをそれで作成してください。そして，その文字を写して音読してみましょう。」

① まず視覚的に，絵＋漢字文字カード（例："時計"の絵＋"時計"という漢字文字）を提示する。その後，それに対応する仮名文字チップをバラバラにして提示（け・せ・と・い・ひ）し，選択させ並び替えさせる（図3）。
② その後，並べた文字を模写させて，その文字を音読してもらう。最後に，絵カードのみで呼称を促す。

5) 進め方の留意点（難易度調整）
【難易度をあげる場合】
・提示する文字を心像性の低いものにする。
・提示する仮名文字チップの数をさらに多くする。
【難易度を下げる場合】
・提示する文字を心像性の高いものにする。
・語頭文字だけ文字チップを並べてあげる。

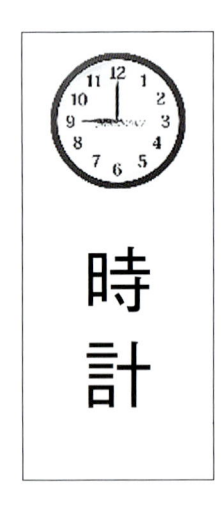

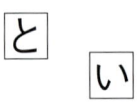

ここに注意！

Q1『ここで漢字と仮名を訓練の中で用いる意味を考えてみましょう』
▶ 漢字は表意文字といわれ，仮名と比較するとその形態から意味を活性化しやすいといわれている。それと同時に絵と比較して，漢字は音韻情報も持ち合わせているため，その漢字に対応した音韻の並び情報も与えてくれる。その情報をもとに仮名文字を音韻に対応させながら，並べ替えることによって音素水準からの選択を促進させることにつながるからである。

Q2『音読させる意味を考えてみましょう』
▶ 意味を通る場合の音読ルートは呼称のルートの意味システム，発話表出辞書，音素水準，発話の過程と重なる。しかし2つを比較すると，前刺激の差により発話表出辞書からの選択，あるいは音素水準からの選択の難易度が変わってくる。ここでは前提として文字が音韻に変えられる機能がある程度，残存している方を訓練対象としているため，音読ルートの前刺激（文字）は音素水準から選択を促進させると考える。

参考文献

1) 種村　純：言語モダリティ間相互作用に関する臨床神経心理学的研究—失語症の言語機能回復の検討．風間書房，東京，1995．
2) 小嶋知幸：失語症の障害メカニズムと訓練法．新興医学出版社，東京，2005．
3) 小嶋知幸，大塚裕一，宮本恵美：なるほど　失語症の評価と治療〜検査結果の解釈から訓練法の立案まで〜．金原出版，東京，2010．
4) Ellis, A.W., Young, A.W. : Human Cognitive Neuropsychology. Lawrence Erlbaum Associates, London, 1988.

図3　音韻選択障害の訓練課題

Question 9

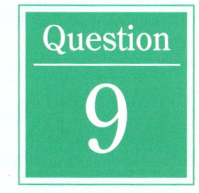

森　加代子*，中村　光**
（*愛知厚生連海南病院 リハビリテーション科，**岡山県立大学 保健福祉学部 保健福祉学科）

呼称障害が生じる原因の違いによって訓練の進め方をどのように変えたらよいでしょうか？

I. 認知神経心理学的アプローチとは

　失語症の治療では，評価の結果から障害メカニズムを推定することが訓練プラン立案の基礎となる。認知神経心理学的アプローチでは，健常の言語情報処理モデルに基づいて失語症者の反応を分析することによって，障害レベルを同定し改善をもたらしうる経路を考察する。言語情報処理モデルの1例を図1[1]に示した。これに沿って呼称の過程を考えると以下のようになる。①絵や実物を視覚的に分析し認知する，②認知された表象に対応する意味が意味システムで活性化される，③意味に対応する語彙が音韻出力辞書から回収される，④音韻出力バッファーで音韻が選択され配列される，⑤その音韻列を構音するための運動プログラミングに基づき発話される。この情報処理モデルに基づいて，障害された機能単位ごとにその症状や訓練課題の概要をまとめた（表1）。

II. 障害レベルと特徴的な症状

1. 意味システムの障害

　意味システムそのものの障害では，聴覚的および視覚的理解障害が認められ，呼称でも書称でも無反応または意味的な誤りがみられる。また意味的な変数である心像性や具象性の影響を受ける[2]。心像性とは，「単語が意味する事象を感覚的に想起する際の容易さ」に対する評定値であり，たとえば「電車」に比べると「電気」は心像性が低い。意味障害では，心像性の低い語は高い語に比し，理解・表出ともに困難になる。SLTAの「単語の理解」などは心像性・具象性とも比較的高い語で構成されているため，この課題が全問正解でも意味障害がないとはいい切れない。また，非言語的な意味課題，たとえば数枚の絵カードの中から意味的な仲間はずれを探す課題や，意味カテゴリーに基づく絵カードの分類などでも成績低下を示すだろう[3]。

2. 意味から音韻出力辞書へのアクセスの障害および音韻出力辞書の障害

　このレベルの障害では，理解障害は軽度で，呼称では無反応，tip of the tongue（語の漠然とした印象，たとえば語頭の音，語の音節数などわかっていて語想起できない状態），迂言，意味性錯語，形式性錯語（音韻類似の実在語への誤り。例：バ

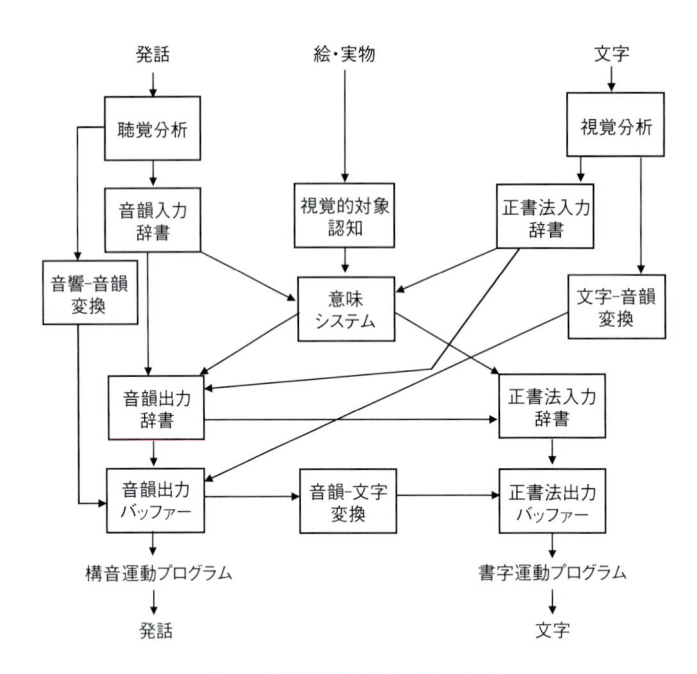

図1　言語情報処理モデルの例

(Patterson, K.E., et al. : Speak and spell : dissociation and word-class effects. In : The cognitive neuropsychology of language, 1987[1] をもとに一部改変し引用)

表1　呼称の障害と訓練

障害された機能単位	意味システム	意味システム→音韻出力辞書	音韻出力辞書	音韻出力バッファー	構音運動プログラム
機能	意味記憶の貯蔵	—	音韻形式の活性化	音韻列の生成・保持	構音運動プログラム
症状の特徴	理解障害 書称障害 呼称における以下の誤り 　無反応 　意味性錯語 　心像性・具象性効果	理解障害は呼称障害に比し軽度 呼称における以下の誤り 　無反応 　tip of the tongue 　迂言 　意味性錯語 　形式性錯語 　頻度効果 (※主に辞書障害の場合)	発話全般における以下の誤り 　音韻性錯語 　接近的訂正 　語長効果 　音韻性錯書	構音の歪み 一貫性の乏しい構音の誤り プロソディ障害
訓練課題の例	意味セラピー 語と絵のマッチング 用途・機能・属性と絵のマッチング odd one out 絵や語のカテゴリー分類 意味的な問いの正誤判断	意味セラピー または 音韻セラピー	音韻セラピー 復唱 (復唱的呼称) 音読 (復唱的音読) cueを与えての呼称	音読 音韻操作訓練 　モーラ分解・抽出・削除・逆転 　複数単語合成 仮名文字による単語構成 仮名振り・仮名書字	構音器官の運動 系統的構音訓練 プロソディ訓練 メロディックイントネーションセラピー

ット→マット) が認められる。また辞書の障害であれば, 使用頻度の高い語ほど語想起しやすいという頻度効果が認められる[2]。

3. 音韻出力バッファーの障害

このレベルの障害は音韻の選択・配列の障害であり, 自発話, 呼称, 音読, 復唱において音韻性錯語が, 書字においても音韻性錯書がみられる。音韻の探索や修正を何度も試みて目標語に接近していく行動特徴 (接近的訂正：conduite d'approche) を認め, モーラ数の多い語は少ない語に比し発話が困難となる傾向がある (語長効果)[2]。この障害ともっとも関係の深い失語型は伝導失語である。

4. 構音運動プログラムの障害

このレベルの障害（発語失行）では，構音の歪み，一貫性の乏しい構音の誤り，プロソディ障害が認められる．詳細は他項を参照されたい．

III. 訓練

1. 訓練方法の立案

訓練方法の選択には，モデル上で障害された機能単位を特定し，どのような治療方針でそれに対処するのかを検討することが必要である．障害された機能単位は，以下の観点から総合して推測する．①モダリティ間の成績比較：モダリティ間の成績を比較して，障害された経路と保たれている経路を推測する．たとえば復唱が保持され呼称が障害されていれば，音韻出力バッファーより前の過程のどこかに問題があると考えられる．②症状の特徴：上述した錯語や接近的訂正などの誤反応のタイプや，語の心像性，頻度，モーラ数などの属性が反応に与える影響から，障害された機能単位を推測する．ただし，機能単位の障害は1つではないことがほとんどで，特に失語が重くなれば一般的に多くの機能単位が障害される．また急性期も多くの機能単位が障害され，さらに意識障害や全般的な活動性の低下，心理的な不安定さなど言語障害以外の要因も加わるので注意が必要である．

治療方針としては，障害された処理過程そのものを修復するのか，健常者とは異なる処理過程を開発するのかを検討する．また修復の方法としては，障害された処理過程に直接働きかけるのか，保存された処理過程を用いて障害された機能にアプローチする（たとえば呼称改善のために漢字音読を行う）のかを考慮する．多くの機能単位が障害されている場合は，まずは総合的訓練を行って複数の機能単位に働きかけ，その後に経過の中で患者にとって何が重要・必要かを見極め，アプローチする機能単位を絞っていくとよい．一般的には，重度に障害された処理過程には，直接的なアプローチよりも保存された処理過程を用いたアプローチが有効であるとされる．

2. 訓練内容

1) 障害された処理過程の修復を目指す訓練

i) 意味セラピー

意味システムそのもの，または意味システムから音韻出力辞書へのアクセスの障害には，いわゆる意味セラピーが用いられる．訓練法としては，文字単語あるいは音声単語と絵のマッチングが代表的である．用途や機能（例：書くときに使うもの），特徴や属性（例：台所にあるもの）と絵や実物とのマッチング課題もある．また絵や文字単語群の中から意味的な仲間外れを1つ選ぶodd one outや，絵や単語のカテゴリー分類，単語が示すものに対する意味的な問いに「はい/いいえ」で答える課題（例：猫は動物ですか？），などがある[4]．

ii) 音韻セラピー

意味システムから音韻出力辞書へのアクセスの障害または音韻出力辞書の障害では，何らかの形で意味と語彙のマッピングを強化することが目的になる．訓練法としては従来の刺激法に属する訓練が代表的で，復唱や音読，cueを与えての呼称などにより目標語の表出を促すことが基本になる．cueは音韻cueとして語頭音，意味cueとして上位概念語（例：犬←動物），文脈（←ワンワン吠える）などがあり，患者ごとに有効なものを探索する．

iii) 意味セラピーと音韻セラピー

意味システムから音韻出力辞書へのアクセスの障害の場合は，意味セラピーと音韻セラピーの両者ともに適用できると考えられる．まずはより一般的な音韻セラピーで訓練を行い，十分な改善が得られない場合や音韻セラピーが好まれない場合に，意味セラピーを適用するとよいかもしれない[4]．

iv) 音韻出力バッファーの障害に対する訓練

主に音韻の選択・配列・把持を促進する訓練が適用される．訓練課題としては音読や音韻操作課題として，モーラ分解（例：卵→た，ま，ご），抽出（語頭など特定位置のモーラを抽出する：卵→た），削除（語中：卵→たご），逆転（卵→ごまた），複数単語合成（例：砂＋時計→砂時計），などがある．また仮名文字による単語構成（絵を

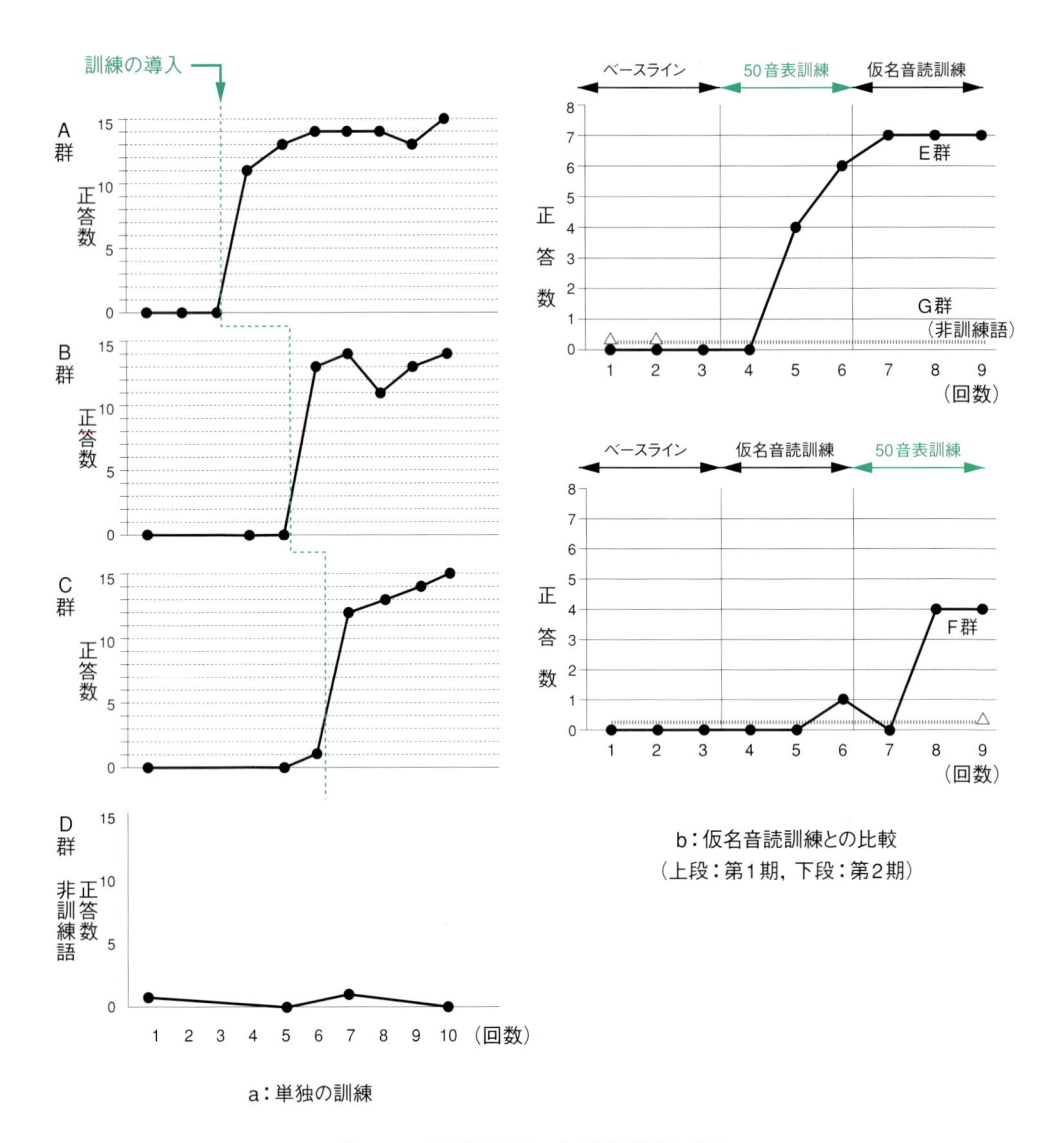

図2 50音系列を用いた呼称訓練の効果

(森加代子, 中村 光:1失語症例に対する50音系列を手がかりとした呼称訓練. 失語症研究, 20:11-19, 2000[7]より許諾を得て転載)

提示し仮名文字チップの選択肢を用いて語を構成する)[5]も利用可能である。

　v) 構音運動プログラムの障害に対する訓練

　構音器官の運動訓練や構音訓練，一定以上の構音能力がある場合はプロソディの訓練が行われる。詳細は他項を参照されたい。

2) 代償的処理過程の開発を目指す訓練（機能再編成法）

　上述のような修復的な訓練を一定期間行っても改善が得られない場合は，保たれた機能を利用して健常者とは異なる経路で言語活動を行うことも検討する。宇野ら[6]は，漢字書称と漢字音読が比較的保たれた症例に漢字書称訓練を行ったところ，呼称に改善を認め，これは呼称時に目標語の文字表象を想起し音読するという新たなストラテジーが形成されたためであるとしている。このような訓練は機能再編成法といわれる。筆者らは50音系列を用いた呼称訓練を行い，訓練語の呼称が

可能となった1例[7]を報告している。

症例は単純ヘルペス脳炎により失語となり，発症3ヵ月後から訓練を開始した。初期評価では理解は短文が可能で，自発話は流暢だが，SLTAの呼称が2/20で迂言・無反応・語性錯語が認められ，音韻出力辞書あるいは意味から音韻出力辞書へのアクセスに障害があるものと考えられた。音韻セラピーに属する一般的な呼称訓練を行い，発症7ヵ月後には健忘失語に近い状態となったが，依然として呼称障害は重度であった。この頃，本例は自ら目標語の主に語頭音文字が50音表内のどの位置にあるかを記憶し，これを手がかりとして喚語する方法を編み出した。この方法で週3回の訓練を行ったところ，訓練語群は3群とも訓練終了後の呼称検査で90％以上の正答率に達した（図2-a）。続いて本訓練法と仮名音読訓練との比較を行ったところ，本訓練法は仮名音読訓練よりも効果的であることが明らかとなった（図2-b）。

機能再編成では，まったく新しい方法を学習させるより，本例のように患者が自ら用いている手段を利用するほうが導入が容易で意欲も向上するものと考えられ，患者の行動をよく観察することが重要である。

参考文献

1) Patterson, K.E., Shewell, C. : Speak and spell : dissociation and word-class effects. In : The cognitive neuropsychology of language（eds Coltheart, M., Job, R., Sartori, G.）. Hillsdale, NJ, Lawrence Erlbaum, 1987.
2) Whitworth, A., Webster, J., Howard, D. : A cognitive neuropsychological approach to assessment and intervention in aphasia. Psychology Press, pp.45-78, 2005.
3) Kay, J., Ellis, A. : A cognitive neuropsychological case study of anomia : imprications for psychological models of word retrieval. Brain, 110 : 613-629, 1987.
4) 中村　光：意味セラピー．よくわかる失語症セラピーと認知リハビリテーション（鹿島晴雄，大東祥孝，種村　純，編）．永井書店，大阪，pp.225-235, 2008.
5) 田中須美子：仮名文字による語の構成を用いた呼称訓練の検討，伝導失語症例に対する単一事例研究．言語聴覚研究，3：57-65, 2006.
6) 宇野　彰，種村　純，肥後功一：訓練モダリティ別呼称改善のメカニズム（Ⅰ）—書字を用いた呼称訓練と復唱的呼称訓練—．失語症研究，5：893-902, 1985.
7) 森加代子，中村　光：1失語症例に対する50音系列を手がかりとした呼称訓練．失語症研究，20：11-19, 2000.

Question 10

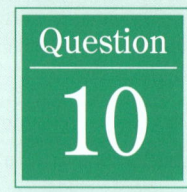

伊澤　幸洋
(福山市立大学 教育学部 児童教育学科)

単語の訓練は進んでもその後文を話す訓練は，どのようにして進めたらよいでしょうか。

　文レベルの訓練としては，復唱や音読などの発話モダリティを利用した機能回復訓練と自由会話によるコミュニケーション能力の実践的な訓練の2つに分けられる。通常は，障害の重症度を問わず，両者を並行して実施することが多いが，障害の重症度や障害機序，訓練のポイントをどこに置くかによってその比重は異なる。本稿では機能的訓練の方法を中心に述べる。

　文になると，言い表すべき意味内容や文の長さ，統語構造など複数の要因が複雑に関係してくる。文産出の情報処理については，Garrett (1984, 1990)[1]のモデルが参考になる。訓練の導入としては，まず動作絵や情景画を用いてそれに対応する具体的かつ簡単な目的語と動詞からなる2文節程度の単文から開始する。その後，回復経過に応じて内容や統語構造の複雑な文の訓練へと移行していく。

　訓練で用いるモダリティの選択について，基本的には単語の訓練と同様に，復唱，音読，もしくは書字再生と音読を組み合わせた方法の3通りが考えられる。一般に単語レベルではSLTAの通過成績をみると復唱がもっとも高く，次いで音読，書字の順になることが多い。それに対し，文では長いものほど復唱に比べ音読のほうが良好となる。これは，復唱においては語音認知や意味処理，音韻処理など一連の大量な言語情報処理を円滑に短時間で処理しなくてはならず心理負荷量が増加するために，結果として再生が困難となるためである。音読は言語音を直接呈示される復唱に比べると音韻想起自体の負荷は高いが，刺激の呈示時間に制約がなく，誤反応の自己修正もしやすいといった利点がある。そのため，失読症状が強い場合はその限りではないが，より長い文を訓練材料として用いる場合には，音読をその手法として利用することが有効である。また，直接音が提示される復唱に比べ，音読，さらには自発書字と音読を組み合わせた訓練のほうが自発話の処理に近くなるので回復の経過に合わせて訓練モダリティを順次変更することが望ましい。

I. 動詞〜文の表出訓練

1. 動作絵・情景画カードを用いた訓練
　　（復唱と音読を用いた手がかり付加方式）

1）目的と対象・適応と限界

　動詞もしくは，目的語と動詞からなる2文節文から開始する。この訓練では，目標とする動詞や

それを含む文の復唱もしくは音読が可能であることが適応の条件となる。訓練法の限界としては，あくまで呈示音声もしくは文字刺激に対する音声表出の促進にとどまり，自発話能力の向上に直結しない症例が少なからず存在することが挙げられる。そのような場合には，自発書字を含めた訓練の導入の可能性を探るほか，自由会話からのアプローチも検討する。

2）方法

i）教材

動作絵や情景画，ランゲージパル（エスコアール社）と専用のブランクカード

ii）手技の詳細

ランゲージパルにカードを通すことで磁気テープに録音された音声が再生される。比較的機械の操作が容易で汎用性が高い。

表面に動作絵や情景画を貼り付け，裏面に文章を記述しておく。患者にはまず，表面の絵を見て呈示文を口頭再生させる。できなければ裏面に書いてある文章を読む。読めなければカードを表に反して機械に通し，音声を聞いて復唱する。

通常は2～3文節の文全体を訓練対象とするが，訓練が軌道に乗らない場合には動詞の表出に焦点を当てて行う場合がある。動詞の表出を促す手法としては，カードの磁気テープ部分の中央に切り込みを入れて，先行刺激となる名詞句の後で一旦止まるように工夫する。患者は名詞句の音声を手がかりに動詞の発話表出を行う（例：新聞を/読む）。

ランゲージパルと同種の機器としてAct Voice（アクトボイス：同社）がある。

iii）進め方の留意点

障害が重度であったり訓練法が理解されなかったりする場合には，復唱ではなく斉唱での応答になってしまうことがある。そのような場合でも，まず一度目的の文章を正確に聞き取らせ，患者には必ず文頭もしくは，語頭音から応答するように指示する。

iv）その他の使用機器

ボイスカード（情景画）（小嶋ら，2000）[2]は様々な場面が描かれてあり，豊かな意味内容に合致した統語的にもより複雑な言語表出を訓練するのに適している。カードの下部に音声情報が印刷されており，専用のリーダーでなぞると音声が出力される仕組みになっている。

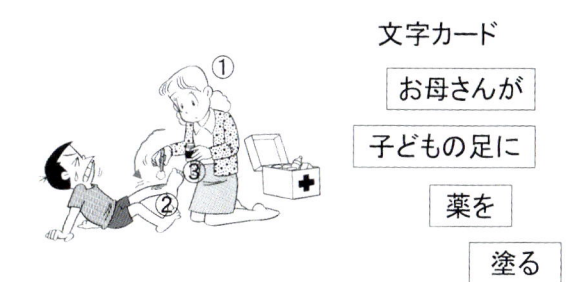

図1 ボイスカード情景画を使用した訓練教材
（情景画は小嶋知幸，佐野洋子：失語症言語訓練キット．新興医学出版社，2000[2]，「傷口に薬を塗る」より許諾を得て転載）

2．マッピング・セラピー

1）目的と対象・適応と限界

主に文の理解の改善を目的とした訓練として考案されたマッピング・セラピーを発話訓練に応用する方法が開発されており，詳しい手続きは石坂（2003）[3]が紹介している。対象は，文を構成する語彙の想起は可能であるが，統語規則に従って文を産出することが困難な症例である。適応としては，文字カードを使用する場合，漢字および仮名が読めなくてはならない。

2）方法

i）教材

動作絵（文に出てくる順番に番号を付記）（図1），文の構造を示すボード（♀は動作主，□は物や対象，→が動作を表す），文の構成要素となる文字カード

ii）手技の詳細

動作絵を呈示し，下に示したボードに従ってSTが患者と意味を確認しながら文字カードを置いていく。その文章を患者に読ませる。次に，文字カードを取り去り，今度は患者に文字カードを並べさせる。最終的に動作絵に番号がなくても正

きょうからがっこう

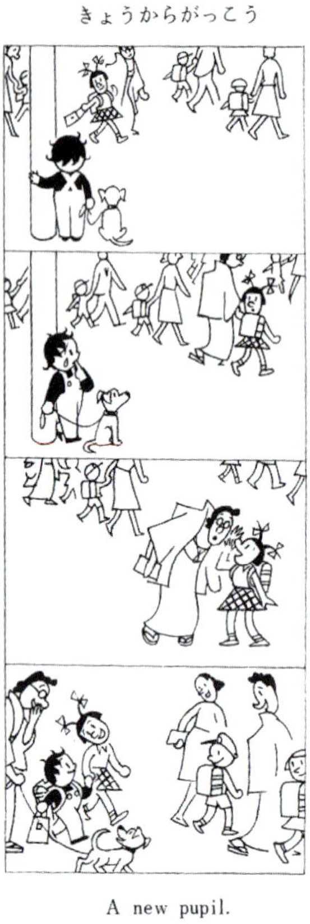

4月に入り、手を~~つなぎ~~小学校を登校している
　　　　　　　つないで　　に

新入生と親がいます。

　クリちゃんは
柱のかげで登校の様子をじっと見ている~~クサ~~
　　　　　　　　　　　　　　　　　　　ます。

~~ちゃんに、~~知り合いの女の子は気になりました。
　　　　　　　　クリちゃんのことが

そこでお母さんに相談し、クリちゃんにランド

セルを背負~~って~~もらい、一緒に登校しました。
　　　貸してあげて

~~はりきって、堂々と登校する姿は一緒に登校~~
クリちゃんはすっかり小学生になった気分で
~~する母と子にほほえましい姿となりました。~~
とても嬉しそうです。

A new pupil.

図2　4コマ漫画を用いた軽度失語症例の作文と添削例
（4コマ漫画は、根本　進：クリちゃん；オレンジの本．さ・え・ら書房，1976[4]、「きょうからがっこう」より著作権者の許諾を得て転載）

しく文字カードを配置すること，発話表出に到達することが目標となる。

　iii）進め方の留意点

　日本語の基本的な文型である「動作主－動作対象－動詞」から始め，段階的に複雑な構造の文へと進めていく。

II．談話レベルの表出訓練

【訓練法：漫画の説明文作成課題】

1）目的と対象・適応と限界

　単文レベルの訓練に続いて，テーマに沿った複数の文章を用いて表現する談話レベルの訓練を行う。教材としてはセリフのない4コマ漫画に対し，説明文を作成する課題が考えられる。この訓練では，漫画に描かれている意味内容が理解できることに加え，喚語および単文レベルの言語表出能力がある程度回復していること，音読や書字が可能であることが適応条件となる。発話に比べ失読失書が重度である場合には，利用方法が直接的な発話訓練に制限される。

2）方法

　i）教材

　4コマ漫画；クリちゃん（根本，1976）[4]

　ii）手技の詳細

　患者本人に作文してもらう。呈示した4コマ漫画に対し，的確な場面の描写と登場人物の語りや意図，オチなど複雑な言語表現が求められる高度な言語表出訓練である。宿題としてノートに作文してもらい，次の訓練時間に添削指導する。

　直接自力で作文することが難しい場合には，1コマに対し一つの文章をSTが呈示して，それを宿題として書き憶え，次の訓練時間に口頭説明や書字再生をしてもらう方法を取る。課題の達成状況を見ながら，作文に切り替えていく。

　軽度失語症例の作文と添削の例を**図2**に示す。

ⅲ) 進め方の留意点

症例によっては漫画で描写されている意味の理解が不十分で，そのために言語表現が表面的なものになってしまうことがある．その場合には，STが意味内容について適宜教示することも必要となる．

ⅳ) その他の教材と訓練

クリちゃんの4コマ漫画が難しい症例に対しては，2コマ漫画（西尾，2005）[5]を用いることがある．表現内容がわかりやすく課題として利用しやすい．

また特別な教材を用いず，日記やテーマ作文を課すこともある．その際，文中に記載される語句はその時の患者の言語能力の範囲にとどまるために，語彙量を増やす訓練にはなりにくい点に留意する．使用語彙が少ない場合には，内容も簡素なものになりやすいので，事前に家族から情報を得ておき，さらに会話の中で本人からエピソードを引出して使用すべき語彙を指定しノートに記載するといった工夫も必要である．

私はこうしています

失語症の訓練においては，生活背景や年齢，職業，趣味などを踏まえ，症例の興味や関心に応じた教材を作成することも重要である．そこで，自由会話で展開された内容をSTが簡潔にまとめてノートに記載し，音読教材として用いることも行っている．日常生活場面で表現したい内容を題材にすることで，訓練意欲を高め達成感を持ちやすいといった利点がある．新聞や雑誌などの情報も適宜活用している．

参考文献

1) Garrett, M.F.: The organization of processing structure for language production; Applications to aphasic speech. In: Biological perspectives on language (eds Caplan, D., Lecours, A.R., Smith, A.). The MIT Press, Cambridge, MA, pp.172-193, 1984, Garrett, M.F.: Sentence processing. In: An invitation to cognitive science; Language (eds Osherson, D.N., Lasnik, H.). The MIT Press, Cambridge, MA, pp.133-175, 1990（渡辺眞澄：統語訓練の最近の動向．よくわかる失語症セラピーと認知リハビリテーション（鹿島晴雄，大東祥孝，種村 純，編）．永井書店，大阪，pp.236-249, 2008）．
2) 小嶋知幸，佐野洋子：失語症言語訓練キット．新興医学出版社，東京，2000．
3) 石坂郁代：文理解・文表出の訓練．よくわかる失語症と高次脳機能障害（鹿島晴雄，種村 純，編）．永井書店，大阪，pp.203-210, 2003．
4) 根本 進：クリちゃん；オレンジの本．さ・え・ら書房，東京，1976．
5) 西尾正輝：スピーチ・リハビリテーション第3巻；2コマ漫画・情景画集編．インテルナ出版，東京，2005．

Question 11

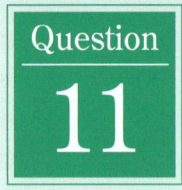

田中　須美子
(東京都立広尾病院 整形外科 リハビリテーション室)

失語症者に対する語の音韻的知識に関する訓練の進め方を教えてください。

I. はじめに

　語の音韻的知識は，聴覚的理解と発話表出の両方に関与するが，ここでは特に発話表出に関する訓練―「音韻訓練」について述べる。認知神経心理学的モデルにおいて，絵の呼称は，視覚認知システム→意味システム→音韻出力辞書→音韻配列→構音プログラミングという過程を経て実現される[1]。このうち，音韻出力辞書以下の「音韻的符号化の過程」を図1[2]に示す。「音韻的符号化の過程」を活性化させることを意図しているのが音韻訓練であり，復唱，同韻語判定，語頭音の手がかりを用いる呼称課題などを指す。

　欧米の失語症研究で「音韻訓練」は，「意味訓練」と対立して論じられる。意味訓練とは，音声や文字で提示された語と絵のマッチングや同義語判定課題などを指し，意味システムにおける語の意味表象の活性化を意図している。Howardらは，

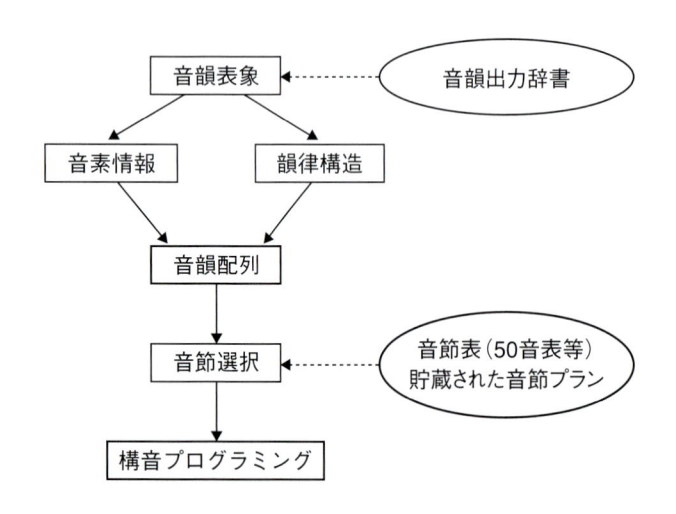

図1　認知神経心理学的モデルにおける音韻的符号化の過程

(Franklin, S., et al. : Aphasiology, 16(10/11) : 1087-1114, 2002[2] より許諾を得て著者訳)

＊Franklinらは，上記の図を下記の文献に基づくものだとしている。(Levelt, W.J.M., Roelofs, A., Meyer, A.S. : A theory of lexical access in speech production. Behavioral and Brain Science, 22 : 1-75, 1999)

2つの訓練の効果を比較し，意味訓練の方が音韻訓練よりも，呼称成績の向上・維持に効果的であると考察した[3,4]。この研究の影響は大きかったが，後年，同研究には新たな統計分析が加えられ，意味訓練と音韻訓練の効果には差がないという結論に修正されている[5]。

一方，音韻訓練については，音韻的符号化の障害が認められた症例に対して実施し，単一事例実験デザインに基づいて効果を検討した報告がいくつかある[2,6,7]。課題語の呼称成績が有意に向上し，症例によっては非課題語にも般化したという。本邦では，当初，Broca失語のために考案された仮名書字訓練[8,9,10]が，音韻的符号化の過程にも働きかけるため，音韻訓練の方法としても用いられている[11]。

II. 目的

音韻訓練は音韻的符号化，特に音韻出力辞書と音韻配列の機能の改善を図ることによって，以下のような目標の達成をめざすものと考えられる。
① 呼称，復唱，音読などの発話表出能力の向上
② 音韻性錯語，漸近的接近の軽減
③ 仮名文字の書字能力の向上
④ 新しい語を学習するための基盤となる音韻処理能力の強化

III. 対象

音韻出力辞書，音韻配列の障害が中核にある症例が対象である。各機能単位の障害を評価する観点については，先行文献を参照されたい[12]。音韻配列が選択的に障害されるのが伝導失語である。音韻性錯語が顕著で，語長効果があり，音韻的負荷の増減に反応する。音韻出力辞書と音韻配列の両方に障害がみられる症例も適応がある[13,14]。Broca失語は構音プログラミングの障害である発語失行を合併しやすいだけではなく，音韻出力辞書，音韻配列を障害されることも多く[8]，対象となる。その他にも，音韻的な誤りが目立つ症例などに対しては適応を検討してみてもよいであろう。

IV. 訓練方法

主に本邦における音韻訓練を，「音韻処理訓練」と「音韻的手がかりを用いる喚語訓練」の大きく2つに分けて詳述する。復唱訓練については割愛する。

1. 音韻処理訓練

3つの方法を紹介する。はじめの2つは表にまとめて示す。

1) Franklinらの音素弁別とモニタリングの訓練

語を構成する音素への注目・分析を促す訓練である。表に挙げた一連の課題を伝導失語1例に実施したところ，課題語の呼称が改善しただけでなく，非課題語の呼称，短文における単語の喚語，復唱，音読，談話にも般化したと報告されている[2]。

2) 物井の仮名書字訓練

キーワードである語の持つ意味を介して，音と仮名文字の対応を再学習する訓練である[8,9,10]。仮名書字障害の基盤には，モーラ分解，音韻抽出，音と仮名の対応，の3つのレベルの障害があるとして，訓練開始前にモーラ分解能力検査，音韻抽出能力検査，仮名1文字書取検査を実施する。特に前の2つは，音韻処理能力の検査にほかならない。訓練手続きも表に示した。訓練によって音韻的符号化の過程が活性化されるため，発話表出モダリティへの般化も期待できる。

たとえば，今村は軽度の伝導失語1例に対し，多音節語における音韻性錯語を減少させる目的で，仮名書字訓練を実施しているが，症例の仮名書字能力自体は保たれていた[11]。手続きは，課題語のモーラ数だけ丸を書く，丸の中に対応する仮名文字を書く，仮名文字を指さしながら抑揚をつけて音読する，というもので，物井の訓練の応用である。訓練によって語の音韻が安定化して，呼称における音韻性錯語が減少したとし，その効果は音声提示された単語と絵のマッチングおよび復唱による訓練よりも有意に高かったという。

3) 読字訓練

漢字や仮名の文字列を音韻列に変換する音読，表意文字を表音文字に変換する漢字の仮名振り

表　音韻処理訓練の例

Franklinら（2002）の音素弁別とモニタリングの訓練[2]	
音素弁別	聴覚提示された語の長短判定，1音素1文字のマッチング，聴覚提示された語の語頭音あるいは語尾音の選択，聴覚提示された2語の語尾音の同異判定，聴覚提示された語と同韻の文字単語の選択，などの課題
自己モニタリング	a：外部モニタリング（験者オフラインモニタリング） 　　験者が発話した語と絵の同異判定を行う。 　　異なっていると判定した場合は，誤りの位置（語頭・語中・語尾）を同定する。 b：間接的モニタリング（オフラインモニタリング） 　　自分が絵を呼称した時の録音を聞いて，「外部モニタリング」と同じ課題をする。 c：直接的モニタリング（オンラインモニタリング） 　　絵の呼称や短文の表出をした直後に，反応の正誤を判定する。 　　誤っていると判定した場合は，誤りの位置を同定し，修正する。

物井（1976, 1990, 1999）の仮名書字訓練（訓練前評価の一部を含む）[8,9,10]	
モーラ分解能力検査	清音および濁音からなる2〜4モーラ語18語を用いる。5個の丸印を書いた図版と5個の碁石を用意し，検査語の絵カードを示しながら，その名称をはっきり言って聞かせ，患者に検査語のモーラ数だけ図版の丸印の中に碁石を置かせる。
音韻抽出能力検査	清音および濁音からなる3モーラ語72語を用いる。検査語をはっきり言って聞かせ，その中に/ka/音があるかないか，ある場合は何番目のモーラ部にあるかを答えさせる。
仮名書字訓練（キーワード法）	・ある音韻が語頭にある単語をキーワードとして設定する。 ・キーワードの復唱―写字―音読訓練。 ・キーワードの想起訓練；ある音韻を聞いて，対応するキーワードを言い，書く。 ・1文字想起訓練；ある音韻を聞いて，対応するキーワードを用いずにその仮名文字を書く。書けない場合はキーワードを用いる。

も，広い意味では音韻訓練に含まれる。

　i）仮名単語の音読

　単独で実施するより，仮名単語と絵とのマッチング課題などの一環として実施することが多い。仮名はモーラと1対1対応しているので，モーラ分解は必要ない。音韻配列が障害された症例の場合，単語の文字数を増やすと難易度が高くなる。音読できない場合には，ローマ字や漢字を併記したり，復唱的，斉唱的に音読したりする。仮名単語の音読には，仮名文字をモーラに逐次変換して音韻出力辞書を経由しない経路と，語全体で処理するために音韻出力辞書を経由する経路がある。非実在語を用いると，前者の経路しか使用できないので，音韻配列に負荷が掛かる。

　ii）漢字単語の音読・仮名振り

　漢字には音訓など複数の読み方がある。1つの読み方でも1文字が複数のモーラに対応することが少なくない。同音異義字も多い。無論，例外はあるが，総体的に漢字とモーラは多対多対応である。漢字単語を音読するためには，呼称と同様に基本的に音韻出力辞書に働きかける必要があり，有効な音韻訓練と考えられる。音読できない場合には，モーラ数を示したり，仮名文字を併記したりする。あるいは復唱的，斉唱的に音読する。

　仮名文字の読み書き能力がある程度保たれた症例であれば，漢字単語の仮名振りにも同様の効果を期待できる。今村は，前述した仮名書字訓練を漢字単語の音読にも応用し，漢字単語の仮名振りと音読の訓練を同じ症例に実施した。その結果，呼称と同じく，漢字単語の音読でも音韻性錯語が減少したと報告している[11]。

2. 音韻的手がかりを用いる喚語訓練
1）音韻的手がかりを用いる呼称

喚語困難が生じた時に，語頭音の手がかりを提示する．語頭音が効かない場合には，2番目の音，3番目の音…と，提示する音を増やしていく．こうした方法では語の音韻を探索する自己手がかりに結びつかないという観点から，語尾音から提示する方法や，音そのものではなく語のモーラ数やアクセントパターン等の韻律構造をハミングやタッピングで提示する方法も考案されている[15,16]．

語頭音を定めた語の列挙（例：「か」がつく言葉をできるだけ多く言う）や，しりとりは音韻出力辞書を検索する課題そのものであり，どんな意味を持つ語でもよい分，音韻的符号化の過程に負荷の掛かる課題である．

2）仮名の50音表を手がかりに用いる呼称

50音系列を呼称の自己手がかりにできる症例が存在することから考案された．森らが流暢性失語1例に実施した訓練の手続きを例に挙げる[17]．50音表と単語表を提示する．単語表とは，1セット8語あるいは15語の課題語を仮名文字表記し，語頭文字によって50音順に並べたものである．課題語の絵と単語表の仮名単語をマッチングする．課題語1セットを各々音読し，語頭文字の50音表における位置を記憶する．その後，50音表を手がかりにしながら課題語の絵を呼称する．語頭文字の位置を記憶しただけでは喚語できない場合は，第2音節以降の文字の位置も記憶する．訓練後，非課題語には般化しなかったが，課題語の呼称は有意に改善したという．欧米でも，語頭文字の選択肢を音声に変換する装置やアルファベット表を利用した呼称訓練が報告されている[18,19]．

3）仮名文字による語の構成を用いる呼称

課題語の絵に対応する語を仮名文字で書く代わりに，妨害刺激を含む選択肢から仮名文字を選択，配列して語を構成し，構成した仮名単語を音読して，その後，課題語を呼称する，という方法である（図2）[13,14]．伝導失語非典型例1例に漢字と仮名文字による単語書字，音読を用いた呼称訓練をはじめに実施したが，仮名単語の書字が困難で呼称も改善しなかったため，考案された．この訓練は，仮名単語と絵のマッチングおよび音読による訓練よりも，呼称成績を有意に向上させた．語の構成と呼称の成績の間には相関もみられ，症例の呼称障害の基盤にある音韻出力辞書と音韻配列の両方の障害に働きかけたと推察された．

類似した呼称訓練を異なる失語タイプの2症例に実施した報告を紹介する[20]．50音表，課題語の絵，課題語を構成するモーラ数分の白紙が用意され，課題語が音声提示される．白紙に1文字ずつ仮名で書き取り，完成した仮名単語を音読する．伝導失語例では音韻性錯語が減少して呼称成績も向上したが，Wernicke失語例では呼称の改善は充分ではなく，2症例の呼称障害の機序が異なることが示唆された．

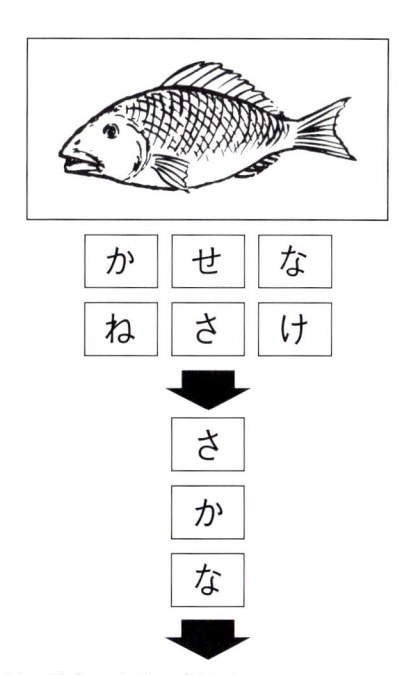

①語の構成の直後に音読する
②全課題語の語構成・音読を実施した後に呼称する
③次の訓練セッションの冒頭にも呼称する

図2 「仮名文字による語構成訓練」の手続き

（田中須美子：仮名文字による語の構成を用いた呼称訓練の検討―伝導失語症例に対する単一事例研究．言語聴覚研究，3(2)：57-65, 2006[14] より一部改変）

V. 最後に

ほとんど全ての呼称訓練が，語の音韻と意味の両方に関与している．先行研究[6,7]が指摘しているように，音韻訓練の多くは，絵や文字単語を提示して意味にも働きかけており，意味訓練の多くは，復唱や音読をしない場合でも，音声や文字で語自体が提示され，音韻が喚起されている．また，臨床的には音声提示された語と絵のマッチング課題の際に復唱もするなど，両訓練の手技を同時に使用することが少なくない．

とはいえ，音韻訓練と意味訓練とでは語の音韻と意味にかける比重が大きく異なる．症例一人一人にどちらを選択するかを検討することは，訓練の方向性を見出すための有効なヒントになるだろう．

参考文献

1) Ellis, A.W., Young, A.W. : Human cognitive neuropsychology. Lawrence Erlbaum Associates, London, 1988.
2) Franklin, S., Buerk, F., Howard, D. : Generalised improvement in speech production for a subject with reproduction conduction aphasia. Aphasiology, 16(10/11) : 1087-1114, 2002.
3) Howard, D., Patterson, K., Franklin, S., et al. : The facilitation of picture naming in aphasia. Cognitive Neuropsychology, 2(1) : 49-80, 1985a.
4) Howard, D., Patterson, K., Franklin, S., et al. : Treatment of word retrieval deficits in aphasia : a comparison of two therapy methods. Brain, 108 : 817-829, 1985b.
5) Howard, D. : Cognitive neuropsychology and aphasia therapy : the case of word retrieval. In : Acquired neurogenic communication disorders (ed I. Papathanasiou). Whurr, London, pp.76-99, 2000.
6) Nettleton, J., Lesser, R. : Therapy for naming difficulties in aphasia : application of a cognitive neuropsychological model. J. of Neurolinguistics, 6(2) : 139-157, 1991.
7) Raymer, A.M., Thompson, C.K., Jacobs, B., et al. : Phonological treatment of naming deficits in aphasia : model-based generalization analysis. Aphasiology, 7(1) : 27-53, 1993.
8) 物井寿子：ブローカタイプ（Shuell Ⅲ群）失語患者の仮名文字訓練について―症例報告―. 聴覚言語障害, 5(3)：105-117, 1976.
9) 物井寿子：失語症の読み書き障害の訓練―仮名書字訓練を中心に―. 神経心理学, 6(1)：33-40, 1990.
10) 物井寿子：文字言語障害の治療．失語症臨床ハンドブック（濱中淑彦，監修）．金剛出版, 東京, pp.610-617, 1999.
11) 今村恵津子：仮名書字を用いた軽度伝導失語の訓練．聴能言語学研究, 11(1)：28-34, 1994.
12) 奥平奈保子：語彙障害の治療．失語症臨床ハンドブック（濱中淑彦，監修）．金剛出版, 東京, pp.589-598, 1999.
13) 田中須美子, 藤田郁代, 安田菜穂：伝導失語に対する仮名文字を用いた呼称訓練の検討．失語症研究, 12(1)：40-41, 1992.
14) 田中須美子：仮名文字による語の構成を用いた呼称訓練の検討―伝導失語症例に対する単一事例研究．言語聴覚研究, 3(2)：57-65, 2006.
15) 関野とも子：一失語症者におけるaccent-pattern cueを用いた呼称訓練の経過．失語症研究, 11(1)：35-36, 1991.
16) 関野とも子, 萱原裕子：失語症者の呼称訓練に用いるphonological cueの検討．聴能言語学研究, 8(2)：86, 1991.
17) 森加代子, 中村 光, 濱中淑彦：1失語例に対する50音系列を手がかりとした呼称訓練．失語症研究, 20(1)：11-19, 2000.
18) Bruce, C., Howard, D. : Computer-generated phonemic cues : an effective aid for naming in aphasia. British Journal of disorders of communication, 22 : 191-201, 1987.
19) Howard, D., Harding, D. : Self-cueing of word retrieval by a woman with aphasia : why a letter board works. Aphasiology, 12(4/5) : 399-420,

1998.
20) 吉村貴子, 齊藤章江, 板倉　徹：伝導失語の錯語減少への訓練について—表象安定を目指した方法—. 神経心理学, 16(2)：135-144, 2000.

Question 12

田中　春美
（関西電力病院 リハビリテーション科）

失語症者に対する語の意味的知識に関する訓練の進め方を教えてください。

I. はじめに

「失語症の語の意味的知識に関する訓練」と聞くと，最近では「意味セラピー」を思い浮かべる方が多いのではないだろうか。意味セラピーとは，失語症患者の喚語困難に対し行われる意味への働きかけを重視する訓練法の総称であり，訓練効果やその有効な持続性が多く報告されている[1]。用いられる訓練の代表的なものは，音声で与えられた単語と絵カードとのマッチング課題，字で与えられた単語と絵カードとのマッチング課題，与えられた定義文と文字単語・絵とのマッチング課題，意味判断課題（例：犬に対し，これは吠えますか？と問う）などである。

ではこの訓練法は，語の意味的知識に障害をもつ失語症患者に関しても有効なのだろうか？ そもそもどのような失語症患者には意味の障害があると考えられているのだろうか？

II. 語の意味的知識

「語の意味的知識」の障害による症状を認めた場合は，その障害が「語の意味的知識」にとどまっているのか，「意味記憶全般」にまで障害が及んでいるのかを調べる必要がある[2〜4]。これは教材や訓練内容を選ぶ上で，また今後の病態の進行を考慮に入れたアプローチを考える上で重要である。意味記憶の障害に対するリハビリテーションに関しては，成書など[4] 参考にされたい。

私はこうしています

意味記憶全般の障害が疑われる場合，筆者は図1のような図版を用い，「どれとどれが同じですか？」または「例：サンタクロースが2人居るけど，どれとどれですか？（図1左）」と問い，寡汎化（under-generalization）[4]になっていないかを確認している。筆者の経験した語義失語例では，進行した時点で，自分が日常使っている櫛のことは「櫛」だと言うが，筆者が見せた櫛は「違う」と言い，「だって私のはピンクで大きいけど先生のは違うでしょ」と説明した。

さて語の意味システムは，非言語性意味システムと言語性意味システムから成るとされる。「非

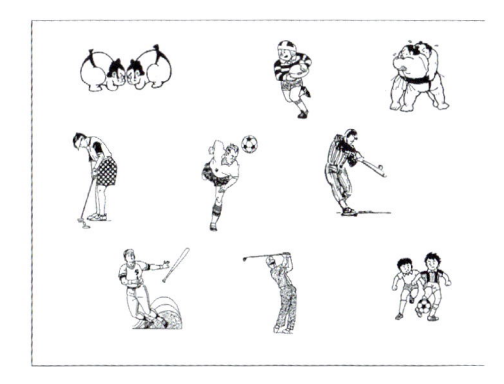

図1　同じ物として認識できるか

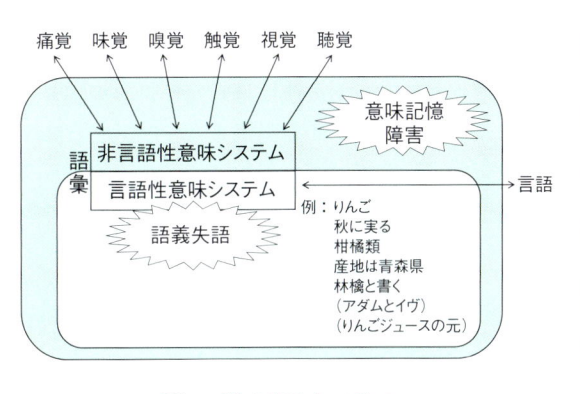

図2　語の意味システム
(山鳥　重：意味記憶の障害. 神経心理学コレクション，記憶の神経心理学. 医学書院，2002⁵⁾より一部改変引用)

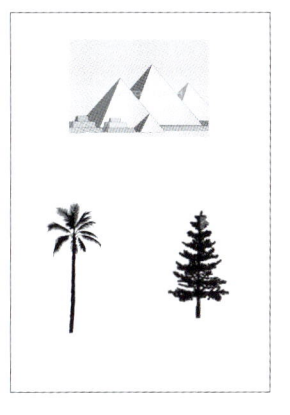

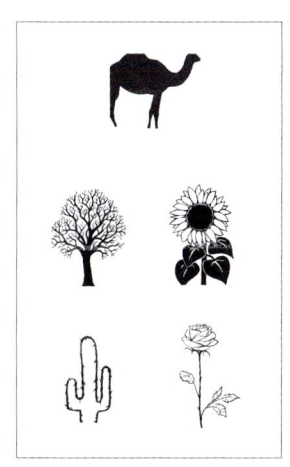

図3　左) The Pyramids and Palm Trees Test
　　　右) The Camel and Cactus Test
(Adlam, A.L.R., et al.：Neurocase, 1：1-15, 2010[16]の記載を参考に，筆者が作成した)

言語性意味システムは知覚表象を横断して成立する複合表象で，この複合表象に名前が付与されたものが言語性意味システムであり，言語は言語内だけで概念を構築できるという特性を持っている」と考えられている[5]。また「語義失語は非言語性システムは壊れていないが，名前からモノの意味へアクセスできなくなり，さらに言語性意味システムも崩れた状態」[5]ともされる（図2）。そして語義失語が進行すると，非言語性意味システムにも障害が及ぶ。

III. 失語症者における語の意味的知識

失語症における意味の障害の有無についての研究はいくつかあるが，本邦においては数が少ない。

1. 意味性錯語との関連

黒田ら[6]は失語症者18名に対し呼称課題と意味判断課題を実施し，その関連を調べた。意味判断課題とは，彼らがThe Pyramids and Palm Trees Test（図3左）を模して作成したもので，図版上段に提示した絵が下段に提示した2つの絵のどちらと意味的関連が強いかを判断させる課題である。結果，失語症群では意味判断課題の成績はコントロール群の成績よりも有意に低く，また意味判断課題の成績の良い群は呼称課題での正答が有意に多かった。また意味判断課題の成績の悪い群は，呼称課題では無反応が多く，語の想起自体が

できなかった．意味判断課題の成績の良い群は，修正努力を伴わない意味性錯語が有意に多かった．

> **ここに注意！**
> The Pyramids and Palm Trees Test よりも選択肢を多くした課題として，The Camel and Cactus Test（図3右）が作られている．

2. 聴覚的理解との関連

大槻ら[7]は，後方領域損傷の脳血管障害による超皮質性感覚性失語症患者10名と前頭葉損傷による超皮質性感覚性失語症患者7名に聴覚的単語指示課題を行った．提示絵カードは，選択肢の5枚すべてが別々のカテゴリーに属するもの（ランダム図版提示）と，正答を含む6枚のうちの3枚ずつが2カテゴリーに属するもの（カテゴリー図版提示）の2種類を用意した．結果，後方領域損傷者はランダム図版提示では全員が80％以上（平均88.5％）正答したにもかかわらず，カテゴリー図版提示では全員が成績の低下（平均正答率69.5％）を示した．またカテゴリー図版提示での誤りは，正答と同じカテゴリーに属する絵を選ぶことが多かった（10名中4名はすべて同一カテゴリー，3名は90％以上同一カテゴリー，残りの3名も88％・84％・88％を同一カテゴリーの絵に誤った）．これに対し前方損傷者はランダム図版提示とカテゴリー図版提示の平均正答率に差はなく（それぞれの平均正答率は69.6％，68.1％），カテゴリー図版提示で若干成績が低下した3名の低下の幅は，後方領域損傷患者の低下幅の半分にも満たなかった．またカテゴリー図版提示での誤りは，1名が同一カテゴリーの絵ばかりに誤ったが，他の6名は全員，同一カテゴリーの絵にも異なったカテゴリーの絵にも誤った．この結果から大槻らは，後方領域損傷の超皮質性感覚性失語症患者は，カテゴリーに到達できる程度には単語の聴覚的語義理解は保たれているが，カテゴリー内での個々の単語を厳密に区別できるほどには語義理解は保たれていない，と考えた．

2006年に黒田ら[8]は18名の失語症患者に聴覚的意味理解検査と意味判断検査を行って，その成績と誤りの質とを検討した．聴覚的意味理解検査で用いる図版は，たとえば，正答の大根・意味的関連語2つ（ネギ・白菜）・無関連語3つ（金槌・釘・鋸）の計6つの絵から成っている．語彙判断検査とは，上記の2002年の研究[6]で用いたThe Pyramids and Palm Trees Testである．結果，聴覚的意味理解検査では，失語症群の平均正答（24.8/32点）はコントロール群の平均正答（31.3/32点）よりも有意に低く，誤反応の76.9％は意味的誤りであった．聴覚的意味理解検査と語彙判断検査の正答数との間には有意な正の相関が，聴覚的意味理解検査の意味的誤りの数と語彙判断検査の正答数との間には有意な負の相関が認められた．このことから黒田らは，聴覚的意味理解検査の意味的誤りは，失語症における意味システムの障害の表れであるとある程度は考えられるだろう，と述べている．

IV. 対象

失語症のニューラル・ネットワーク・モデルにおいて意味システムに損傷を加えると，復唱だけが保たれ呼称・語義理解・意味理解が低下する超皮質性感覚性失語ないし意味性認知症に類似する結果になるという[9]．この知見および紹介した黒田ら[6,8]や大槻ら[7]の結果，そして臨床的経験からも，語の理解障害と呼称障害（特に意味性錯語）とを併せ持つ患者では，語の意味的知識の障害が疑われる．

V. 訓練を始める前に

そもそも相手と意思疎通を図ろうとする気はあるのか，といった意欲・構えの状態，集中して聞いたり話したりしているのか，といった注意の状態，保続が反応に影響を及ぼしているのではないか，などの基本的な全般的な身体・精神的状態を観察しておく必要がある．次に，聴覚障害はないのか，聴覚的認知障害（語聾・語義聾）はないのか，視覚障害はないのか，半盲・半側空間失認は

ないのか，といった入力面の低次・高次の障害の有無も調べておく必要がある．さらに音韻の選択や系列化の障害のみによる呼称障害ではないのか，のチェックも必要であり，これらの要素を考慮に入れて訓練を進める必要がある．

VI. 失語症の語の意味的知識に関する訓練

1.「聴覚的単語指示」「聴覚的意味理解」課題

津田ら[10]は失語症患者43名に聴覚的単語指示課題を行うにあたり，用いる図版5枚の選択肢の絵カードが，正答から意味的に遠いものから近いものになるよう，3つのレベルの図版を用意した．結果，対照群（右半球損傷後の非失語患者10名）に比べ，レベル1課題では理解不良群（SLTA「単語の理解」の正答が8問未満の者）のみが有意に成績が低下した．レベル2課題では理解中間群（SLTA「単語の理解」の正答が9～8問の者）と理解不良群で有意に成績が低下した．レベル3課題では理解良好群（SLTA「単語の理解」が全問正答の者）までもが対照群に比べ有意に成績が低下した．この結果からも明らかなように，より狭いカテゴリー内であっても，目標語と意味的関連語との区別がつけられるような訓練を行う必要があると思われる．

1）津田ら[10]が用いた方法

使用語彙：動物「哺乳類・魚介類・鳥類」，植物「花・野菜・果物」，人工物「家具・楽器・道具」に含まれ，NTTデータベースで親密度5.0・心像性5.0以上の27語．

レベル1図版：動物・植物・人工物からそれぞれ2枚ずつを選んだ．つまり目標語がたとえば「犬」であれば，フクロウ，桜・キャベツ，ベッド・金槌を選んだ．

レベル2図版：目標語がたとえば「犬」であれば，動物カテゴリー内から哺乳類1枚（猫），魚介類・鳥類からそれぞれ2枚ずつ（鯛・サバ，ペンギン・鶴）を選んだ．

レベル3図版：たとえば目標語「犬」に対して，哺乳類の中から5枚（牛・猫・リス・豚・兎）を選んだ．

> **私はこうしています**
>
> 津田らの方法のように課題の難易度を順次上げていけるよう，種々の絵カードを日頃から手元に用意しておくとよい．最近ではインターネット上でクリップアートなどが無料でダウンロードできるようになっているので，活用すると便利である．はっきりとした輪郭線で事物の特徴を端的に表している絵，などは視覚的入力の障害を補う上で役に立つ．

2.「odd word out」課題

中村ら[11]は音声言語と絵のマッチング課題でしばしば誤りを示した中等度Broca失語の患者に，3枚の字カードを呈示し，意味的に仲間はずれである1枚を選ばせる課題を行った．正答の場合・誤答の場合ともに音読や呼称を行わせなかったにもかかわらず，訓練後の呼称成績は改善した．しかもその改善率は，絵＋文字を書いたカードを示しつつ復唱をさせた"音韻セラピー"よりも明らかに高かった．

1）中村ら[11]が用いた方法

表に文字・裏に絵を描いたカードを用意し，同一カテゴリーに属する2枚と異なるカテゴリーの1枚の計3枚（例：猿，象，大根）を呈示し，意味的に仲間はずれである1枚を選ばせる．正答の場合は上位語（カテゴリー名）を与える（例：そうですね，この2枚は動物でこの1枚は野菜ですね）．誤答や無反応だった場合には，カードを裏返して絵の面を並べ，もう一度「仲間はずれはどれですか？」と問う．

> **ここに注意！**
>
> 「odd word out」課題においてそれぞれの語を聴覚的に与えてはいけない，ということはない．中村らの訓練は研究的訓練だったので統制をしなければならなかったが，実際の訓練場面では，たとえば「そうですね，猿と象は動物で，大根は野菜ですね」と言うほうが自然なのであれば，言ってあげても構わない．

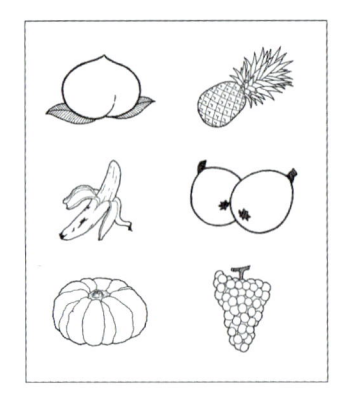

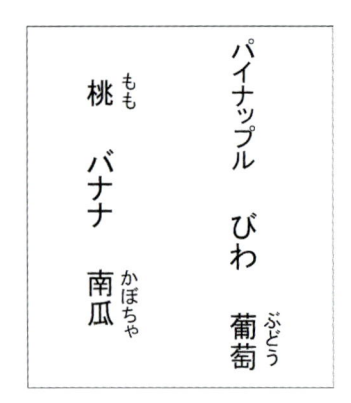

図4　Odd Picture Out testの例（左図）　Odd Word Out Testの例（右図）
仲間外れはどれかを問う

> **ここに注意！**
> 絵を見せつつ行う課題は「odd picture out」（図4左）になる。この場合には，視覚的な類似（丸い，柄がついている，ブツブツがある等）で選ぶ可能性があるので，何故その絵を選んだのか理由を問い，あくまでも「意味的な仲間はずれ」を考えるよう，指示を与えたほうがよい。

3.「呼称」課題

立場[12]は，意味システムの障害の影響が強いと考えられた意味性・語性錯語や迂言が顕著な慢性期の失語症患者に，「意味システム活性化訓練」と「遮断除去法訓練」を行った。結果，「意味システム活性化訓練」のほうが訓練効果が高かった。

1）立場[12]が用いた方法

「意味システム活性化訓練」では，絵カードを提示し，意味性ヒントとして上位概念を一つと特徴を含んだ文（例：レモンに対して「酸っぱい黄色い果物」）を聞かせる。次に，提示した絵カードに該当する単語を書いた文字カードを提示し，納得するまで音読させる。その後絵カードのみを見せて呼称させる。なお訓練効果の低かった「遮断除去法訓練」とは，絵カードとその語を書いた文字カードを提示し，納得するまで音読させ，その後に絵カードのみを見せて呼称させる方法である。「意味システム活性化訓練」で訓練効果が高かったのは，意味と音韻（文字カードを音読させた）の両方を活性化させたためではないかと考えられる。

4.「意味属性分析」課題

Boyle[13]はfluent失語患者2名に，意味属性分析課題を行った。内1名（Wernicke失語）は，単語の理解障害・意味性錯語優位の呼称障害・絵カードのカテゴリー分類不良といった意味性障害を伴っていたが，訓練語の成績向上を認めた。同じ訓練方法を用いた7論文に記載されている症例たちをレビューしたBoyle[14]によると，この訓練法で成績の向上を認めなかったのはLowellら[15]の症例S.B.のみで，他は全員成績の向上を認めた。S.B.は非言語性の認知機能障害を合併していたために，訓練効果が上がらなかったと考えられている。

1）Boyle[13]が用いた方法

図5のように四角と属性を書いた用紙を置き，中央の絵カードを呼称するように求める。続いて（正答であるか否かに関わらず）その絵に関する質問をし，患者が答えた語（または検者が教えた語）を該当する四角の中に書き示す。質問は「どんなカテゴリーに属しているか？」「何に使うか？」「どのように使うのか？」「どんなものか？」「どこで見かけるか？」「何を思い起こすか？」のようにして，カテゴリー・用途・動作・物理的特

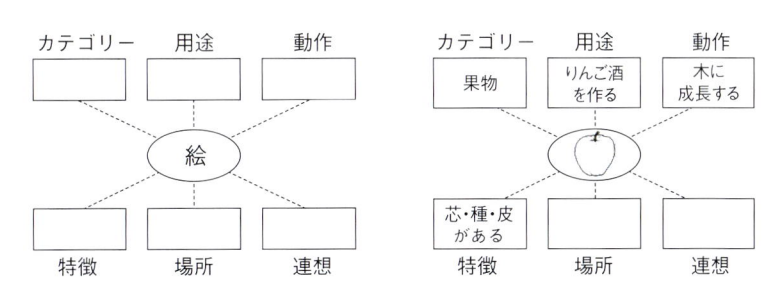

図5　意味属性分析課題

(Boyle, M. : American Journal of Speech-Language Pathology, 13 : 236-249, 2004[13]),
Boyle, M. : Top Stroke Rehabil., 17 : 411-422, 2010[14] の図と記載を参考に，筆者が作成した）

徴・場所・連想の順に，患者の適切な答えを引き出す．訓練者は，6項目のそれぞれについて，同じカテゴリーに属する他の語との区別に重要である語に辿り着けるよう，誘導する．患者が四角に入る適切な語を自発的に言えるようになったら，その項目に関する質問は省いてよい．これらの6つの四角のすべてに語が入ってもなお絵カードの呼称ができない場合は，答えを教え，復唱させ，6つの属性を再確認させる．目標語の意味属性を積極的に活性化させることで，同じカテゴリー内の他の語が活性化するのを抑制し，正しい語を引き出そうとする訓練法である．

参考文献

1) 中村　光：意味と語彙処理．コミュニケーション障害の新しい視点と介入理論（笹沼澄子，編）．医学書院，東京，2005．
2) 一美奈緒子，橋本　衛，池田　学：緩徐進行性失語，語義失語の特徴とその評価法．老年精神医学雑誌，20：1086-1091，2009．
3) 松本伊津美，小森憲治郎：語義失語と意味性記憶障害との関連を知りたいと思います．また，診断の仕方はどうすればいいですか．Modern Physician，30：75-78，2010．
4) 池田　学，石川智久，小森憲治郎：意味記憶障害．よくわかる失語症セラピーと認知リハビリテーション（鹿島晴雄，大東祥孝，種村　純，編）．永井書店，大阪，2008．
5) 山鳥　重：意味記憶の障害．神経心理学コレクション，記憶の神経心理学（山鳥　重，彦坂興秀，河村　満，ほか，編）．医学書院，東京，2002．
6) 黒田喜寿，黒田理子：失語症者における呼称障害と意味的障害の関係．失語症研究，22：1-8，2002．
7) 大槻美佳，相馬芳明，青木賢樹，ほか：単語指示課題における前頭葉損傷と後方領域損傷の相違―超皮質性感覚失語の検討―．脳神経，50：995-1002，1998．
8) 黒田喜寿，黒田理子：失語症者が単語の聴覚的理解過程で示す意味的誤りについて．高次脳機能研究，26：354-360，2006．
9) 伏見貴夫：認知神経心理学．よくわかる失語症セラピーと認知リハビリテーション（鹿島晴雄，大東祥孝，種村　純，編）．永井書店，大阪，2008．
10) 津田哲也，津田亜希，藤本憲正，ほか：失語症者における意味カテゴリーレベルを統制した聴覚的理解課題の成績．言語聴覚研究，8：152-159，2011．
11) 中村　光，波多野和夫：呼称障害と意味セラピー．総合リハ，33：1149-1154，2005．
12) 立場美由紀：意味システムを活性化させた呼称改善訓練の検討―慢性期失語症患者に対する単一事例研究―．柳川リハビリテーション学院・福岡国際医療福祉学院紀要，5：64-67，2009．
13) Boyle, M. : Semantic feature analysis treatment for anomia in two fluent aphasia syndrome. American Journal of Speech-Language Pathology, 13：236-249, 2004.
14) Boyle, M. : Semantic Feature analysis treatment

for aphasic word retrieval Impairements: What's in a name? Top Stroke Rehabil., 17 : 411-422, 2010.
15) Lowell, S., Beeson, P.M., Holland, A.L. : The efficacy of a semantic cueing procedure on naming performance of adults with aphasia. American Journal of Speech-Language Pathology, 4 : 109-114, 1995.
16) Adlam, A.L.R., Patterson, K., Bozeat, S. : The Cambridge Semantic Memory Test Battery: Detection of semantic deficits in semantic dementia and Alzheimer's disease. Neurocase, 1 : 1-15, 2010.

Question 13

渡辺 眞澄
(県立広島大学 保健福祉学部 コミュニケーション障害学科)

失語症者に対する文法（レキシカル，統語，形態，音韻）障害の訓練の進め方について教えてください。

I. はじめに ─文発話のプロセス─

最初に「文法」が何を指すかを定義しておこう。図1は，文が発話されるまでのプロセスである[1~4]。左端の「前言語符号」は，談話モデルや，個々人を取り巻く状況の知識，世界の知識などを参照し，発話内容を符号化したものであり，図1のプロセスを経て音声符号列に変換され，発話される。このプロセスにおいては，レキシカル（語彙），統語，形態，音韻の4レベルの処理が行われる。これらが文法処理である。語彙選択では必要な語彙を選択し，X'（Xバーと読む）構造に則りD構造が作られる。統語レベルでは，構造規則に基づき単語列を組み合わせて文にする。形態レベルでは，規則に従い単語や単語の一部を組み合わせ，別の単語を作る（例，tabe-+-ta→tabe-ta）。音韻レベルでは，音韻列の組合せ規則に従い音声列を作る（例，asob-+-ru→asob-u：子音

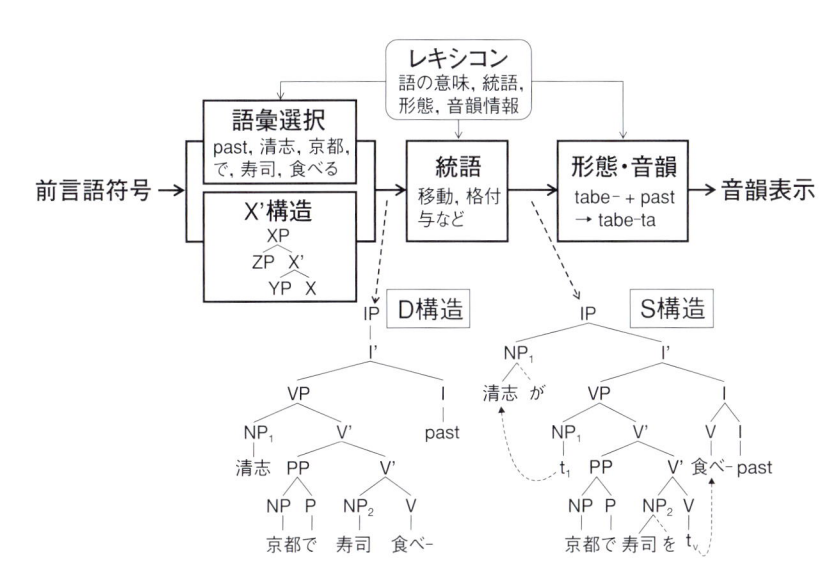

図1 文発話のプロセス[1~4]

が連続すると，後の子音が消去される）。意味情報（前言語符号）は，文法処理により音韻符号列に変換される。

1. レキシカル・プロセス

　文の発話に必要な語彙がレキシコン（心的辞書/脳内辞書とも呼ばれる）から検索・選択される。辞書には，語の意味・統語情報（lemma）と形態・音韻情報が格納されている（**図1**）。「食べる」という語を例にとると，その意味情報とは，「食べ物を口に入れ，噛んで飲み込む」といった辞書的な意味のことであり，統語情報とは語が動詞，名詞であるとか，述語であるといった，統語上の情報である。動詞などの述語については項構造（ex. [〈動作主〉, 対象]）が指定されている。最初の項（動作主）を外項，次の項（対象）を内項といい，動作主，対象などを意味役割という。「清志が京都で寿司を食べた」という文のレキシカル・プロセスでは，まず/tabe-/という2項動詞の語幹が，過去を表す情報pastとともに選択され，/tabe-/の項構造［〈清志〉, 寿司］が検索される。さらに付加詞として「京都」と場所を示す後置詞「で」が選択される。これらと句構造に関する知識（X'構造）を参照して，**図1**のD構造に示すように，内項の対象「寿司」は動詞句（VP）の補部（目的語の位置）に，外項の動作主「清志」は指定部にマッピング（mapping：写像）される。このようにして，文の概念的構造であるD構造が形成される。この段階では，格助詞は付与されておらず，語の並びも発話の語順と同じとは限らない。

2. 統語処理

　次の段階は，文要素の移動や格付与といった，統語処理である。まず格付与だが，他動詞「食べる」は補部の寿司に「ヲ格」を付与できる。しかし指定部の清志に「ガ格」を付与できないので，「清志」は痕跡t₁を残し，屈折辞句（IP）に移動し「ガ格」を受ける。さらに出来事（命題）を時間軸に関連づけるため，動詞の語幹/tabe-/が痕跡tᵥを残し，屈折辞句（IP）に上昇し，過去を表す形態素pastの左隣に移動する。

　D構造に移動や格付与などの統語処理が行われてS構造ができる。

3. 形態・音韻処理

　つぎは形態処理である。形態情報とは「食べる」の語幹は/tabe-/，動詞の非過去を表すのは/-ru/，過去を表す形態素は/-ta/，といった情報である。また音韻情報とは単語や形態素の音韻列，単語アクセントなどのことである。

　形態・音韻処理では，時制を表す非過去non-pastの形態素/-ru/や，過去pastの形態素/-ta/がレキシコンから引き出される。時制を表す形態素と結合する品詞は他に形容詞や助動詞などがある。日本語の動詞には3つ活用型がある。Ⅰ類は語幹が子音で終わるいわゆる五段動詞（kak-u），Ⅱ類は語幹が母音で終わる一段動詞（tabe-ru），Ⅲ類は活用が不規則な/suru, kuru/である。

　さらに，動詞の語幹は非過去や過去を表す形態素/-ru/や/-ta/と結合する際に規則に基づく音韻処理が行われる。非過去については，子音が2つ重なると後の子音が消えるという規則がある。Ⅰ類では kak-+ru→kak-ru→kak-u となる。Ⅱ類では tabe-+ru→tabe-ru となる。しかし過去については，Ⅰ類は必ずしも規則的とはいえない複雑な語尾変化を示す。たとえば kak-+ta→kak-ta→ka-i-ta とイ音便化する。Ⅱ類は単純で，語幹に/-ta/を付加し，tabe-+ta→tabe-ta となる。動詞語幹が過去を表す形態素/-ta/と結合するときの活用を**表1**に示す。単語のアクセントもこのレベルで検索される。規則に基づく文法的音韻処理は，いわゆる音韻操作（「か」がありますか検査など）とは異なることに注意する必要がある。

　以上のようにして文から音韻表示が作られ，さらに構音プログラム，構音運動が実施され，音声が生成される（詳細は渡辺ら[5]）。

Ⅱ. 目的と対象，適応と限界

　訓練の対象となるのは，失文法を示す失語症患者である。日常での文レベルの発話量を増やし，

表1 Ⅰ類、Ⅱ類動詞の活用（過去形）

【Ⅰ類動詞（五段動詞）】

基礎形式	過去形	例
/…k-u/	→ /…i-ta/	書く*
/…s-u/	→ /…-ita/	貸す
/…t-u/ /…r-u/ /…w-u/ /ik-u/	→ /…Q-ta/	勝つ 帰る 買う 行く
/…g-u/	→ /…i-da/	脱ぐ
/…m-u/ /…b-u/ /sin-u/	→ /…N-da/	噛む 遊ぶ 死ぬ

*「行く」以外

【Ⅱ類動詞（一段動詞）】

基礎形式	過去形	例
/…-ru/	→ /…-ta/	着る 食べる など

理解を容易にし、発話の文法適合度を上げ、了解度を上げることを目指す。現状では、失文法の有無を判断するための標準的な失文法検査はないが、暫定的にはSALA失語症検査の「AC8 文の聴覚的理解」、「PR27 文の産生」で健常平均値の-1.5SDを下回り、受け身文の理解課題で20%以上誤答の場合は失文法を疑う。また構音に異常がなく、語彙の障害があっても、文法障害ほど重度ではなく、語用論レベルの障害がないというのも必要条件であろう[6]。失文法検査は、今後の検討課題である。

文法には、レキシカル、統語、形態、（文法的）音韻の4プロセスがある。以下ではレキシカルおよび統語プロセスの障害に対する訓練法を述べるが、その主なものはマッピング訓練とTUFであろう。

Ⅲ. 失文法の訓練

1. 文理解のためのマッピング訓練

「清志が 靖を 叩いた」という文を聞いて理解する場合、まず「清志が」を聞くと、助詞が「が」でも名詞は動作主とは限らず、対象の可能性もある（清志が 靖に 叩かれた）。ついで「靖を」を聞くと、靖は対象だが、清志はまだどちらかわからない（清志が、靖を叩いた後に叩かれた）。最後の動詞を聞いてやっと清志が動作主だとわかる。文理解プロセスにおいては、順次、レキシコンを検索し、「動詞の項構造、NPの助詞など」から名詞の意味役割を判断し、Xバー構造に従いS構造を再現する。このプロセスのうち、動詞の外項、内項の意味役割をVPの指定部、補部に写像することの障害は「マッピング障害」と呼ばれ、マッピング訓練が適用されることが多い。マッピング障害は、動詞などの述語の項構造の崩壊や、項構造に基づきNPをVPへマッピングできないことにより生じるため、S構造の再現が困難となり、理解障害が生じる。

マッピング障害のある失文法症例を最初に報告したのはLinebargerら[7]である。彼女らは、構造が単純な能動文の聴覚的理解が困難な症例が、より複雑な構造の受け身文や使役文の文法性判断（聞いた文が文法的に正しいか否かを判断する）が良好であることを見いだした。動詞の項構造に基づき名詞をVPにマッピングできないため、発話や理解が困難である。しかし統語知識は健常なので、文法性判断は可能というわけである。

ただし、失語症患者はタイプによらず一様に文法性判断課題の成績が低く、また能動文に比べ受動文の理解が困難な失語症患者は、文型によらず文法性判断課題の成績が低いとの報告もある[8]。

さて文理解が困難、発話する文の構造が単純で短い、助詞の誤用などが現れる失文法患者の症状がマッピング障害によるのか否かを確かめるには、まず文法性判断を行い、理解障害の原因が統語障害にないことを確かめる。文法性判断課題に関してはHagiwara[9]が、時制、否定、後置詞、補文標識、疑問詞、主語関連小辞の6種の文につき行っている（表2）。菅野ら[10]も、助詞逸脱文に関する文法性判断課題を作成している。残念ながら、いずれも全検査項目を記載していない。

マッピング訓練は最初、文理解の改善を目指して開発された。わが国ではマッピング訓練の手順

表2 Hagiwara[9] に用いられた文法性判断課題の例

正誤のターゲット	文例
時制	太郎はきのう旅行に*出かける（出かけた）
否定	花子はテレビを決して*見ます（見ません）
後置詞	伯母が名古屋*から（に）住んでいます
補文標識	母は家にいるの*を（と）答えた
疑問詞	太郎はその本をどこで*買いました（買いましたか）
主語関連小辞	三郎*の（が）マラソンで優勝した

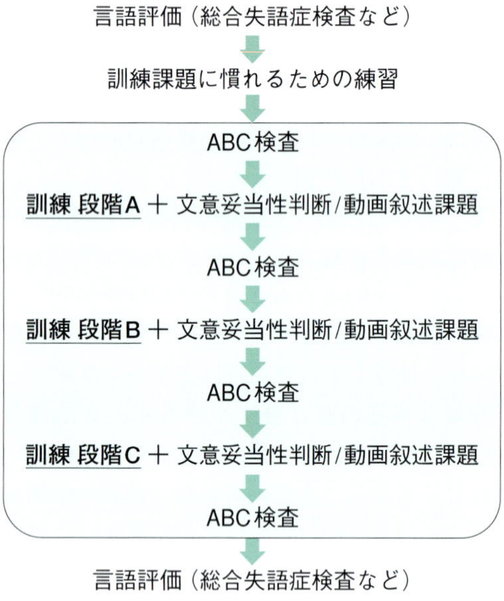

図2 Schwartzら[11] の訓練デザイン

言語評価（総合失語症検査など）
↓
訓練課題に慣れるための練習
↓
ABC検査
↓
訓練 段階A ＋ 文意妥当性判断/動画叙述課題
↓
ABC検査
↓
訓練 段階B ＋ 文意妥当性判断/動画叙述課題
↓
ABC検査
↓
訓練 段階C ＋ 文意妥当性判断/動画叙述課題
↓
ABC検査
↓
言語評価（総合失語症検査など）

が詳しく述べられることは少ないので、以下ではSchwartzら[11]のマッピング訓練の手順を述べよう。図2の線で囲まれた部分が3段階の訓練A, B, Cと，2種の追加検査（文意妥当性判断検査と動画叙述課題）であり，その前後に訓練効果測定のためABC検査を行う。

まず訓練に慣れるための練習をする。「男の人が皿を洗っている」などの他動詞で表現できる写真15葉について，はじめに動詞，対象，動作主を同定させ，次に文を見せて読ませ，検査者が音読して，動詞と意味役割を同定させる。たとえば課題文が "The woman is cooking the bacon" の場合，「この文の動詞は何ですか？」と聞き，対象については「女の人は何を料理しています か？」，動作主については「料理をしているのはだれですか？」と聞く。各質問に対して，患者は動詞には青いペン，動作主には赤いペンで下線を引く。検者はフィードバックするが，正答なら質問と同じ文型を用いて強化する。誤答の場合は「『女の人』に赤で下線を引いて表しましょう」のように訂正する。15文中，13文に初回の質問で正答できたら，訓練に進む。訓練はA, B, Cの3段階ある。各段階で6種の文型を用い，それぞれに4文，合計24文を用いた。

【訓練方法】（すべての段階で共通）
1. 患者は呈示された文カードを読む。
2. 検査者が文を音読する。
3. 最初は動詞，次に動作主と対象を同定させる。動作主，対象の同定順番は変える。
4. 患者は該当する動詞や名詞を決める。
5. ペンの色がヒントとならないように，答えが決まってからペンを渡し，動詞や名詞に下線を引いてもらう。
6. 患者は答をカード裏の正答と照合する。誤答ならその理由を把握するよう励ます。

訓練の各段階で用いた文例を表3に示す。日本語なら，段階Aでは典型語順の動作動詞を含む文（ex. 動作主-対象-動詞：清志が彩を叩いた），Bでは典型語順の経験動詞の文（清志が彩を嫌った），Cでは対象が動作主に先行する非典型語順文の受動文（対象-後置詞句（動作主）-述語：彩が清志に叩かれた），目的語分裂文，目的語関係節文を訓練する。典型語順文では動作主が「が格」，対象が「を格」を受けるが，受動文では逆に対象が「が格」を受け，動作主は後置詞句（清志に）を形成する。動作主は助詞だけからは決まらない。

【ABC検査】
訓練した文型の習得度と維持レベルを評価するため，各訓練段階に含まれる文型を20文ずつ，計60文の検査を実施する。各文型の可逆文，非可逆文は半々であった。方法は訓練と同じだが，フィードバックは行わない。

【訓練期間の追加検査】
訓練後に2種の追加検査が行われた。「文意妥当性判断検査」plausibility judgment tests では，

表3 Schwartzら[11]のマッピング訓練に用いられた各段階の文型と文例

段階A 動作動詞を含む典型語順の文	文例
主語−目的語−名詞句の文	Suzan drinks the soda.
主語の名詞句に形容詞が含まれる文	The old man is fixing it.
目的語の名詞句に形容詞が含まれる文	Ann washed the playful child.
主語の名詞句が複雑な文	Tommy's grandfather built the wall.
目的語の名詞句が複雑な文	John called the person in charge.
主語と目的語の名詞句が複雑な文	The girl from the office was helping Mary's daughter.
段階B 経験動詞を含む典型語順の文	文例
主語−目的語−名詞句の文	John always loved the beach.
主語の名詞句に形容詞が含まれる文	The little girl heard the bird.
目的語の名詞句に形容詞が含まれる文	Ann knows the new song.
主語の名詞句が複雑な文	The nurse in the office needs the doctor.
目的語の名詞句が複雑な文	That boy hates John's cousin.
主語と目的語の名詞句が複雑な文	The kids from the sixth grade like the boys in the band.
段階C 非典型語順の文	文例
受動文	Ann was pushed by the neighbor.
目的語分裂文	It was the windows that John cleaned this morning.
目的語名詞句に埋め込まれた目的語関係節文	They saw the play that Tom wrote.
主語名詞句に埋め込まれた目的語関係節文	The bus that the girl rode was yellow.
主語名詞句に埋め込まれた主語関係節文	The girl that kissed the picture was sad.
主語分裂文	It was Sam that cut Joe.

視覚的・聴覚的に呈示された文の内容がsilly（おかしい）か，OKかを判断する。文は訓練に使われる非可逆文で，OK文はそのまま，silly文は主語と目的語を入れ替えた（e.g., The soda drinks Suzan）。この検査は文法性判断検査とは異なることに注意されたい。2つ目は「動画叙述課題」で，患者はビデオ（映画の一部）を見て可能なかぎり内容を口頭で表現するよう促された。必要に応じ，登場人物名が書かれたカードを呈示した。

【訓練の頻度】

1セッションは60～90分で，マッピング訓練と，追加検査の一方か，両方を行った。これを週3回，最長4ヵ月間続けた。

【訓練の適応と般化について】

患者8名のうち，もっとも訓練効果があったのは，文法性に敏感で，動詞を含む語彙検索と表出，理解が可能だが，発話する文の構造が貧困，文の理解が非統語的（asyntactic comprehension）な患者であった。この患者は，訓練後に文の理解成績が上昇しただけでなく，訓練で目的としなかった呼称成績，音読成績が上昇し，談話課題では形態的に複雑な発話が増加した。これは意味役割に関する訓練の効果というより，訓練中に語彙的，形態的，統語的に多様な文を音読し，作る機会が多かったことによるという。訓練にはなかった復唱成績には変化がなかった。

反対に，もっとも訓練効果が望めない患者の特徴は，重度の発語失行で発話量が少なく，文レベルの発話もなく，喚語困難，意味障害により語を検索し選択することが困難な患者であった。

2. 文発話のためのマッピング訓練

Rochonら[12]は，2種の典型語順文（能動文，主語分裂文）と2種の非典型語順文（受動文，目的語分裂文）の合計4種の文型を用いて，5名の失文法患者に発話改善のためのマッピング訓練を行った。

【4レベルからなる訓練の具体的方法】

発話を促す刺激としてカラー写真，意味役割ごとに形の異なるアイコンを用意する。レベル1では，能動文と主語分裂文のみを用いる。検査者は写真を呈示し，目標文が「看護師が背の高い教師を追いかけている」の場合，「これは『追いかける』についての写真です。動詞は『追いかける』

です。この写真で『追いかける』をしているのは，看護師です。『看護師』で始まる文を作ってください」と言い，動作主の上にアイコンを置く。

レベル2では受動文と目的語分裂文のみを用い，対象をキューとする。写真を呈示して，「これは『追いかける』についての写真です。動詞は『追いかけられる』です。『追いかける』をされているのは背の高い教師です。『背の高い教師』で始まる文を作ってください」と言い，対象の上にアイコンを置く。

レベル3では，上記の4文型すべてを用いるが，各文はランダムに呈示される。患者は写真の説明を受け，動作主と対象を指定された順序で同定することを求められる。

レベル4はレベル3に準じるが，キューとして「この人は看護師，もう1人は背の高い教師です。看護師で始まる文を言ってください」と言う。

この訓練の目的は，意味役割が正しい文を表出することなので，動詞の形態的誤り：It is the woman that the waitress *slapped*（正答はslaps）や，助動詞の脱落：The patient *(is) calls*（is calledが正答）by the lawyer もOKとする。

正反応が得られたら患者の反応を強化する。たとえばレベル1では「そうですね。看護師が背の高い教師を追いかけている，の文では「看護師」が動作をしている人ですね」と言う。誤反応の場合は正しい文を呈示する。たとえば「いいえ，これは，看護師が（アイコンを動作主の上に置く），背の高い教師を（アイコンを対象の上に置く）追いかけている写真で，『看護師』が動作をしている人です。ですから『看護師が背の高い教師を追いかけている』となります」と言う。

【訓練期間の追加検査】

訓練文型の習得度と維持レベルを評価するために，レベル1の前と，各レベル終了後に検査を施行した。動作主，対象は訓練文と同じであったが，動詞は変えた。

【訓練の頻度と期間】

患者は5名，週に2回，最長60分のセッションを行った。平均すると訓練は19セッション，最長2.5ヵ月を要した。このほか追加検査に17，訓練前後の検査に11，合計47セッション約6ヵ月を要した。

【訓練効果】

患者は，5名とも典型語順文（能動文，主語分裂文）と非典型語順文（受動文，目的語分裂文）の成績が上昇し，訓練とは異なる2種の文発話課題において訓練文型，非訓練文型にも般化を示した。談話課題にも般化した。

文理解については，すべての患者で典型語順文の成績が改善したが，非典型語順文の成績は改善せず，般化は有意ではなかった。つまり非典型語順文の成績が発話面では向上しても，理解面には及ばないことを示している。

マッピング訓練は上記の方法が唯一ではなく，様々な変法がある。日本語についても，上記とは異なる方法を用いた訓練が報告されている[13〜16]。

マッピング訓練の効果にはばらつきがあるようだ。Bazziniら[17]によると，失文法患者には発話開始が困難なものが多く，文発話が減少する。そのため，訓練効果にばらつきが出る。その対策として，訓練の初期の段階では，文の語彙，意味，統語的な正確さより，決められた時間内（1文あたり平均1〜2分前後）に，できるだけ早く主語，動詞，目的語などを含む文が言えるようになることを重視している。段階が上がるにつれ，徐々に複雑な文を生成させる訓練（項の数を徐々に増やす，統語的・語彙的正確さを求める）を行う。訓練は集中的で，1回60分を1日2回，これを週に5日間，6〜10週にわたり続ける。訓練効果は非訓練文にも般化し，訓練の2〜6ヵ月後にも効果が持続するという。

3. TUF：Training Underlying Form

前述のマッピング訓練は，動詞の項構造をVPに写像することに障害をもつ患者を対象とし，一般に単純な可逆能動文の理解さえ困難な重度例を対象とする。他方で，TUFはS構造が作られる際の要素の移動など，統語プロセスに障害をもつ患者を対象とする。このタイプの患者は文の理解/発話障害が軽度〜中等度のものが多く，能動平叙文などより，統語的に複雑な文の理解，産生の改

善を目的とする。

　Thompsonら[18]によれば，英語話者の失文法患者は，移動操作のある文のうち，「wh移動」と「NP移動」のある文が困難である．下記の①，②では，wh要素（who, whatなどの疑問詞）はVPの目的語の位置にあるが，S構造以降では文頭か節頭に移動する．これをwh移動という．

　① Who did the news surprise ___ ?

　② I don't know who the news surprised ___ .

　以下の③～⑤は，それぞれ，目的語摘出wh疑問文，目的語分裂文，目的語関係節文と呼ばれ，いずれもwh移動が生じている．これらは同じ構造の文を含むが，④，⑤では埋め込まれた節の中で移動が起こっている．

　③ Who did the thief chase ___ ?
　　　（目的語摘出wh疑問文）

　④ It was the artist who the thief chased ___ .
　　　（目的語分裂文）

　⑤ The man saw the artist who the thief chased ___ .
　　　（目的語関係節文）

　埋め込みの深さ，命題の数，併合操作という点で③，④，⑤の順で複雑さが増す．

　また，⑥，⑦に示す受動文や主語繰り上げ文では，NP移動が起こる．

　⑥ The artist was chased by the thief.（受動文）

　⑦ The thief seems to have chased the artist.
　　　（主語繰り上げ文）

　NPの移動距離は，主語繰り上げ文で大きく，より複雑とされる．またNP移動とwh移動では，後者が文頭または節頭まで移動するので，移動距離が大きく，より複雑である．

　TUFでは，特定の種類の移動に関して，統語構造がもっとも複雑な文から訓練を始める．たとえばwh移動に関しては目的語関係節文から，NP移動に関しては主語繰り上げ文から訓練を始める．

　訓練では，可逆文の聴覚的理解が可能であることを確認し，文字カードを使って動詞，動作主，対象などを確認しながら，絵を叙述し，目標文であるwh移動文を作っていく（詳細は渡辺[19]を参照）．Thompsonらの一連の研究によれば，より複雑な文から訓練を開始すると，患者の大多数では，より単純なwh疑問文の発話にも訓練効果が般化し，単純な文から訓練を開始するより短期間で効果が得られるという．また訓練で用いた構造の文以外でも，自発話の文が長くなり，文法的に正しい文の増加，名詞の発話に比例した動詞発話数の増加，などが報告されている．また，TUFの効果は，談話レベルにも及ぶことが示されている[20]．

　前述のように，英語ではwh移動はNP移動より複雑である．ではwh移動のある文の訓練を最初に行えば，NP移動文への般化があるだろうか．般化は起こらない．その理由は，これら2種の移動操作が，根本的に異なる統語構造に関わっているからである[18]．

　複雑な文を訓練すると，効果が簡単な文にも及ぶというTUFの結果に最初は違和感があった．しかし複雑な文を発話できるようになれば，複雑，簡単な文のいずれにも同じ構造の文が含まれているのだから，簡単な文が発話できるようになるのは当然かもしれない．

【動詞の複雑さ】

　動詞には，3，2，1項動詞がある．項構造と意味役割の例を以下に示す．ただし前述の項構造を拡張し，「着点」を加えた．空白はその位置の意味役割がないことを示す．

　⑧ 3項動詞：渡す　［〈動作主〉, 着点, 対象］
　　　清志が 彩に 本を 渡す

　⑨ 2項動詞：閉める　［〈動作主〉, , 対象］
　　　清志が 窓を 閉める

　⑩ 1項動詞：啼く　［〈動作主〉, , ］
　　　鳩が 啼く

　⑪ 1項動詞：閉まる　［〈　〉, , 対象］
　　　窓が 閉まる

　項の数が多い動詞ほど文は複雑になる．Thompsonら[21]は，失文法患者に3項動詞を含むwh疑問文の発話訓練を行い，未訓練の2項動詞疑問文への般化を示している．

　また動詞には他動詞と自動詞がある．日本語の自動詞には，さらに非能格自動詞（⑩）と，非対格自動詞（⑪）がある．非能格自動詞文では動作

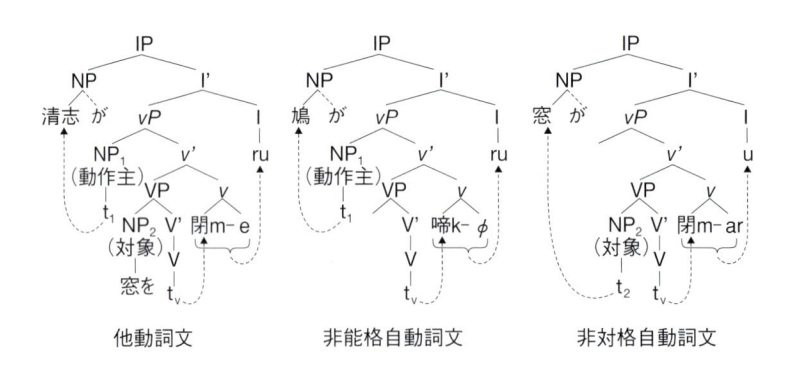

図3 他動詞文（左）・非能格自動詞文（中央）・非対格自動詞文（右）のNP移動と動詞上昇
NP移動の距離は非対格自動詞が大きく，動詞の形態処理は自他対応動詞が複雑[23]。

主が主語となり，非対格自動詞文では対象が主語となる．図3は⑨⑩⑪のS構造で，NPが「が格」をもらうために移動する距離は，他動詞文⑨と非能格自動詞文⑩の動作主（清志と鳩）に比べ，非対格自動詞文⑪の対象（窓）が移動する距離のほうが大きい．すなわち，⑨⑩より⑪のほうが統語処理が複雑である．

失文法患者は，項の数が同じでも，非能格自動詞文より移動距離が大きい非対格自動詞文の発話に困難を示すことが報告されている[22〜24]．

TUFは英語話者を対象に始められた．英語と日本語のwh移動やNP移動の現象は異なる[25]ので，TUFをそのまま応用するのは難しい．しかし，動詞の項の数による困難度の違いは日本語でも検討しやすいと思われる．また他動詞／非能格自動詞／非対格自動詞に関しても，日本語話者の失語症患者は成績差を示す[23〜24]．これらに関してはTUFの応用が可能ではないかと思われる．

IV. TPHに基づく訓練

TPH（Tree Pruning Hypothesis）は，Friedmannら[26]により提唱された仮説で，失文法患者では，文の階層構造上，高い位置の要素の処理が困難で，文の理解，発話が困難になるとする．日本語話者の失文法患者においても，文構造の下方にある時制辞（非／過去の「る，た」）は保たれるが，上方の補文辞（と，こと）が困難なことが報告されている[9]．

Friedmannら[27]は，TPHに基づき，1名のヘブライ語話者の失文法患者に4種類のwh疑問文（who, what, when, whereに相当する語が含まれる文）を用いて発話訓練を行い，文構造上，高い位置の要素の訓練を行うと，その効果は文の種類によらず，低い位置の要素にも及ぶことを報告した．

これに対して，TUFでは，同じ種類の移動操作を含む文では，複雑な文を訓練すると，より単純な文にも般化が生じるが，移動操作が異なる文には般化は起こらないとされる．実際に，wh移動の構造は，NP移動の構造より構造上，高い位置にあるが，wh移動の文の発話や理解が改善しても，NP移動は困難な患者がいることが報告されている[18]．このようにTPHとTUFは異なる前提に基づいている．

V. おわりに

文法の障害のうち，レキシカルおよび統語プロセスに障害がある失語症患者の訓練法であるマッピング訓練，TUF，TPHに基づく訓練について述べた．これらはいずれも，外国語話者の失語症患者を対象に検討され考案されたものである．日本語話者の文法障害については，今後，日本語の特徴を踏まえて検討する必要がある．訓練法の開発の基盤は症状の詳細な把握から始まる．今後の症例報告や研究を推進することが重要である．

参考文献

1) Levelt, W.J.M : Speaking : From Intention to Articulation. MIT Press, 1989.
2) 長谷川信子:生成日本語学入門.大修館書店,東京,1999.
3) 渡辺眞澄:統語,日本高次脳機能障害学会2011年夏期教育研修講座Aコース 失語症の診断と治療:基礎と臨床 資料. pp.87-104, 2011.
4) 渡辺眞澄:統語,日本高次脳機能障害学会2012年夏期教育研修講座Aコース 失語症の診断と治療:基礎と臨床 資料. pp.91-108, 2012.
5) 渡辺眞澄,辰巳 格:言語・コミュニケーションの分析方法(言語学・音声学).やさしく学べる言語聴覚障害入門(熊倉勇美,種村 純,編).永井書店,大阪,pp.116-142, 2011.
6) 辰巳 格,渡辺眞澄:特異的言語発達障害(SLI).発達障害の臨床心理学(東條吉邦,大六一志,丹野義彦,編).東京大学出版会,東京,pp.181-207, 2010.
7) Linebarger, M.C., Schwartz, M.F., Saffran, E.M. : Sensitivity to grammatical structure in so-called agrammatic aphasics. Cognition, 13(3) : 361-392, 1983.
8) Wilson, S.M., Saygin, A.P. : Grammaticality judgment in aphasia : Deficits are not specific to syntactic structures, aphasic syndromes, or lesion sites. Journal of Cognitive Neuroscience, 16(2) : 238-252, 2004.
9) Hagiwara, H. : The Breakdown of functional categories and the economy of derivation. Brain and Language, 50(1) : 92-116, 1995.
10) 菅野倫子,藤田郁代,橋本律夫,ほか:失語症における構文理解障害のパターン—左前頭葉病変例と左側頭葉病変例の比較—.神経心理学,21(4):243-251, 2005.
11) Schwartz, M.F., Saffran, E.M., Fink, R.B., et al. : Mapping therapy : a treatment programme for agrammatism. Aphasiology, 8(1) : 19-54, 1994.
12) Rochon, E., Laird, L., Bose, A., et al. : Mapping therapy for sentence production impairments in nonfluent aphasia. Neuropsychological Rehabilitation, 15(1) : 1-36, 2005.
13) 藤田郁代:失語症の構文処理に対する治療計画.失語症研究,16(3):214-219, 1996.
14) 滝沢 透:失文法患者に対する動詞の訓練.失語症研究,20(3):202-210, 2000.
15) 土橋三枝子:ブローカ失語症例に対する動詞と文処理の訓練(マッピング訓練).失語症臨床ガイド(竹内愛子,編).協同医書出版社,東京,pp.142-145, 2003.
16) 今村恵津子:超皮質性運動失語例に対するマッピング訓練.失語症臨床ガイド(竹内愛子,編).協同医書出版社,東京,pp.146-151, 2003.
17) Bazzini, A., Zonca, G., Craca, A., et al. : Rehabilitation of argument structure deficits in aphasia. Aphasiology, 26(12) : 1440-1460, 2012.
18) Thompson, C.K., Shapiro, L.P. : Complexity in treatment of syntactic deficits. American Journal of Speech-Language Pathology, 16 : 30-42, 2007.
19) 渡辺眞澄:統語訓練の最近の動向.失語症セラピーと認知リハビリテーション(鹿島晴雄,大東祥孝,種村 純,編).永井書店,大阪,pp.236-249, 2008.
20) Murray, L., Timberlake, A., Eberle, R. : Treatment of underlying forms in a discourse context. Aphasiology, 21(2) : 139-163, 2007.
21) Thompson, C.K., Shapiro, L.P., Roberts, M.M. : Treatment of sentence production deficits in aphasia : A linguistic-specific approach to wh-interrogative training and generalization. Aphasiology, 7 : 111-133, 1993.
22) Bastiaanse, R., van Zonneveld, R. : Sentence production with verbs of alternating transitivity in agrammatic Broca's aphasia. Journal of Neurolinguistics, 18 : 57-66, 2005.
23) 渡辺眞澄,村田翔太郎,山田理沙,ほか:失文法と思われる症例が困難を示した自他対応動詞文の特徴.第15回認知神経心理学研究会抄録集,2012a.
24) 渡辺眞澄,村田翔太郎,山田理沙,ほか:助詞・動詞の誤りが文法・音韻障害により生じたと思われる失語症例.第36回日本高次脳機能障害学会学術

総会プログラム・講演抄録, 2012b.
25) 西垣内泰介, 石居康男：英語学モノグラフシリーズ13 英語から日本語を見る. 研究社, 東京, 2003.
26) Friedmann, N., Grodzinsky, Y. : Tense and agreement in agrammatic production: Pruning the syntactic tree. Brain and Language, 56(3) : 397-425, 1997.
27) Friedmann, N., Wenkert-Olenik, D., Gil, M. : From theory to practice : Treatment of agrammatic production in Hebrew based on the tree pruning hypothesis. Journal of Neurolinguistics, 13 : 250-254, 2000.

Question 14

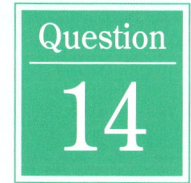

新貝 尚子
(NTT東日本関東病院 リハビリテーション科)

失語症者に対する文字の知識に関する訓練の進め方について教えてください。

I. 読み書きの基本知識

1. 音読と読解

　文字に関するモダリティには音読と読解がある。

　音読は文字から音を活性化する過程であり、発話の過程を含む。文字から直接音を活性化する経路と、意味を経由して音を活性化する経路がある。意味を経ないでも音読が可能な経路があることは重要である。

　読解は文字から意味を活性化する過程であり、音を活性化せずに意味理解する経路と、音を活性化して意味理解する経路がある。単語や文の意味をより正確に理解するには音を活性化する必要がある。

2. 漢字仮名差と単語属性

　日本語の文字を扱う上で必ず注目されるのが漢字と仮名の違いである。果たして処理が違うのか、脳の中の処理される部位が異なるのか、様々な立場から論じられている。重要なことは、漢字と仮名を比較する際に表記妥当性を考慮しなければいけない点である。これまでは通常漢字で書かれる語（時間）とそのひらがな書き（じかん）で比較されることが多かったが、通常漢字で書かれる語（漢字語：時間）、通常ひらがなで書かれる語（ひらがな語：ひまわり）、通常カタカナで書かれる語（カタカナ語：パンダ）、というように表記妥当性をそろえた上で漢字仮名差が論じられるべきである。一般的に漢字と仮名を比較すると、画数や複雑性という点では漢字のほうが難しい。語長（文字数）という点からは漢字語より仮名語のほうが長いので、視覚的に一度に処理できない患者には仮名のほうが難しいかもしれない。読み書きに関与する単語属性としては、このほかに語彙性、心像性、親密度、一貫性などがある（表1）。

3. 音読正答率と誤反応分析

　正答率だけでなく、どのように読み誤ったかという誤反応分析も重要である。

　錯読は、音読反応は得られたが正しく読めなかった読み誤りの反応であるが、これを分析することによって、患者が文字を読むときにどういった方略をとっているかを探ることができる。たとえば、「警官」を「オマワリサン」と読む錯読は、この単語の意味的な側面は処理されているが、

表1 読みに関する単語の属性

属性		刺激例	属性効果
語彙性	単語	いねかり，たなおろし，銀貨	語彙性効果
	非語	おぼかり，なたおろし，銀務	（単語＞非語）
心像性	高心像語	ピザ，りんご，電話	心像性効果
	低心像語	タフ，ゆとり，言葉	（高心像語＞低心像語）
親密度	高親密度語	メロン，たんぽぽ，太陽	親密度効果
	低親密度語	コロン，おしろい，失明	（高親密度語＞低親密度語）
一貫性	一貫語	医院，完全，予約	一貫性効果
	典型語	中学，食品，表紙	（一貫語・典型語
	非典型語	中身，毛糸，強引	＞非典型語＞例外語）
	例外語	時計，田舎，雪崩	
語長	短い語	雪，さんま，プラグ	語長効果
	長い語	水平線，かたつむり，フライパン	（短い語＞長い語）
表記妥当性	高い語	抽象，ひまわり，パンダ	表記妥当性効果
	低い語	ちゅうしょう，向日葵，オデン	（高い語＞低い語）

「ケイ」という音も「カン」という音も出ていないので音韻的な側面はまったく働いていない（意味性錯読）。「石油」を「ケイユ」という錯読は，意味的な処理が優勢だが，漢字の音も1文字は正しいことから音韻的な処理も少しされている（視覚性意味性錯読）。一方で，「首輪」を「シュリン」と読む錯読は，それぞれの文字の音は正しいが単語全体の処理はされておらず，意味的な処理はされないで音韻的な処理のみに依存した反応となっている（類音性錯読）。単語の読みには意味処理と音韻処理の両方が関わっており，さらに文字は視覚入力なので視覚処理の影響も受ける。病的な状態では，意味処理に問題があれば音韻処理に依存した反応となり（首輪→シュリン），音韻処理が困難であれば意味処理に頼った反応となる（警官→オマワリサン）。錯読反応を分析することで障害構造を推測する手がかりになる。

II. 全体像を把握する

読みに関する障害には，失語症に伴う失語性失読と，音声言語の障害を伴わない非失語性失読があり，後者には純粋失読と失読失書がある。まずは失語症の有無とその重症度を知る必要がある。

その前段階の患者情報として，学歴や読字・書字習慣の程度，画像所見のほか，視力・視野，視覚認知機能，半側空間無視等の視空間認知機能，注意機能など視覚入力に関わる基本的な機能について確認する。文字の視覚認知面の問題を確認するには写字が有用である。写字の成否だけでなく，写字速度や筆順などにも着目する。

読みの評価の第一歩としては，標準失語症検査（SLTA：Standard Language Test of Aphasia）やWAB（The Western Aphasia Battery）失語症検査などの総合的な失語症検査を実施し全体像を把握する。全体の言語症状の中で読みや書字の能力がどの程度であるかを確認し，音声言語面と比較する。音声言語面と並行した読み書きの障害であれば失語性失読，音声言語面に比して読み書きがどちらも不良であれば失読失書，読みだけ障害されていれば純粋失読が疑われる。

読みに関わるモダリティである読解と音読の成績の比較は重要である。概して，非失語性失読では音読できれば理解でき，読解と音読の成績が並行していることが多いのに対し，失語性失読では音読と読解が乖離している場合が少なくない。読解できるが音読できない場合もあれば，音読できるが意味理解できない場合もある。前者は理解に比べ表出面の問題が大きいBroca失語や伝導失語にみられる傾向であり，後者は意味理解障害の強

表2 失語タイプ別の失読特徴

Broca失語	読解＞音読，漢字＞仮名，単語＞1文字
Wernicke失語	読解≦音読，読解：漢字＞仮名，音読：漢字≦仮名，聴理解＜読解
伝導失語	読解＞音読，発話面の音韻性錯語を反映した音韻性錯読
超皮質性感覚失語	読解＜音読，意味を伴わない音読
語義失語	超皮質性感覚失語の1型，漢字の類音性錯読
全失語	漢字語の読解（高心像高親密度語）は保たれる場合がある

い超皮質性感覚失語や語義失語などにみられる傾向である。Wernicke失語は読解より音読のほうがよい傾向があるが，患者によっては逆の場合もある（表2）。

読解と音読はそれぞれ，1文字，単語，短文，文章レベルで評価する。1文字と単語で成績差がある場合がある。1文字が読めて単語が読めない場合と，その逆もある。単語レベルでは前述したように，漢字仮名差だけでなく，単語の属性に注意を払う必要がある。短文レベルで読めない場合は，内容語（名詞部，動詞部）に誤るか機能語（助詞，助動詞，送り仮名）に誤るかといった観察も重要である。

III. 単語レベルで読みを精査する

SLTAやWABで単語レベルの読み書きに低下がみられた場合，どのような単語が読め，どのような単語が読めないかを精査する必要がある。一般に，脳損傷者の課題成績は，語長，頻度，親密度，心像性，獲得年齢など様々な単語属性の影響を受けるといわれる[1]。その単語属性の影響（単語属性効果）は障害構造を反映している可能性があり，そこから治療の方向性がみえてくる可能性があるからである。

1. 単語属性効果

読みに関与する主な単語属性を表1に挙げた。語彙性とは単語か非語かで，単語は読めて非語が読めないことを語彙性効果という。心像性は心的イメージの浮かびやすさで，イメージ（視覚的イメージだけでなく，音や匂い，触った感じも含む）が具体的に浮かびやすい高心像語より，イメージの浮かびにくい低心像語で音読成績が悪いことを心像性効果という。親密度はなじみの深さで，なじみの深い高親密度語より，なじみの少ない低親密度語で音読成績が悪いことを親密度効果という。一貫性は，構成文字の読み方が異なる単語間でどの程度一貫しているかを示すものであり，熟語のどこに出てきてもその読み方でしか読まれないものを一貫語，2種類以上の読み方があるがより典型的な読みの漢字で構成されたものを典型語，2種類以上の読み方があるが典型的でない読み方をする漢字で構成されたものを非典型語，さらに，雪崩，田舎のような例外的な読み方をするものを例外語といい[2]，一貫語・典型語＞非典型語（＞例外語）の順に音読成績が低下することを一貫性効果という。語長は文字の数であり，短い語より長い語で音読成績が悪いことを語長効果という。

2. 属性効果と認知神経心理学的アプローチ

認知神経心理学では，失語性失読を表層失読，音韻失読，深層失読に区別する（表3）。英語圏では綴りの読み方の規則性によって規則語（典型語），不規則語（非典型語，例外語）および非語の失読パターンが異なることが示された。表層失読は，不規則語の音読成績が不良である一貫性効果が特徴的で，不規則語では別の読み方を当てはめる類音性錯読あるいはLARCエラー（Legitimate Alternative Reading of Components errors：構成文字の別の読み方を当てはめて読む錯読）がみられやすい（首輪→シュリン）。音韻失読は，単語は読めるが非語が不良である語彙性効果が特徴的

表3 認知神経心理学的な捉え方による失語性失読

	読みにくい語	特徴的な錯読	観察される属性効果	基本となる障害構造
表層失読	例外語・非典型語	類音性錯読（首輪→シュリン）	一貫性効果	意味障害
音韻失読	非語	語彙化錯読（としりよ→トシヨリ）	語彙性効果	音韻障害
深層失読	低心像語・非語	意味性錯読（警官→オマワリサン）	心像性効果・語彙性効果	音韻障害＋意味障害

で，非語を単語化して読む語彙化錯読がみられやすい（としりよ→トシヨリ）．深層失読は，心像性が低い語および非語が音読されにくい心像性効果，語彙性効果（音韻性失読より著明）が特徴的で，意味性錯読がみられる（表3）．

障害構造としては，表層失読では，親密度の低い不規則語や例外語といった意味処理がされないと読めない単語が読めないこと，錯読として首輪→シュリンのように意味処理がまったくされず音韻処理しかされないものが現れることなどから，根底に意味の障害があることが指摘されている．音韻失読では，意味処理はよいので単語は読めるが，意味を利用できない非語の音読が不良であること，特に視覚的にも音韻的にも単語に近い形態の非語（としりよ）で，音韻的に類似した既存の単語の音に引っ張られ語彙化して読んでしまうこと（トシヨリ），拍削除や逆唱，非語復唱といった文字を使わない音韻課題も不良であるのが多いことなどから，根底に音韻の障害があるといわれる．深層失読は，非語はまったく読めず，単語も心像性の高いものが読める程度なので，音韻失読より重篤な音韻の障害に意味の障害が加わった状態と考えられている[3]．

深層失読は音韻失読の重度版であって，深層失読が改善すると音韻失読に移行するという深層—音韻失読連続体仮説がある[4]．深層失読の意味機能が改善し，単語が読めるようになり，最終的に非語が読めない音韻失読になったと報告された症例が少なくない．

原因疾患としては，深層，音韻失読では脳血管損傷例が多く[5]，表層失読では葉性萎縮である意味性認知症例が典型であるといわれる．

IV. 失語性失読の訓練の進め方

認知神経心理学的アプローチは失語性失読として表層失読，音韻失読，深層失読を区別しているが，失語症の患者がすべてこのどれかに分類されるわけではない．ただし，音韻機能と意味機能が音読や読解の能力に関わっているのは臨床的にみて明らかであろう．失語症では音読，読解の能力のほかに，音韻と意味の機能についても確認し，それらに対するアプローチも考慮する必要がある．

1. 音韻課題

拍分解，拍有無抽出（「か」がありますか），拍位置抽出（「か」がどこにありますか），拍切除（最初の音を抜いて言う），拍結合（区切って呈示された音をひとまとまりにして言う），逆唱（聞いた語／非語を逆に言う），非語復唱（なくつまさ，あとちくちないの復唱），系列再生（／ツシ，フラ，ヨワ／の復唱）など，文字を使わない音韻機能を測るものであり，深層，音韻失読では低下している症例が多い．

2. 意味課題

標準抽象語理解力検査で，低心像語の聴覚的理解・音読能力と，音読・復唱成績との比較が行える．失語症語彙検査の名詞／動詞検査，意味カテゴリー別名詞検査，類義語判断検査，およびSALA失語症検査の各理解検査などもSLTA理解項目の掘り下げ検査として利用できる．また，文字を用いない線画連合課題（ピラミッドの絵に対しヤシの木と松の木のどちらが意味的に近いかの判断）も有用である（が，日本語の標準化された検査は市販されていない）．

3. 読解の訓練

単語レベルでは，線画と文字（漢字／仮名）の対応のように目標語のみを用いるか，カテゴリー分類，反対語・関連語の選択のように関連語を用いるか，関連語には親密度や心像性を低くしたものを加えるか，選択肢を増やすか，などで難度を変え，理解できる語彙の拡大を測る．反応形式としても，線で結ぶ／写字するなど，レベルに応じて適切なものを選ぶ．

文レベルでは文完成問題がよく用いられるが，選択肢の数，文の長さ，名詞部／動詞部のどちらの選択にするかなどを変化させ，徐々に難度を上げて文章レベルにもっていく．

こういった読解課題を読解だけで終わらせずに，音読や呼称，書称，書取など違うモダリティにつなげていく視点も必要である．

4. 音読の訓練

音読を鍛えることで様々な効果が期待される．一般的な失語症では呼称より，文字がすでに提示されている音読のほうが容易である．部分的にしか想起されていない音韻は，文字の音読を鍛えることによって，より明確な音韻表象が活性化されるようになる．明確な音韻表象が活性化されるとより正確な構音が可能になる．正確に構音されれば，音韻分解や抽出の能力が上がる．また正確に音読できると，より正確な語義理解や文の理解ができるようになる．呼称・喚語能力の改善にも結び付く．

具体的には，心像性や語彙性，親密度，一貫性などの単語属性により成績差がみられるなら，それを考慮した語を訓練として用いるほうがよい．たとえば，検査で心像性効果がみられる場合，イメージの浮かびにくい抽象的な語や機能語，非語などが困難になるので，具象性の高いものから，少しずつ具象性を落として難度を上げていく．漢字と仮名に凹凸があるなら，できるところから確実にしていく．単語より1文字のほうが難しい場合もあるので，1文字に対する評価やアプローチも必要である．仮名の障害が残存する場合，仮名訓練（キーワード法）も有用である．さらに，単語レベルから文や文章レベルに上げていく．短文レベルでは漢字の部分に仮名ふりをすることでより正確に音読できることもよく観察されることであり，漢字と仮名の複数表記があることを生かした練習方法も有効である．

参考文献

1) 伏見貴夫：認知神経心理学．よくわかる失語症セラピーと認知リハビリテーション（鹿島晴雄，大東祥孝，種村 純，編）．永井書店，大阪，pp.60-83，2008．

2) Fushimi, T., Ijuin, M., Patterson, K., et al. : Consistency, frequency, and lexicality effects in naming Japanese Kanji. Journal of Experimental Psychology ; Human Perception and Performance, 25 : 382-407, 1999.

3) Crisp, J., Lambon Ralph, M.A. : Unlocking the Nature of the Phonological-Deep Dyslexia Continuum : The Keys to Reading Aloud are in Phonology and Semantics. Journal of Cognitive Neuroscience, 18(3) : 348-362, 2006.

4) Friedman, R.B. : Recovery from deep alexia to phonological alexia : Points on a continuum. Brain and Language, 52 : 114-128, 1996.

5) Lambon Ralph, M.A., Graham, N.L. : Acquired Phonological and Deep Dyslexia. Neurocase, 6 : 144-178, 2000.

Question 15

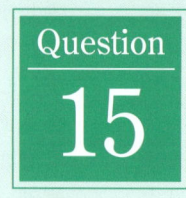

塚本　能三
（今村病院　言語聴覚療法室）

全失語，重度失語の患者さんに対する心理的対応法，受動的発話の生かし方について教えてください。

I. 全失語，重度失語の患者さんに対する対応法

1. 患者さんの心理的側面

「評価をする立場が治療者で，評価を受ける立場が患者である。その関係性は患者側に様々な影響を及ぼす」[1]と指摘されている。たとえば，患者さんは検者と面して課題的なことを求められると，平常心ではなくなり，気持ちが高まり，不安な状態になる。さらにその状態を強める要素として，重篤な失語症，すなわち，言語的コミュニケーション手段の使用困難がある。課題の遂行を求められた患者さんは，課題に反応する衝動に駆り立てられ，自己の重篤なコミュニケーション障害を補うように反応するという可能性は十分考えられる。ここで筆者が経験した2例を示す。

左中大脳動脈領域に広範な病巣を有した全失語のAさんは，課題に応じるときに吹く動作をした。特徴的なことは，吹く動作は日常生活場面や，その他のリハビリ訓練場面では一切確認されず，ST室での課題に応じるときのみに現れたことである。対座する治療者への意識の高まりが，代償するコミュニケーション手段を有さないことから，吹くという原始的な動作で反応したとも考えられた[2]。一方，左前頭葉に広範な病巣を持つ，重度失語症のBさんの動作はAさんとは異なっていた。Bさんの動作は，発症直前まで勤務先で行っていた，人，車を誘導する動作であった。この誘導動作は人，場所によらず現れた。Bさんの場合もAさんと同様に，人との関係性から生じる高揚感など，醸し出される心理的側面に加えて，本例の性格的側面の影響が発現に関わったと考えられた[3]。以上のことから，患者さんへの過剰な負担は，訓練のみならず，日常生活に支障をもたらす異常動作をも生じさせる。そのことを私たちは知り，患者さんの心理的側面を十分考慮して関わっていかなければならないことがわかる。患者さんが呈する異常動作は稀であるが，筆者の経験からの対応法，および訓練技法について述べる。

2. 患者さんが呈する異常動作への対応法，および訓練技法

1）Aさんへの対応法

Aさんの場合はST場面に限り反応がみられたため，ST室で行うような対面の訓練はやめ，病室やOT室を借用するなど環境をかえて訓練を実

施した．その結果，吹く動作は消失した．

2） Bさんへの訓練技法
Bさんの場合は訓練適応と判断し，以下のことを実施した[4]．

ⅰ）目的
反応時に出現する誘導動作（異常動作）を消失，もしくは軽減させ，コミュニケーション能力を引き出す．加えて，コミュニケーションの代償手段としての身振り，手振りを獲得させることでコミュニケーション能力を高める．

ⅱ）対象
異常動作が日常生活に支障を及ぼしている重篤な失語症者．

ⅲ）方法
（1）異常動作の抑制：異常動作が出現した時に検者が口述，指差しで注意を与え，本人に気付かせその動作を止めさせる．それが効かない時は検者が，動く腕，手を把握し抑制する．（この時決して暴力的にならないように，穏やかに，優しく対応しなければならない．）

（2）目的動作の表出：単一物品（くし，歯ブラシ，鋏など）の使用動作，ならびに慣習動作（おいで，バイバイなど）を検者が患者さんの手をとり正しい動作を導きながら行う．幾度か行ってから自発的に行うことを促す．自発的にできるようになれば，物品，線画を見せてそれに対応する動作を行ってもらう．（2）は（1）と並行して実施する．

ⅳ）結果
Bさんの誘導動作は消失した．しかし，日常生活場面において身振り，手振りがコミュニケーションの代償手段として生かせるまでには及ばなかった．家族の感想は，コミュニケーションが取りやすくなり，情報量が増えたということだった．

3. 患者さんの心理的側面の読み取り法
重篤な失語症者は，言語的コミュニケーション手段によって内言語を伝達することは極めて難しい．そこで，私たちは患者さんが発信する非言語的コミュニケーション手段から，患者さんの心理的側面を読み取ることが必要とされる．非言語的コミュニケーションとは言語的コミュニケーションとは異なる記号（たとえば，姿勢，身振り，顔面表情，視線の動きなど動作的行動である身体運動など）[5]をいう．先に述べた異常動作もその1つである．私たちは患者さんが発信する喜怒哀楽を含めた心情を，それら記号から察知し，訓練に結び付けていかなくてはならない．たとえば，再帰性発話を発する患者さんは，実在語，非実在語に関わらず，その語句の語気によって心理的側面が読み取れる．かつて筆者が経験したCさんは「メーター」「クーラー」を反復した[6]．穏やかなときは優しい口調による反復で課題に応じた．ところが，急に語気を荒げ罵る感情語も加わる反応がみられることがあった．その時筆者はCさんが落ち着くまで表情，仕草などを観察し声かけをしながらしばらく待った．その後は課題を変えて対応した．一方的，かつ機械的な課題の提示は避けて，患者さんの心理的側面を患者さんが発するサインから読み取って，訓練をすすめることが重要であると考えられる．

Ⅱ. 全失語，重度失語の患者さんに対する受動的発話の生かし方について

1. 患者さんに残存する表出（ここでは発話）機能の見極め

重篤な失語症を呈した患者さんに残存する現象として反復性発話がある．反復性発話とは，「同じことを繰り返し発話する言語障害を総称する．常同言語（stereotypic speech）もほぼ同義である．反復言語，滞続言語はもとより，反響言語，再帰性発話などを含む[7]」とされている．かつて筆者は重度失語症者であるDさんの再帰性発話を経験した．それは「今日はの今日は，明日の今日…」というもので，筆者が一度Dさんと同じ話ぶりで尋ねるように「今日はの今日は明日の明日，明日の今日は？」とDさんに投げかけてみた．すると，Dさんはとても怪訝そうな表情をした．筆者が繰り返すうちに笑い出し，おわりに，「わからんな〜」と言った．自分の語り口調で他者から問いかけられると違和感をもつのに，自己の発話には違

和感をもっていない．すなわち，自己の発話が如何にフィードバックされていないかがわかる．反響言語とは意味理解を伴わずに聞いた言葉をそのまま口に乗せてしまう[8]ことで機械的な同語反復に限らず，補完現象もみられる．補完現象とはことわざなど文を途中まで言って聞かせると，求めていないのに残りの部分を適切な語句で補って完成する反応である．これらの現象を訓練に生かすことはできないだろうか？

言語野孤立症候群と呼ばれる重度失語症者が唄の題名，ことわざの1部を聞いて完成させる補完現象に加えて，以下の反応をした報告[9]がある．「目を閉じて」と言ったら，彼女は「寝るわ」と言い，「これはバラですか」と問うと，彼女は「バラは赤，スミレは青，砂糖は甘い，そしてあなたもそう」と応える．コーヒーという語には「私はコーヒーが大好きです．私は紅茶が大好きです．私は少女達を愛しています．少女達は私を愛しています．」と応えた．彼女が自発的に発するのは"Hi, daddy,""So can daddy""Mother,"あるいは"Dirty bastard"という決まった言葉だけであった．しかし，ある刺激語を与えられることで，残存する定型語句以外の語句が表出される．しかも関連語が連鎖的に表出されていることは注目すべきことである．重篤な失語症を有する患者さんに残存する機能を見極め，それを生かして訓練に役立てることは重要で，残存する定型語句以外の語句の表出は患者さんのフィードバック機能に何らかの影響を及ぼす可能性も考えられる．その一例を以下に述べる．

筆者が経験したEさんは，左半球中大脳動脈流域広範な病巣を有する重度Wernicke失語であった．発語は「全然言われへんわ」が定型語句で，稀に単語レベルの表出がある程度であった．呼称は困難であったが，発症から3年を境に変化がみられた．その変化に一役を担ったのはEさんに残存する歌唱など[10]であった．たとえば，Eさんに呼称課題として犬の線画を示すと「犬のおまわりさん」を正確に歌いだし，野球の線画を見せると「野球拳」，鯛は「浦島太郎」，さるは「お猿のかごや」を歌うのである．時にはハミングで応じることもあった．しかし，歌は正確に歌え，目標語も口述しているにも関わらず，呼称に結びつけることができない．結果何回も歌い続け，歌い終わっては首をかしげた．そのようなEさんに実施した訓練技法について以下に述べる．

2. 患者さんに残存する表出機能を生かした訓練技法（Eさんへの訓練技法）

ⅰ）目的

患者さんに残存する表出機能を生かし音（単語）の再現性を高める．

ⅱ）対象

自動言語（ここでは数系列，歌唱である．）がある程度保たれ，発語失行のない重度失語症者．

ⅲ）方法

<u>1段階</u>：系列的に1から10まで数えてもらい，予め検者が示す数（提示法は口述，数字，指）を口述してもらう．たとえば検者が「3」を提示する場合，患者さんが数系列を口述し始め「1・2・3」で止めるだけでは，不可で，少なくとも2度以上「3」のみが言えるという再現性を確認する．そのために以下のことを行う．

A）数系列の口述速度を可能な限り落としてもらう．

B）患者さんが目標音を発する直前から次の音が目標音であることをしっかりと意識づけるために，検者が「次の音ですよ」と声かけをしたり，身振り，表情でそのことを強調する．

<u>2段階</u>：目標とする数の音が数系列から引き出せるようになれば，次の段階に移る．患者さんのための呼称課題を作成する．本例が歌える歌唱に含まれる名詞（絵に表せる）の線画を集める（先に述べた猿，鯛など）．それら呼称課題を以下の順番ですすめその都度ヒントを与えながら，正答した段階で別の線画へと移る．

a）線画をみせて呼称をしてもらう．

b）「この絵から思い浮かぶ唄を歌ってください．」と歌唱してもらう．

c）その歌唱の歌いだしの箇所をSTがヒントとしてハミングする．

d）その歌唱の歌いだしの箇所をSTがヒントと

して歌唱する。

　e）患者さんが歌いだすと，1段階で行ったA）B）の要領で単語音を引き出してもらう。

　この方法は五十音，干支など患者さんに保たれた自動言語でも応用できる。

　ⅳ）経過と結果

　本訓練を外来にて1週間に1回（40分の中で少なくとも10分以上）を約2年間実施した。その間この訓練のみ集中的に行ったのではなく，コミュニケーションノートの作成（実用には至らなかった）など，その他の課題も実施している。結果は呼称の成績に著しい改善がみられた。SLTAの呼称の正答率が訓練開始前の1割から9割に改善したことから，訓練で使用した単語のみならず，その他の単語にも般化したといえる。しかし，筆者にとってのこの2年間の訓練は難航したという印象が強い。それは訓練の1段階を達成するのに1年以上も経過したことからもわかる。患者さんにとってできないことを1年以上もやらされることの苦痛は計り知れない。それでもEさんは拒否されることなく，いつも笑顔と笑い声をたてながら楽しそうに取り組まれた。Eさんの訓練に対する前向きな取り組みが結果に結びついたと思われた。

Ⅲ. おわりに

　失語症者への訓練は，たとえばAさんに効果的であった訓練技法が必ずしもBさんに適応するとは言えない。それは「患者の病前の能力，脳損傷の原因や程度，発症からの時間的経過等々，失語症者の背景」[11]がそれぞれ異なるからである。さらに加えるならば，患者さんの人となりもそれぞれ異なることを十分考慮しなければならない。重篤な失語症を有する患者さんへの対応法，訓練技法で苦慮しているSTは多いと思われる。この章の内容から，読者の方に少しでもヒントを得るきっかけをつくれたとしたら，筆者にとって最大の喜びである。

　謝辞：症例提示させていただいた患者さん，そしてその御家族の皆様に深く感謝の意を表します。

参考文献

1) 中村陽吉：対人場面の心理. 東京大学出版会, 東京, 1998.
2) 塚本能三, 浦上郁子, 大野恭子, ほか：訓練場面で息を吹きかける行為がみられた重度失語症の1例. 第23回日本神経心理学会総会予稿集：106, 1999.
3) 塚本能三：動作の解放現象を認めた重度失語症の1例―課題への応答として現れる習熟した誘導信号動作―. 高次脳機能研究, 29(4)：408-414, 2009.
4) 塚本能三：動作の解放現象を認めた失語症の1例―訓練の阻害因子となった誘導動作へのアプローチ法―. 第7回日本言語聴覚士協会総会抄録集：166, 2006.
5) 星野　命, 編：対人関係の心理学. 日本評論社, 東京, pp.122-123, 2006.
6) 塚本能三, 今村和弘：交通事故による頭部外傷後に再帰性発話（RU）を呈した1例. 第35回日本高次脳機能障害学会学術総会講演抄録：269, 2011.
7) 波多野和夫, 広瀬秀一, 中西雅夫, ほか：反復性発話について. 失語症研究, 14(2)：140-145, 1994.
8) 山鳥　重：神経心理学入門. 医学書院, 東京, 1986.
9) Geschwind, N., Quadfasel, F.A., Segarra, J.M.：Isolation of the speech Area. Neuropsychologia, 6(4)：327-340, 1968.
10) 塚本能三：線画呼称で歌の旋律のハミング, 歌唱から目標語を引き出す反応を示した失語症の1例. 第34回日本高次脳機能障害学会学術総会講演抄録：125, 2010.
11) 佐藤睦子：失語症タイプと言語治療. 高次脳機能研究, 30(2)：308-312, 2010.

Question 16

中村　やす
（調布市総合福祉センター）

失語症者を対象としたグループ訓練の目的と進め方を教えてください。また，グループ訓練の具体的な課題について教えてください。

　失語症グループ訓練（以下，グループ訓練）の具体的課題や進め方は，目的やメンバー構成によっても異なり多種多様である。したがって本稿では，言語聴覚士（以下，ST）がグループ訓練を運営し実践するに当たって必要と思われる，基礎的知識と原則を中心に示した。より具体的方法については，本稿を参考にして臨床現場で考案，工夫して頂きたい。

I．グループ訓練の意義と目的

　グループ訓練には，個人訓練では得られない様々な利点や意義がある。個人訓練ともっとも大きく異なる点は，グループ訓練の場が，メンバー間の相互作用が生じる場であるという点である。そのことにより，コミュニケーション面の改善そして障害への適応と社会参加といった心理・社会面の回復・改善などを図ることが可能となる。図1にグループ訓練の意義と目的を示した。

1．コミュニケーション面の改善を図る

　失語症者のコミュニケーションの機会は家族やSTなどごく限られた人たちとのコミュニケーションに狭められていることが多い。まず他者とのコミュニケーションの機会を提供し，コミュニケーションが成立する体験を持つことが必要である（①コミュニケーション機会の提供，②コミュニケーション成立の体験）。

　また失語症者は，健常者とのコミュニケーションにおいて，有用であるはずの代償手段を使うことを制限してしまうことも多い。同じ失語症者同士のグループ訓練の場は，代償手段などの様々なコミュニケーションストラテジー（聞き返し・代償反応・自己修正・回避等）の獲得と使用において有用な機会となる。さらには話し合いでの役割交替や話題維持，話題の切り替え，質問，応答，要請といった様々な語用論的なコミュニケーションスキルを体験して使用する機会となる（③コミュニケーションストラテジーやコミュニケーションスキルの獲得と使用の機会）。

2．心理・社会面の回復・改善
　（障害への適応と社会参加）

　失語症者は自分のコミュニケーションや自分自身に対して自信が持てなくなっていることが多い。グループ訓練の場は，STやメンバーに受け

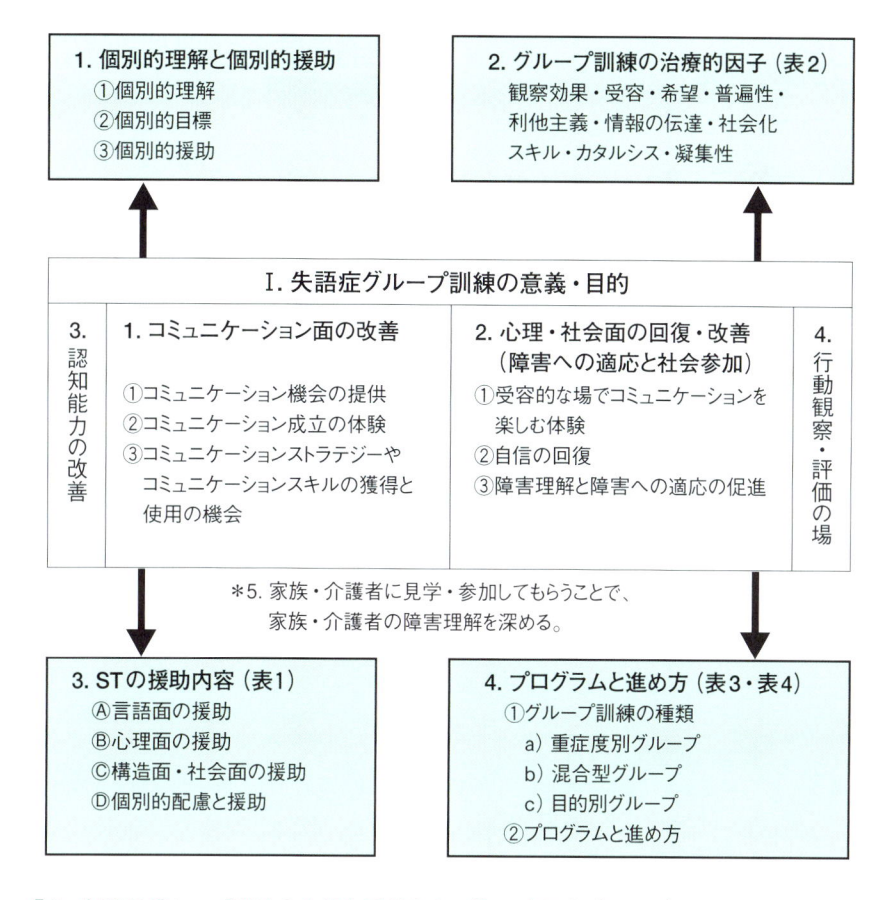

図1 「I. 失語症グループ訓練の意義と目的」と，「II. 失語症グループ訓練の方法」の4つの要素

1. 個別的理解と個別的援助
①個別的理解
②個別的目標
③個別的援助

2. グループ訓練の治療的因子（表2）
観察効果・受容・希望・普遍性・
利他主義・情報の伝達・社会化
スキル・カタルシス・凝集性

I. 失語症グループ訓練の意義・目的

3. 認知能力の改善

1. コミュニケーション面の改善
①コミュニケーション機会の提供
②コミュニケーション成立の体験
③コミュニケーションストラテジーやコミュニケーションスキルの獲得と使用の機会

2. 心理・社会面の回復・改善（障害への適応と社会参加）
①受容的な場でコミュニケーションを楽しむ体験
②自信の回復
③障害理解と障害への適応の促進

4. 行動観察・評価の場

*5. 家族・介護者に見学・参加してもらうことで，家族・介護者の障害理解を深める。

3. STの援助内容（表1）
Ⓐ言語面の援助
Ⓑ心理面の援助
Ⓒ構造面・社会面の援助
Ⓓ個別的配慮と援助

4. プログラムと進め方（表3・表4）
①グループ訓練の種類
 a) 重症度別グループ
 b) 混合型グループ
 c) 目的別グループ
②プログラムと進め方

入れられて，やりとりやコミュニケーションを楽しむ機会となる（①受容的な場でコミュニケーションを楽しむ体験）。そしてコミュニケーションが成立することにより，またメンバー同士が助け合って他の人の役に立つことを体験することにより，自信の回復が得られ，自己評価を改善する機会となる（②自信の回復）。さらに障害に前向きに対処するといった障害への適応モデルが他メンバーによって示されることや，メンバー同士の励まし合いにより，障害理解や障害への適応が促される（③障害理解と障害への適応の促進）。

3. 認知能力の改善

グループ訓練の場は，多様なやりとりが進行している場である。これらを理解してコミュニケーションを行うためには，注意の集中や切り替えなどの注意機能を必要とする。記憶や遂行機能についても多くの刺激が与えられる。これらの高次脳機能や認知能力の改善を図る上でも有用な場となる。

4. 行動観察と評価の場

コミュニケーション行動，対人行動，認知機能，心理・社会面の状態など，個人訓練では情報を得ることが困難な能力や状態の観察と評価が可能である。

5. その他

他に家族や介護者の見学や参加により，障害理解を深めてもらう機会ともなり得る。

II. グループ訓練の方法

グループ訓練の運営実施に必要な4つの要素について具体的に解説する（図1）。

1. 個別的理解と個別的援助

1）個別的理解

言語能力をはじめ，合併する高次脳機能障害の問題，代償手段の使用状況，家族関係や経済状況，病前の職業・趣味，そして個人史などの概要をあらかじめ本人や家族などから聴き取り，理解して

表1　失語症グループ訓練でのSTの援助内容

	内　容	具　体　例
Ⓐ 言語面	言語障害に配慮された場としていく	**1. 言語理解障害に対しての援助** 文字や図，絵を用いて理解を助ける。解説する。（全体には板書） **2. 言語表出障害に対しての援助** 言葉が出るのを待つ。「はい」「いいえ」で答えられる質問で答えを引き出す。代償手段の使用を促す（地図やカレンダー，文字や絵の指差し・描画・ジェスチャー表出・書字等）。選択肢を示して意思や意見などの応答を引き出す。発話意図が伝わるよう援助する（不十分な発言の確認，明確化や補足，解説など）。 **3. コミュニケーションの成立に対しての援助** 均等な発話機会に配慮する。注意を喚起する。やり取り，会話の橋渡しをする（発話者の不十分な発言の確認，明確化，補足などを行って発話内容，意図を引き出し，それを他メンバーにわかりやすく解説する等）。コミュニケーションが成立するための配慮と援助を行う。
Ⓑ 心理面	受容的・共感的な場としていく	**受容的雰囲気を作る** 傾聴態度，受容的態度，共感，称賛，激励，などを示し受容的雰囲気を作っていく。またメンバーにもこれらを促す。
Ⓒ 構造面	交流・やりとり・会話の場としていく	**1. 交流場面を作る** 机，座席の配置を工夫する。やりとり場面，会話場面を作る。小グループに分け，少人数での話し合いや活動の機会を作る。
	社会的な場としていく	**2. 社会的な場面を作る** 問題解決のために話し合う場面・相談する場面・決定する場面を作る。また披露・発表の機会・認め合う場面を作る。社会的行動が引き起こされる場面・機会を作っていく。
Ⓓ 個別的配慮と援助	全体への働きかけとは別に個人の能力や状態などに配慮した援助を行う	**1. 時期への配慮** グループへの適切な参加時期を図る。個人の言語能力の状態や心理的な障害への適応時期に配慮してプログラム内容を工夫する。 **2. プログラムや教材，進め方の工夫** 個人の言語能力に配慮してプログラムや教材を工夫する（絵や文字などで選択肢を示す。絵や写真などの視覚的資料を用いる等）。個人史や個人の心理的な障害への適応状態等に配慮して話し合いのテーマを選ぶ。個人の力に見合った役割を選ぶ。 **3. 達成のための援助方法の工夫** プログラムや役割などの達成のために，その場で個別的に援助する。代償手段などのコミュニケーションストラテジーの使用を促して援助する。復唱，音読，発話，文字選択肢の選択，写字，書字，注意の集中を援助する。 **4. フォロー** 葛藤的心理状態や状況認知の問題があるためにグループ場面では表現できないでいる気持ちを聴く。個人のグループ内での経験，状況認知，気持ちを補足する。場合によっては修正する（その場でのフォローが難しい場合は個人訓練場面や個人的場面で行う）。

（中村やす，野副めぐみ，中尾貴美子：失語症者の心理・社会的側面の改善を目的としたグループ訓練．高次脳機能研究，23：261-271，2003[1]より許諾を得て一部改変）

表2 失語症グループ訓練の治療的因子

治療的因子	内容
①観察効果	代償手段などのコミュニケーションストラテジーの使い方や問題への対処の仕方、そして障害への取り組み方などの行動のモデルが示されることにより、観察し学ぶ機会となる。
②受容	STがメンバーを、あるいはメンバー同士が相互に、尊重し共感し暖かく受け入れることによって、メンバーは自信と安定を得る。
③希望	障害を乗り越えた同じ障害をもつメンバーを知ることにより、自分も同じように障害を乗り越えることができるという希望を得る。
④普遍性	様々な症状や後遺症は、自分だけが経験していることではないこと、孤独ではないことを知ることができる。
⑤利他主義	グループメンバーはお互いに助け合う。他の人を援助するという利他的行動により、自分が他の人の役に立つことを体験する。それは再び自己評価を取り戻すという点で重要である。
⑥情報の伝達	グループにおいては、STやメンバー同士または外部の人間によって様々な情報が与えられる。グループは役に立つ情報や助言を伝える場でもある。
⑦社会化スキル	失語症者は友人や家族を含む社会状況で、困惑や恐れなどのために、コミュニケーションを避け、代償手段を使うことなどを制限してしまう。グループ場面は、参加者が対人関係スキルやコミュニケーションスキルを学び、それを使う安全な機会と場を提供している。
⑧カタルシス（浄化）	多くの失語症者は、口に出せないいろいろな感覚や恐怖心を持っている。グループは、人に聞いて理解してもらうことで、これらの感覚から解放される安全で支持的な環境を与える。
⑨凝集性	グループの凝集性は、個人訓練における信頼に似ている。凝集性があるグループは不思議な作用を発展させる。一人のメンバーの困難な問題をグループの援助によって解決すると、他のメンバーにもポジティブな影響を与える。このことによりグループの凝集性は高まる。

* Marshall (1999)[3] は、Yalom (1991)[4] が集団精神療法の分野で提示した11の治療的因子の中の7つ（希望，普遍性，利他主義，情報の伝達，社会化スキル，カタルシス，凝集性）を失語症グループ訓練においても適応されるとした。中村 (2005)[5] はこれに「観察効果」と「受容」の2つを加えた。
（中村やす：失語症者の心理・社会的問題とその援助．脳卒中後のコミュニケーション障害，改訂第2版（竹内愛子，河内十郎，編）．協同医書出版社，2012[2] より許諾を得て転載）

おく。

2）個別的目標

個別的理解を元に言語機能面、コミュニケーション面、心理・社会面の観点から具体的で個別的な目標を立てることができる。例：「質問をする」「代償手段を使って伝える」「伝達意欲を活性化する」「人の話に関心が持てるようにする」「障害への強いこだわりを和らげる」等。

3）個別的援助

目標を達成するために、必要な援助を個別的に行う（表1の①）。例：「代償手段の使用を促し、困難な場合は達成されるよう援助する」「選択肢を示して意思や意見を引き出す」等。また障害を受け止めきれないといった葛藤的心理状態のために、グループ場面で表情が暗い、応答が少ない、否定的表現が多いなどの状態が見られる場合は、「個人的に状況認知や気持ちを聴いてフォローする」ことも必要になる。

2. グループ訓練の治療的因子（表2）

グループ訓練で起きていることを表2の治療的因子の観点で見てみよう。たとえば、メンバーが代償手段を使うなどして諦めずに伝えようとする様子を目の当たりにし、そのことにより、障害を持っているのは自分だけではないとわかり孤独感が和らぐ（普遍性）。代償手段の使い方や障害への対処の仕方を学ぶことができる（観察効果・社会化スキル）。そして自分も障害を乗り越えることができるという希望を持つことができる（希望）。グループ訓練が有効であるとすればなぜ有

表3 失語症グループ訓練のプログラムと進め方の例（重症度別の教材の工夫と進め方）

	プログラム例	重症度別グループ（重度）	重症度別グループ（中度）	重症度別グループ（軽度）
教材の工夫	近況報告	a) コミュニケーション補助カード ①応答選択肢カード：大カテゴリーから小カテゴリーまでの名詞選択肢（文字，文字＋絵，写真など）を書いたカード。例：選択肢カード（1）（大カテゴリー）〜「自分の事・家族の事・事件・スポーツ・政治・その他」⇒選択肢カード（2）（小カテゴリー）【（1）でスポーツ選択の場合】〜「プロ野球・相撲・サッカー・ゴルフ・テニス・その他」⇒選択肢カード（3）（小カテゴリー）【（2）でプロ野球選択の場合】〜「各球団名」⇒選択肢カード（4）「勝った・負けた」「写真」等	a) コミュニケーション補助カード ①動詞選択肢カード：近況で使われそうで，メンバーの言語能力から考えて使用可能な動詞を書いたカード。 例〜「食べた」「行った」「来た」「見た」等。 ②質問カード：「どこ？」「いつ？」「誰と？」「何を？」「どうだった？」等。	
	テーマを決めた話し合いテーマ例「今まで行って良かった所（国内）」	a) コミュニケーション補助カード ①日本地図（県名入り）プリント・カード ②質問カード：「どこ？」「いつ？」「誰と？」「何を？」「どうだった？」等。 ③応答選択肢カード：それぞれの質問への応答として予測される選択肢を書いたカード。例〜「誰と？」に対して，（妻・夫・子供・友人等）。「どうだった？」に対して，（景色が良かった，温泉が良かった，食べ物が美味しかった等） b) 大きな日本地図： 白板に大きな日本地図を貼っておく。	a) コミュニケーション補助カード ①日本地図（県名入り）プリント・カード ②質問カード：「どこ？」「いつ？」「誰と？」「何を？」「どうだった？」等。 b) 大きな日本地図： 白板に大きな日本地図を貼っておく。	a) 日本地図 b) 観光ガイド c) 名所の写真 d) メンバーの旅行写真なども持参してもらう。
進め方	テーマを決めた話し合いテーマ例「今まで行って良かった所（国内）」	1) 発表：順番に1人ずつ発表する。音読，復唱音読などを援助する。近況は→3) 応答へ。 2) 質問：話し合いでは，他メンバーが，「いつ，何歳頃行ったか？」「何が良かったか？」など質問カードを使って質問する。 3) 応答：コミュニケーション補助カードの応答選択肢カードから選択応答。近況では大カテゴリー⇒小カテゴリーと順に応答を引き出す。選択肢に無い内容であれば描画等の代償手段の使用も促すなど，【（表1）ST援助内容】の方法を用いて応答を引き出す。 4) 内容の共有：発表内容を板書してメンバーに伝え共有する。 5) 振り返りと確認：全員の発表終了後，板書を見ながら振り返り確認する。	1) 発表：近況報告では，順番に発表。話し合いでは動詞カードを示して発表（例：「行った」）。音読，復唱音読などを援助する。 2) 質問：話し合いでは，他メンバーが，質問。質問の自発的表出が難しい場合は，質問カードで質問する。 3) 応答：応答の表出も援助しながら進める。自発表出が難しい場合は，選択肢の呈示や代償手段の使用も促すなど【（表1）ST援助内容】の方法を用いて援助する。 4) 内容の共有：発表内容を板書してメンバーに伝え共有する。 5) 振り返りと確認：全員の発表終了後，板書を見ながら振り返り確認する。	①順に自由に話してもらう。 ②やり取りが進まない場合は，質問はないか，メンバーに聞く。同じような体験をしたメンバーに意見を聞くなどして，話を膨らましていく。

＊重症度別グループの例を挙げたが，混合型グループでもメンバーの重症度別の教材の工夫として活用可能である。
＊表には，全体で同時進行する場合を示した。スタッフ数（2名など）が限られている場合や全体で情報を共有しあって進行するほうが良い場合である。これとは別に，参加者2〜3名に1名くらいのスタッフが個別に付いて援助が可能である等，個別的な援助や会話時間が十分取れる場合は，個別の会話時間を取って，応答を引き出した後に，発表，質問，応答と，全体での進行を行うことも可能である。この場合は，プリント形式の教材を用意し，写字や書字を用いた表出手段を挿入することも可能であり，書字訓練にもなる。

効なのか，その治療的因子を十分理解して行い，治療的因子が生かされるような機会を意識して作っていく。

3. STの援助方法，内容（表1）

グループ訓練では，複数の参加者の症状や背景などを個別的に理解した上で，その場の状況や心理状態を的確に捉え，参加者1人1人の目標が達成されるような専門的な援助が必要となる。

4. プログラムと進め方（表3，表4）

1) グループ訓練の種類

プログラムや進め方はグループ訓練の種類によっても異なる。重症度別に分けたa) 重症度別グ

表4 心理・社会的活動プログラム

心理・社会的活動プログラム	内容	期待される心理・社会的効果
【1】活動を楽しむ	緊張を和らげ楽しめるようなゲーム、相互のやりとりや協調的な行動・共感的な気持ちが引き出されやすいゲームを行う。（例：ジェスチャーゲーム、すごろく、風船バレー、歌当てゲーム等々）	・緊張が和らぎ、活動を楽しむ心のゆとりを経験する。 ・楽しい場面の中で自然なやりとりや通常場面では見られない人への働きかけが自然に行われる。 ・受容的雰囲気のゲームの中で、衝撃が緩和された形で、負けることや失敗することを経験する機会となる。 ・障害をもった自分をグループ場面で表す、自己開示への抵抗を軽くする機会となる。
【2】自己表現	様々な表現活動を行う。特に言葉とは異なる方法での自己表現活動を体験する。またグループの場で作品を紹介、発表し、相互に認め合う場とし、社会化された場で認められる体験をする。（例：絵、習字、俳句、年賀状、絵手紙等の制作や、行事での歌、芝居、ハンドベル等の表現活動）	・表現の楽しみを再び体験し、充足感、達成感が得られる。 ・言語とは異なる方法での自己表現が可能であることを体験することで、ことばへの強いこだわりを和らげ、関心の範囲を拡大する。 ・自己開示に慣れる機会となる。 ・グループの場で受容され、賞賛、評価を受けることで、自己評価を高めることになる。
【3】自己開示	言語障害を持った自分をオープンに表していくことに慣れ、相互に認め合う雰囲気を作っていく。現在の生活の様子から昔のことなど自分についての話をし、お互いを知る。（例：近況報告、自己紹介、好きな食べ物から故郷や家族、仕事、発症時の様子、障害のこと等、テーマを決めて話す。）	・言語障害を持った自分をオープンに表していく自己開示に慣れる。 ・受容的雰囲気を経験する。 ・人の話を聞くことにより、人への関心・意識・共感性を促す。
【4】障害理解	自分の言語障害について知り、理解していけるよう促す。（例：言語障害についてのオリエンテーション、発症時の様子や言語の症状、困ること等について話し合う。）	・他の人との障害の比較などにより、自分の障害への理解が深まる。 ・障害について話し合うことで、自己開示に慣れる。 ・他の参加者の障害体験を聞くことで、人への関心が高められ、共感的になれる。
【5】社会的役割・活動	グループの運営に協力するような役割・活動を行う。グループの流れの中で、個人の能力に合わせた役割を取ることで、一人一人の出番を作る。（例：司会、板書、会計、会場準備、片付け、お茶出し、歌の選曲、名札の配布、今日の質問係、等）	・役割はグループの運営に協力するものであり、参加意欲、所属感を強化する。 ・役割は人へのサービスであり、人への関心・意識、人への働きかけを促す。 ・達成することにより、自信をつけ、自己評価を高める。 ・自分にできること、自分の能力についての自己認知を助ける。
【6】主体的参加	自分の意見をグループに反映させることなど主体的参加と自己決定の体験を持つ。（例：行事の前に企画や計画について話し合う、行事の後に反省会を持つ等）	・自分の意見をグループに反映させることにより、参加意欲や所属感を高める。 ・自発的にグループに関わる姿勢を促す。 ・共通経験を言語化し、フィードバックしていくことで言語による経験の再統合を図る。

(中村やす：失語症者の心理・社会的問題とその援助．脳卒中後のコミュニケーション障害，改訂第2版（竹内愛子，河内十郎，編），協同医書出版社，2012[2]）より許諾を得て転載）

ループは，等質性が高いことから目的やプログラムを設定しやすく，援助方法や配慮すべき点も同質であることが多く運営しやすい。一方，重症度やタイプに関係なく構成されたb）混合型グループは，軽度者が重度者を援助するなど多様な相互作用が生じやすいが，重度者が置き去りにならな いように配慮する。目的やプログラムを決めて行うc）目的別グループでは，最初に参加者に目的を伝えて同意を得てから参加してもらう。たとえば，筆者が経験したことがあるグループとしては，新聞を読んで話し合う「新聞グループ」，課題学習などを中心に行う「課題グループ」（失語症グ

ループ訓練を体系的に分類したKearns[6]の分類の「直接的な言語治療グループ訓練」に対応する)，行事の企画を行い，役割分担をして手順を決め実行する「企画運営グループ」(中村[7,8])，絵や文などを作ったり編集したりする「文集グループ」，自己評価の向上や障害へのこだわりの緩和などを目的とした「心理・社会面の改善を目的としたグループ訓練」(中村ら[1])などがある。他に退院後の生活について話し合う「退院グループ」(Kearns分類の「移行グループ訓練」に対応)，問題解決に向けて話し合う「問題解決グループ」(Marshall[9])などがある。

2) プログラムと進め方

実際の訓練では，グループ全体の目的と個人の課題や目標の両方を考慮して行う。また一つのプログラムを実施することにより，言語機能面，コミュニケーション面，心理・社会面の改善がともに図られるように教材，進め方，STの援助法等を工夫して行う。たとえば「近況報告」や「話し合い」のプログラムでは，言語機能面とコミュニケーション面の改善を目的として，重症度別に教材と進め方を工夫する(表3)。聴覚理解，復唱，音読，発話，(文字選択肢の)読解，質問応答訓練，書字，写字，注意の集中，記憶，などが訓練を意識しない状況で，刺激され訓練される。また同時に心理・社会面の改善を意識したアプローチも行う。表4は，心理・社会面の回復・改善を目的としたグループ訓練のプログラム例で，期待される心理・社会的効果も示している。「近況報告」や「話し合い」などの【自己開示】のプログラムでは，個人的な経験を話すことにより，言語障害を持った自分をオープンに表現していく自己開示に慣れることや，メンバーに聞いてもらうことにより受容的雰囲気を感じること，そして人の話を聞くことにより人への関心・意識・共感を促すなどの効果を意識して行う。受容的雰囲気を作るよう留意し，発表時間を設けて人の話を聴く機会を作ることや，自己開示への抵抗がある場合はその原因などにも配慮し，段階的に抵抗が緩和されるように援助する。

5. 運営上の留意点

1) 参加者の選定

社会的行動障害により情動コントロールが難しい場合や精神活動の低下が顕著である場合，周囲に関係なく話し続ける症状が顕著な場合は，参加の判断は慎重に行う。

2) スタッフ

メンバー数やメンバーの重症度によって異なるが，STはできれば2名が必要である。一人が進行を受け持ち，もう1人は個別的援助を受け持つ。

3) 流れ

メインプログラムは毎回変わっても，たとえば「始めの挨拶⇒出席確認⇒体調伺い⇒メインプログラム⇒終わりの挨拶」のように，その前後の流れは毎回同じ流れで進められるほうが，予測可能になり参加者は落ち着いて参加できる。

4) 部屋

注意の集中が図られるように配慮する。静かな個室や区切られたスペースを確保する。

5) その他

大前提であるが，グループ訓練の主役は参加者である。STやスタッフが表出の少ない参加者に代わって話し過ぎてしまったり，主導的になり過ぎてしまわないように注意する。

他に，グループ訓練の具体的方法や課題・ゲームについては，「失語症のグループ訓練」(鈴木と中村[10])，「概説失語症グループ訓練」(中村[5])，「失語症のグループ訓練―基礎と122の課題」(鈴木ら[11])，「ことばのゲーム集」(地域ST連絡会編[12])なども参照されたい。

参考文献

1) 中村やす, 野副めぐみ, 中尾貴美子：失語症者の心理・社会的側面の改善を目的としたグループ訓練. 高次脳機能研究, 23：261-271, 2003.

2) 中村やす：失語症者の心理・社会的問題とその援助. 脳卒中後のコミュニケーション障害, 改訂第2版(竹内愛子, 河内十郎, 編). 協同医書出版社, 東京, pp.344-362, 2012.

3) Marshall, R.C.：Introduction to Group Treatment

for Aphasia ; design and management. Butterworth-Heinemann, Woburn, pp.10-12, 1999.

4) Yalom, I.D. : Theory and practice of Group Psychotherapy. 3rd ed, Haper Collins, New York, 1985（川室　優, 訳：グループサイコセラピー：ヤーロムの集団精神療法の手引き. 金剛出版, 東京, pp.23-32, 1991）.

5) 中村やす：概説失語症グループ訓練. 失語症者の実用コミュニケーション臨床ガイド（竹内愛子, 編）. 協同医書出版社, 東京, pp.192-206, 2005a.

6) Kearns, K.P. : Group Therapy for Aphasia; Theoretical and Practial Considerations. In : Language Intervention Strateges in Adult Aphasia (ed Chapy,R). 3rd ed., Williams & Wilkins, Baltimore, pp.304-321, 1994（第15章失語症のグループ訓練：理論的, 実践的考察. 失語症言語治療の理論と実際, 第3版（河内十郎, 河村　満, 監訳）. 創造出版, 東京, 2003）.

7) 中村やす, 中尾貴美子, 野副めぐみ, ほか：失語症者の自立的活動と社会参加を目的としたグループ訓練—グループの運営活動を訓練活動としたグループ訓練（会）. 日本言語聴覚学会予稿集, 81, 2005b.

8) 中村やす：失語症グループ訓練：グループの運営活動を中心としたグループ訓練. 失語症者の実用コミュニケーション臨床ガイド（竹内愛子, 編）. 協同医書出版社, 東京, pp.207-211, 2005c.

9) Marshall, R.C. : Problem-focused group therapy for mildly aphasic clients. AM J speech-Lang Pathol , 2 : 31-37, 1993.

10) 鈴木　勉, 中村やす：失語症グループ訓練. よくわかる失語症セラピーと認知リハビリテーション（鹿島晴雄, 大東祥孝, 種村　純, 編）. 永井書店, 大阪, pp.322-330, 2008.

11) 鈴木　勉, 鶴田　薫, 小川節子, ほか：失語症のグループ訓練—基礎と122の課題—. 三輪書店, 東京, 1994.

12) 地域ST連絡会, 編：ことばのゲーム集. エスコアール, 千葉, 2009.

Question 17

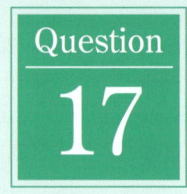

種村 純
(川崎医療福祉大学 医療技術学部)

行動変容法，刺激促通法，機能再編成法，認知神経心理学的方法などの言語治療法の考え方について教えてください。

本項では本書で次々に解説される具体的な言語治療法が展開されてきた背景にある理論について解説する。

I. 行動変容理論，教育的方法

失語症の症候学が成立した19世紀後半では言語機能についての局在論の立場から，失語症者は言語野の損傷によって言語機能を失っているのだから，言語治療では言語機能の再学習を行う必要がある，と考えられた。復唱の際に鏡や治療者の口許をよく見せたり，子どもの語音の獲得順序に従って構音訓練を行い，母音から始まって，破裂音，摩擦音，子音プラス母音の順序で行うと定式化された。

20世紀半ばにいたって，この間のオペラント学習理論の発展に基づいて失語症者に対する学習プログラムが開発されるようになった。プログラム学習ではもっとも単純なものから始め，スモール・ステップで少しずつ学習するという原則がある。プログラム学習の適用研究から，失語症者では健常者に比べ，より細かいステップ，より多くの反復，より体系的な課題構成が必要であるとされた。

失語症例を対象とした単語の視覚認知・聴覚的理解等多くの学習プログラムが考案された。たとえば，4文節文（角のたばこ屋でマッチを買った）の復唱をゴールにするプログラムでは，開始反応は「たばこ」で，「たばこ屋」，「角のたばこ屋」，「角のたばこ屋で」，「角のたばこ屋で買った」，「角のたばこ屋でマッチを買った」の順に復唱訓練を進めていく。各ステップで正反応に対して「そう，良いですよ」というように強化を与える。誤反応に対しては再刺激を与える。再刺激に対して再び誤反応が出現した時は，1ステップ後戻りさせる[1]。

行動変容学派の失語症治療に対する大きな貢献の一つは単一症例に対する特定の治療の効果を検討するための実験計画を開発したことである。訓練方法を厳密に規定し，訓練開始前にベースラインを測定するなどプログラム学習の技法を適用する。このような考え方に立つ代表的な言語機能の学習プログラム集として笹沼ら[1]を挙げることができる。

II. 刺激促通理論

前項の教育的アプローチでは発話の訓練に主眼

が置かれてきたのに対して，20世紀に入ってから「失語症の本質は個々の音を作ることではない」という批判が生じ，「なるべく多くの聴覚刺激を与える方法」が提唱され，刺激促通法が提唱されるようになった。この立場では，「失語症はすでに獲得された言語機能がその解剖・生理学的基盤が損傷されたために低下することであって，ある特定の語などが失われた状態ではない。したがって，幼児の言語発達とは異なった方法で治療されるべきである」，と考える。Schuellら（1964）[2]は聴覚的刺激を特に強調し，以下のような訓練法を展開した。治療者は障害された過程が最大限に機能するように感覚刺激を与え，脳内に様々な複雑な事象を生じさせる。失語症には聴覚処理の障害があり，適切な聴覚刺激を強力に，反復して与える。反応を生起させ，その反応の矯正は最小限に止める。また聴覚系は発話のフィードバックによる調節も行う。

　失語症例には言語理解，呼称，復唱，音読，書字などの言語モダリティによって，言語情報処理能力に差があるが，健常な言語モダリティで特定の単語や文を反応した後の一定時間では，それまで正答不可能であった言語モダリティで正答することができるようになることを遮断除去（ディブロッキング）現象という[3]。遮断除去法では，「2つの言語モダリティのうち一方は障害されており，他方は障害されていないこと」と，「これら2つの言語モダリティで処理されるべき一定の項目（語や文）がある」，という2つの条件が前提となる。良好な言語モダリティと障害された言語モダリティの両者を組み合わせるものを単一的遮断除去法，良好な言語モダリティから1つの障害された言語モダリティをディブロックした後，次にまた別の言語モダリティを順次ディブロックする方法を連鎖的遮断除去法という。失語症では言語モダリティ間に成績差がみられ，保たれた言語モダリティと損なわれた言語モダリティとを組み合わせることによって，損なわれた言語モダリティの反応を改善しようと言語訓練を計画する。一般的に言語モダリティの間で難易度をみると，多くの患者では言語理解（聴覚的理解，読解），発話，書字の順に難しくなる。

　言語モダリティを組み合わせること以外に様々な手がかりを活用してことばの表出を促進しようとする方法がある。呼称しようとしているものの使用法を言うなど，その語との連想を利用する。文脈を与える，主格，目的格にあたる名詞および助詞を与えて用言の表出を促す。たとえば，「木の葉が」を与えて「落ちる」を表出させようとする。この際さらに副詞や擬態語を与えるとより効果的かもしれない。たとえば「木の葉がハラハラと」→「落ちる」。また形容詞や連体修飾語文節から名詞の表出を促す。たとえば，「日本一高い」→「富士山」。また単語の最初の音節を与えることもよく行われる。たとえば，「ほ」→「ほん」，「つ」→「つくえ」。こうした手がかりが実際のコミュニケーションに活用できるようになるためには手がかりも自分で与えられるほうがよい。その意味では語頭音の手がかりよりも語連想や文脈を与えるもののほうが自ら活用しやすい。自ら活用しやすい方法としては，文字に書いて音読する，同意語，反意語，定義・音の似た語を言ってみる，ジェスチャーをする，仮名を漢字に，漢字を仮名に直してみる，などがある[4]。

　以上のような刺激促通法の体系的方法の一つにメロディック・イントネーション・セラピー（MIT）[5]を挙げることができる。重度のBroca失語症患者でも歌を歌えることは多い。MITではこの現象を利用して，言おうとする句や文を一定の音楽的パターンにのせて歌うように話すものである。話しことばのプロソディに含まれる3つの要素，すなわちメロディ，リズムおよび強勢を図示する。教材は意味的にも統語的にも完全で正常な句や文を用いる。①手でタッピングしながらメロディをハミングする。②手でタッピングしながら抑揚をつけた文を治療者に合わせて斉唱する。③同様にして復唱する。④叙唱，すなわちプロソディ・パターンをつけた文を歌うように唱える，を行う。最初は治療者と斉唱し，次いで復唱する。その後通常の話しことばのプロソディで文を復唱する。

表 各言語治療法の背景理論

言語治療理論	失語症の性質	改善のメカニズム	言語治療の方法
行動変容	言語野の損傷による言語機能の喪失	言語機能の再学習	単純な知識からはじめ、スモール・ステップで学習するプログラム学習
刺激促通	神経学的基盤の損傷による機能低下	多くの刺激を与えて脳に様々な事象を生じさせる	聴覚刺激、良好な言語モダリティ、連想、文脈により言語反応を促通。刺激法、遮断除去法、メロディック・イントネーション・セラピー
機能再編成	システムとして関与する多くの神経組織の一部の損傷による機能障害	障害された構成要素に対して別経路で機能を成立させる	仮名と漢字単語の対連合学習による仮名処理の改善。音読による呼称訓練など
認知神経心理学	各言語課題を処理する認知過程のモデルに基づいて障害のメカニズムを分析	障害された過程に応じた言語知識を学習する	意味的治療、音韻的治療など言語知識別に関連課題を行う

III. 機能再編成

20世紀後半に入ると失語症の症候学が発展し、局在論か全体論か、という単純な2分法ではなく、障害された過程と健常な過程を詳細に評価するようになった。Luriaは特定の機能に対しては多くの神経組織が関与しており、それらはシステムをなしている、と論じた[6]。この機能系の一部の損傷によって機能障害が生ずるが、機能系の構成要素と、それらを繋ぐ経路のどこが障害されているかを同定し、別の経路でその機能が成立するように、訓練方法を計画する。柏木[7]は失語症における機能再編成法の適用例として、仮名訓練と九九訓練を挙げている。仮名訓練とは平仮名の音読および書字の障害に対して、仮名1文字ごとに患者が想起しやすい単語（キーワード）を、たとえば「あ」に対して「足」、「い」に対して「胃」のように決め、1音とキーワードとの対応を訓練して音読・書取へと導く。また九九訓練とは音声言語に依存して学習、使用している九九を失語症例に文字言語系を通じて再学習させようとするものである。

全般的な言語機能の促進を行ったあとでは、各患者に固有の障害が明らかになってくる。音読は可能だが復唱は困難で促進もされない、漢字書字は可能だが仮名に直せない、などである。次の段階では各患者のモダリティ別障害パターンからことばの表出に結びつく一定のルートを仮定し、そのルートを習得させる訓練を計画する。失語症の障害パターンとして、ことばを音として処理する過程（音韻経路）に障害がある場合と、言葉の意味を処理する過程（意味経路）に障害がある場合とを分ける考え方がある。音韻経路に主な障害がある場合、復唱を用いたのでは発話に結びつかない。このような時には漢字を用いて意味経路を活用することを考える。漢字書字を練習し、書字した漢字を音読することによって呼称に至ることができる[8]。

IV. 認知神経心理学の観点

今までに述べてきた介入方法を適用する言語過程を決定するにあたって、言語課題に内在する認知過程のうち、いずれが障害され、いずれが保持されているかを同定する必要があり、そのために認知過程のモデルを用いる。治療は障害された認知過程の改善、あるいは保存された認知過程を通じての代償を行う。言語課題の情報処理モデルとは特定の課題、たとえば呼称、に必要な操作の系列的セットであり、障害された過程を特定するこ

とができる。たとえば呼称の過程を検討すると，①絵や実物を視覚的に分析する，②対象物の意味をとらえる，③意味記憶において想起された単語の意味を発話表出辞書で単語の発話形式を明確にする，④音韻表出バッファーで個々の発話音声がイメージされ，⑤実際に発話される。最初の視覚情報処理段階での障害では書字動作の記憶と結びつける。視覚表象を意味記憶へと結びつける段階の障害では視覚刺激，対象物の名称，物品の触運動的刺激を与える。発話表出辞書で対応する語彙を検索する段階の障害に対しては絵や実物と対応づけることなど，意味記憶を強める。音韻表出バッファーでの音の選択・配列の障害に対しては復唱，仮名音読，モーラ分解・抽出などの音韻的訓練が行われる。構音運動実行に至る障害に対しては構音運動自体の訓練がなされる。このように障害のレベルを分析することによって適切な訓練法を選択することができる。現代の認知神経心理学的治療法では意味，音韻および統語の知識を直接する訓練法が開発されている。ここではいくつかの意味的および音韻的治療課題を紹介する[9]。

1. 意味的治療

対象物の意味特徴の特殊な詳細を失っている者に対し，単語に関する意味情報を与える。密接に関連した対象の間の意味特徴を対比させる。絵の意味的詳細に関する判断，意味特徴の記述，類似対象物間の意味特徴の弁別，語彙ごとにカテゴリー，機能，属性などを記述する，などの課題が行われる。

①3以上の単語か絵を呈示し，同じ意味カテゴリーに含まれない1つの単語か絵を選ぶ，②指定された語と意味的に関連がある語を複数の語の中から選択する，③指定された反意語一対（例：夏と冬）と関連する語を複数の語の中から選択する，④適切な形容詞が使われている文を複数の文の中から選択する，⑤上位概念語に対して正しい下位概念語を複数の語の中から選択する，⑥語句や文が意味的に正しいか否かを判断する，⑦目標語句を正しく定義した文を複数の文の中から選択する，⑧テキスト中の意味的に不適切な語句や文を選択する。

2. 音韻的治療

単語の音韻的情報を処理する諸課題を行う。①単語の音読，復唱，呼称，②音韻リハーサル治療復唱，③与えられる音韻的手がかりが段階的に容易になる。単語の韻を踏む，語頭音を与える，復唱を行う。④単語の音韻的特徴に関する判断課題押韻判断（2単語の語末音について異同判断をする），音節数・語頭音を答える。

参考文献

1) 笹沼澄子，綿森淑子，福迫陽子，ほか：失語症の言語治療．医学書院，東京，1978．
2) Schuell, H.M., Jenkins, J.J., Jimenez-Pabon, E.: Aphasia in adults, diagnosis, prognosis and treatment. Harper & Row, New York, 1964.
3) Weigl, E.: Neuropsychology and Neuropsychology, Selected Papers. Mouton, The Hague, 1981.
4) Kreindler, A., Fradis, A.: Performance in aphasia, A neurodynamical diagnostic and psychological study. Gaithier, Paris, 1968.
5) Sparks, R.W.: Melodic Intonation Therapy. In: Language Intervention Strategies in Adult Aphasia (ed Chapey, R.). Williams & Wilkins, Baltimore, 1981（横山　巌，河内十郎，監訳：失語症言語治療の理論と実際．創造出版，東京，pp.279-296, 1984）．
6) Luria, A.R.: Traumatic aphasia. Mouton, The Hague, 1970.
7) 柏木敏宏，柏木あさ子：失語症の改善機序，機能再編成を中心に．失語症研究，8：105-111, 1988.
8) 宇野　彰，種村　純，肥後功一：訓練モダリティ別呼称改善のメカニズム（Ⅰ）書字を用いた呼称訓練と復唱的呼称訓練．失語症研究，5：893-902, 1985.
9) 種村　純：失語症治療における認知神経心理学的方法．高次脳機能研究，26：1-7, 2006.

Question 18

森田　秋子
（初台リハビリテーション病院　リハビリテーション科）

重度失語症者のコミュニケーションの評価の視点と，訓練について教えてください。

I. 重度失語症者のコミュニケーションの評価

1. 会話能力の評価

　重度失語症患者のコミュニケーションを評価する場合に気をつけなければならないのは，失語症の評価と分けて，背景にある全般的認知機能の評価を行っておくべきであるということである。経験が浅いうちには難しいことも多いので，評価のポイントを身につけて欲しい。

　著しい認知機能低下のない失語症者のコミュニケーション能力の評価には，以下に示す会話能力の評価が有用である[1]。評価は，理解と発話に分けて7段階で行う。

1）理解
1. 実用的理解はない
2. 文脈を手がかりとして大まかな話題がなんとか理解できる
3. 文脈を手がかりとして簡単な日常会話が部分的に理解できる
4. 文脈を手がかりとして日常会話がなんとか理解できる
5. 文脈を手がかりとしないで，簡単な日常会話がほぼ理解できる
6. 会話の細部が理解できず，聞き返しや聞き誤りがある
7. 完全に理解できる

2）発話
1. 実用的発話はない
2. いくつかの慣用語句が話せる（挨拶，はい・いいえ等）
3. 聞き手の誘導，推測があれば，いくつかの実質語で情報の一部を伝達できる
4. 聞き手の誘導，推測によって単純な情報をなんとか伝達できる
5. 聞き手の誘導，推測が少しあれば，単純な情報をなんとか伝達できる
6. 情報を伝達できるが，要点が不明確で回りくどい
7. 完全に伝達できる

　本評価の特徴は，理解では「文脈の手がかり」の有効性を評価の基準としていること，表出では「聞き手の誘導・推測」の有無に着目して，段階評価を行っている点である。
　失語症者の会話の理解では，文脈の手がかりを用いることで理解できていることが多く，文脈の

手がかりがなくても理解できるのか，あっても理解できないのか，という点が評価の鍵となる。また発話では，聞き手の誘導・推測によって発話が引き出せることが多い。聞き手の誘導・推測の有無や量が評価する上で重要である。これらの点を考慮して，失語症者のコミュニケーション能力を段階的に評価する。

2. 認知機能を加えたコミュニケーションの評価

認知機能が低下している場合には，重度失語症者のコミュニケーション評価はより複雑になる。

脳損傷の急性期から回復期にかけて，多くの患者が通過症状群を呈し，覚醒，注意，記憶，判断などが障害されている。コミュニケーションの状態は，失語症状に加えてこれらの要因が影響する。同じ全失語の患者であっても良好な認知機能を持った患者の場合と低下のある患者では，コミュニケーション能力は大きく異なる。

発症早期の認知機能の回復過程では，以下のような状態を呈することが多い。初期には意識障害を呈し，開眼してからも覚醒度が低く，刺激に対する反応の量や質が低下している。意識障害が回復した後，情動抑制不十分で，イライラしたり怒りやすいなどの症状を呈することはまれではない。また発動性の低下，感情の平板化が持続しやり取りが成立しにくい時期が続くこともある。意識や情動が落ち着くと言語訓練に取り組める状態となることが多いが，この時期にまだ注意や記憶が不十分であることが多く，コミュニケーションをとる上で障害となる。

そのような段階の失語症者のコミュニケーション能力を把握するための視点として，コミュニケーション伝達尺度を紹介する[2]。

1）意志の表出
1. 訴える行動がない
2. 情動・感情のみ，訴える
3. もっとも内容を訴えようとするが，一方的であり，意図が伝わらない
4. 聞き手の誘導，推測を要して，おおまかな情報の一部を伝達できる
5. 自力でおおまかな情報を伝達することができる
6. 詳細な内容を伝達することができる

2）質問への応答
1. 話を聞く態度がない
2. 話を聞く態度を示すが応答がない
3. 簡単な質問に応答するが不正確であり，情報が伝わらない
4. 簡単な質問に正しく反応し，情報の一部を伝達できる
5. 簡単質問に返答し，ほぼ正確に返答することができる
6. 複雑な質問に返答し，ほぼ正確に返答することができる

意志の表出においても質問への応答においても，段階3まではコミュニケーションは非実用レベルであるが，段階4になると部分的ではあるがコミュニケーションが実用レベルになる。

回復過程において，重度失語症を呈す患者がコミュニケーション可能になるためには，基盤となる認知機能が回復し，自分の考えをまとめ誰かに伝えるための状況理解が安定することが必要になる。一方，重度失語症者とコミュニケーションをとる上では，こちら側が患者の言語，認知機能を理解するとともに，必要な生活情報を入手し，患者が訴えたい内容を推測できることも重要である。

3. 基本コミュニケーション行動の評価

重度失語症者の場合，初期に発話で言いたいことを表現することは困難である。失語症者がコミュニケーション能力を拡大していく際に，コミュニケーションの基本となる非言語的行動の出現が重要である。以下のような基本コミュニケーション行動に着目し，評価しておくことが重要である[2]。

1. アイコンタクト：やり取りをしようとする相手への認識が高まることにより，可能になる。
2. 内容のある訴え：記憶，見当識，判断等の回復により，出現するようになる。
3. 意図的な発声：重度発語失行により障害されるが，偶発的に発声した際の方法を学習することにより，可能になる。
4. 傾聴態度：コミュニケーション意欲との関連が強い。また，自己の理解力に関する病識とも関

連がある。
5. 頷き・首振り：質問への応答反応であり，発話がなくても可能である。質問内容が理解されていなければ，実用的でない。
6. 指さし：実物，写真，絵等，複数の選択肢の中から指さしを行うことにより，言いたいことが伝えられたり，質問に答えることができるようになる。あるいは，日常生活場面でトイレ，電話，玄関等を指さすことで，訴えたい内容の一部を伝達できる。観念運動失行の影響を受ける。
7. 身振り：食べる，寝る，寒いなど簡単な動作を行うことで訴えを伝達できることにより，コミュニケーションが拡大できる。観念運動失行の影響を受ける。
8. 聞き返し：聞き返すことにより，不十分な理解を補い，コミュニケーションを確実なものにできる。

重度失語症を呈していても，これらの行動が出現すると，コミュニケーションが成立できることが多くなる。

4. 質問形式・言語様式による差の評価

質問形式には，①wh質問，②選言質問，③yes-no質問，があることはよく知られている。

wh質問は，いつ，どこで，だれが，何をなど，具体的に答えてもらう質問形式であり，喚語力がある程度保たれていなければ使用できず，重度失語症者に用いることは不適切なことが多い。

選言質問は，復唱が可能な患者においては部分的に用いることができる。「今日の天気は晴れ，それとも雨？」「雨」のように，正解を選択肢の後側に示すことで，返答が可能な患者がいる。失語症が改善すれば，正答が選択肢の前側にあっても，返答できるようになる。

yes-no質問は，肯きや身振りなどでも返答でき重要である。しかし，理解力により返答できる範囲に制限があることが多いので，その点も合わせて評価する。

言語様式による差も重要である。発話では返答できなくても文字が一部書けることがある。理解でも文字提示することで理解が促進される。選言質問を文字で提示することにより，返答可能となることは多い。描画，身振りなどの理解，表出も評価しておく。

5. 話題の維持・展開についての評価

重度失語症者が会話をする上で，まずは役割交替の可否を確認する。質問を聞き，返答をする，時に自分から質問をしたり，意見を表出しようとするなど，会話における役割を評価する。

次に，1つの話題について，その話題を維持したり展開したりすることができるかどうかを評価する。単に聞かれたことのみに返答しているのか，聞かれたことに加えて考えたこと，思い出したことなどを加えて伝えようとするか，などによって，会話で展開していくことがある。これには，患者の記憶，注意，思考などが関与する。

II. 重度失語症者のコミュニケーションの訓練

重度失語症者への訓練は様々であるが，いくつかよく行うものを示す。

1. 認知機能を向上させる

発症から間もない重度失語症者は，認知機能の低下を合わせて呈していることが多いので，まずは認知機能へも合わせてアプローチすることが重要である。

観念失行や構成障害を呈し，初期には鉛筆を持てないこともあるが，単純な図形の模写等から始め，書けるようになることも多い。図形や文字の模写ができるようになると，自発で名前が書けたり簡単な計算ができるようになる場合もある。

言語機能に重度の低下を呈した患者にとって，枚数を制限した神経衰弱，迷路課題など，非言語的課題を訓練に取り入れることも有効である。

2. 慣用語句の練習

重度発語失行を呈した患者では，発話はほとんど見られないことが多いが，系列語，歌唱などで発語を促していくと，「うん」「そう」「いや」な

どごく簡単な慣用語句の表出がみられるようになることもある。こうした慣用語句をうまく利用して，会話訓練を行うことも重要である。

初期には，どのような語でも産生できればよしとするが，状態が安定してきたら，慣用語句の使い分けを練習することも有用である。たとえば，「いい」と「まあまあ」を言うことができる患者の場合，数種類の食べ物を提示し，好物は「いい」，そうでなければ「まあまあ」と言い分けてもらう。自発的に産生することが難しい場合は，患者の様子を見ながら，言おうとしている語の語頭音を口形提示すると，言えることが多い。重度患者であっても，自分の好みを発話で伝えることができ，達成感が得られやすい。

3. 指さし訓練

初期には，通過症状群に加えて観念運動失行を呈し，麻痺のない左手を用いても指さしできない患者が存在する。SLTAもRCPMも「得点なし」となるが，漢字単語などわかっているように感じられることがある。指さしという行為ができないために，得点なしとなっている場合である。

指さし行動出現のための練習としてよく用いるのは，カード分類である。赤と青，あるいは○と△など，患者にとって明らかに弁別できている2種類のカードを，見本を置いて指定された場所に分類して置いていくことを求める。指さしに比し分類ははるかに容易な動作である。

分類行動が安定したら，分類ではなく示したカードが見本のどちらであるか，指さしを求める。このステップは，質的に異なった行為を求めるので，うまくいかないこともあるが，分類していた流れに乗るように自然に指をさす行動が引き出される場合がある。うまく引き出されれば，目標達成である。

4. 聴覚理解の訓練

初期に重度の理解障害のある患者の場合，自己の障害に気がついていないことも多く，訓練になりにくい。絵カードで選択してもらう訓練に応じてくれるようになれば，徐々に正しく選択できたときとそうでないときの違いがわかるようになり，自分が理解できないことに気がつき，訓練の必要性が感じられるようになる。

理解障害に気がついていない時期には，フィードバックは必ず視覚的に行い，表情や声の調子などでこちらの意図を伝えていくことが重要である。この時期は，聴覚的理解より漢字単語の読解から始めるほうが訓練に入りやすいことが多い。絵カードの指さしよりも適切な語の種類と数からなるプリント教材を用意し，絵に対して正しい語を線で結ぶような練習が，目的を理解してもらいやすいことがある。

5. 会話訓練

重度失語症者に対して，最大限の能力を引き出せる会話訓練を行うことができることは，言語聴覚士にとって重要なスキルである。例を示す。

まずは，理解力をよく勘案して，話題の設定，必要に応じた文字や絵・実物提示を行いながら，会話を進め，文脈を作っていく。復唱，音読能力を把握しておいて，適切に発話を促す。文字で「新宿」と「渋谷」を提示し，「お住まいはどちらですか，新宿それとも渋谷？」と提示，「渋谷」を指させば，「渋谷にお住まいなんですね。一緒に言っておきましょうか。」と促し，「渋谷」の発話を引き出す。

重度患者であるほど，会話速度はゆっくり進め，主導権は言語聴覚士がとりながら，常に反応を確認し一方的な質問攻めにならない会話を心掛ける。家族等から，事前に情報を得ておくことも重要であり，選言質問，yes-no質問を織り交ぜながら，本人の考え，意志を引き出すことが重要である。

参 考 文 献

1) 森田秋子：評価・診断．失語症学（藤田郁代，立石雅子，編）．医学書院，東京，p.153, 2009．
2) 平野絵美：コミュニケーションの理解．PT・OT・STのための脳損傷の回復期リハビリテーション（森田秋子，編）．三輪書店，東京，p.123, 2012．

第Ⅲ章

対象（障害）別言語治療のポイント

Question 19〜32

Question 19

中川　良尚
（江戸川病院 リハビリテーション科）

ことばの聞き取りや理解に障害を示す失語症者（Wernicke失語）に対する評価のポイント，言語治療の組み立て方や技法について教えてください。

I. 障害の性質と治療介入の目的

　本章のテーマであるWernicke失語に共通する基本的な症状として，表出面では発話に句や短文が含まれ，プロソディーには障害を認めず，またアナルトリー（発語失行）も合併せず発話された音韻には歪みがないこと（すべて仮名で書き取れる），書字も困難なことが多いこと，理解面においては聴覚的・視覚的意味理解障害が必ず認められることがあげられる。また多くの場合「語音聾」が存在し，聞いた語音の分析のレベルで障害を受けている。

　このように多彩な障害が混在しているWernicke失語を，図1（小嶋　2010）[1]に示すような言語情報処理の認知神経心理学的モデルで見てみることが重要となる（図1）。この中で，どの部分がどの程度障害されているかで，現れる症状に差異が生じる。したがって言語治療のポイントもこの言語情報処理モデルから導き出されることになる。

　基本的に，Wernicke失語は，アナルトリー（構音運動プログラム）を除けばほぼすべての言語情報処理過程の障害が包含される失語である。しかし重症度や症状には差異があり，誰一人としてまったく同じ障害構造であることはない。われわれに求められることは，言語情報処理モデルを参照しながら，検査や課題で得られた反応を詳細に分析し，その混在する障害を「選り分ける」作業である。そして選り分けた障害過程に対して，回復あるいは機能再編成が期待できる経路を考察し，どのような順序でアプローチするかという治療方針を立てることが重要となる。症例によってそれぞれ治療技法やその難易度を調整する必要はあるが，言語情報処理のルートが概ね共通であることは多いので，Wernicke失語の治療技法の筋道は基本的には同様であると考えられる。

> **ここに注意！**
>
> 　図1のモデルには，「音韻辞書」と「語彙辞書」という2種類の「辞書」が含まれているが，英語圏の言語情報処理モデル（ロゴジェンモデル）における「辞書」のレベルに相当するのは「語彙辞書」である。本モデルでは，「語彙」レベルの1つ下のレベルに音韻（モーラ）の貯蔵庫を想定しており，それに対して「入力（出力）音韻辞書」という用語を充てている。

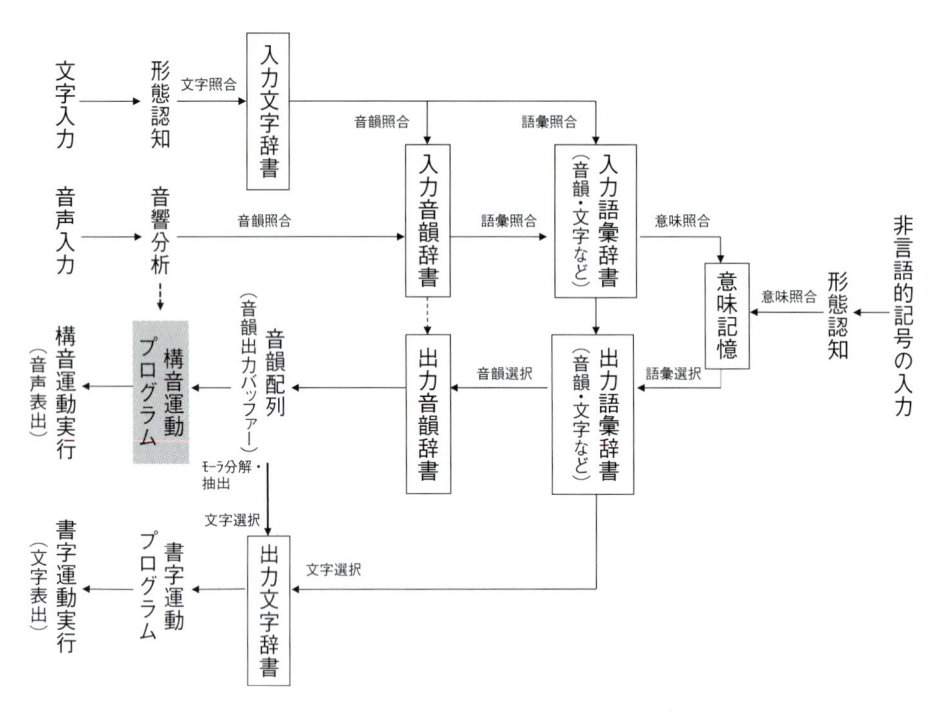

図1 言語情報処理の認知神経心理学的モデル

Wernicke失語は，アナルトリー（構音運動プログラム）を除けばほぼすべての言語情報処理過程の障害が包含される失語である。
（小嶋知幸，編著，大塚裕一，宮本恵美：なるほど！失語症の評価と治療．金原出版，2010[1]）より許諾を得て一部改変）

　Wernicke失語の病巣を障害構造別に見ると，いわゆるWernicke野と呼ばれる上側頭回後部を中心として，語彙レベルの障害が強い場合には，中・下側頭回にも損傷が及ぶことが多く，角回を中心とする頭頂葉や後方下部（後頭葉），場合によっては島へも損傷が伸展する場合がある。音韻レベルの障害が強い場合は，主たる障害部位は上側頭回後部から縁上回など頭頂葉にかけて伸展している場合が多く，あるいは中心後回のあたりまで伸展している場合もある。一方病巣の前方への伸展があっても，中心前回下部の損傷は絶対にない。また語聾が存在する場合にはヘッシェル回に損傷が及んでいる。

　回復の経過は，前述の病巣の位置や伸展状況，びまん性病変の有無，発症年齢などで異なるが，基本的には2年以上もの長い時間をかけて回復する症例が多く，特に若年症例であれば軽度にまで回復することもありうる。

II. 治療の技法

　実際の治療においては，自由会話で発話促進のチャンスを確保しながら，まずは意味理解障害の回復を中核に据えることになる。

　そして意味理解障害回復とのバランスをとりながら，課題としての表出面の治療を導入していく。表出は，錯語を含む多量の発話を時には制御しながら，標的とする語（意味）の発話を狙うが，自発書字の可能性も見ながら治療をすすめるのが一般的である。音韻処理系の障害が大きく関与する場合は，時期をみて音韻処理に対する治療も導入する。

　症状は症例によって多彩であるために，それぞれの症状を深く分析して，治療技法を微細に調整することが極めて重要である。

1. 基本的アプローチ
1) コミュニケーションルートの確立
　著しいコミュニケーション障害のため周囲の

人々との間で大きな混乱が生じやすい。特に発症初期には，自らのコミュニケーション障害に対する無感知や病識の欠如，強い不安や脱抑制行動などがしばしば見られる。言語聴覚士は周囲の家族やスタッフに失語症状を説明するとともに，失語症者の不安を助長しないような看護や介護の具体的な指導を行う，失語症者には寄り添うなどの不安を軽減する対応が必要である。

　病初期には失語症者に絵や文字などを提示して情報の内容を確認しながら，失語症者の発話をよく聞き取る，傾聴するようにする。そして得られた情報は，言語聴覚士がノートに簡潔に書き記して示し，発話内容の確認やフィードバックを行う。機能的な治療に入る前にコミュニケーションルートを確立することが重要である。

2）言い誤りを無理に訂正しない

　Wernicke 失語症者の多くは，病初期には著しい語性錯語，音韻性錯語，新造語，ジャルゴンなどを「とめどなく」発話し，正確な情報伝達は困難なことが多い。これを初期には遮ることや訂正することなくできるだけ聞き取り傾聴するようにする。対話をしようとする態度が失語症者に見えてきたら，言い換えれば相手の言うことを少しは聞こうとする態度が見えてきたら，ある程度発話した後，無理のない範囲で発話をとどめて，前述のように失語症者が伝えたい情報を類推して，絵や文字などを提示して内容の確認を図る。これによって，「伝わった」という達成感が得られることが大切である。

3）全般的脳機能へのアプローチ

　病初期は，脳機能の全般的な回復を目的に非言語的認知課題や簡単な計算練習などを行う。意味理解障害が重篤であれば，治療時の課題の意味の理解自体が難しく，定型的な言語治療にはすぐには入れないことにも留意したい。

2. Wernicke 失語に対する言語機能回復治療

　まず「できる」課題から開始することが言語機能治療実施における大原則となる。重症度に即した言語治療を，適切な時期に適切な量で行うことが大切である。以下に筆者らが考える失語症言語治療3つのアプローチに沿って治療の展開を解説する。

1）意味理解面へのアプローチ

　Wernicke 失語は重症度の差異はあっても意味理解障害が必ず存在するため，まずこの意味理解障害への取り組みが失語症言語治療の中核的柱となる。重度であればほとんどの症例で初期は音声入力からの意味理解治療は困難な場合が多いので，音韻が介在しなくても処理可能な漢字を中心とした文字と絵（実物）の照合などの意味理解課題から導入し，徐々に音韻を介在させた課題に移行することが原則となる。

　文字カードと絵（実物）との照合，その反応を見てまず意味理解の重症度を探ってみる。文字カードと絵（実物）の照合に慣れてきてから，ドリル形式での絵と文字の照合（線結び）課題へと進む。重症度に応じて順次選択肢の数を変更し難易度を上げたり，単語のカテゴリー属性などを考慮することが必要となる。

　宿題のドリルだけでなく，治療場面でも，絵カードと文字カードを用いて，速やかに照合できるよう，言い換えれば意味処理の速さも求めた練習をする。回復度合いを見ながら聴覚的な音韻刺激での絵の選択も試みる。

> **私はこうしています**
>
> 　意味理解治療などで「聴覚的な」音韻刺激を与えるのは，失語症者が聴覚的刺激を与えても「苦痛でなく聞いていられる」ようになってからである。音韻刺激を聞かせる場面で不快感を示すかどうかの観察はとても重要である。いわゆる「語音聾」の影響が強い時期は展開が難しい。自由会話や課題の中で，「先生なんて言った？もう一回言って」などの反応が得られるようになった時には，「聞く」という状況を症例自身が作っているということであり，これはある程度の聴覚的な刺激に耐えうることができるということの裏返しとなる。見逃さないように留意したい。

絵と文字の照合課題が楽になってきた段階で，動作絵の主部・述部の文章完成課題へ進む。順調にできるようになってきたら，絵のヒントを減らす，選択肢の数を変更するなど難易度の調整をする。刺激を呈示する時，仮名を振って提示すると反応が向上するか，むしろ混乱するかも見極める。仮名文字を振ることで，復唱や音読に良い効果が見られるようならば，仮名つきの意味理解課題を用いて発話治療の展開に少しずつ結びつける。

　中等度から中軽度へと意味理解障害の回復が見られれば，語音聾の状況に留意しながら聴覚経路を用いた意味理解課題も積極的に取り組んでいける。

　音韻からの意味理解の治療の一つの方法として，仮名文字の音読がある程度できるようになった時点で，すべて平仮名書きの主部述部照合課題も導入できる。仮名から音韻を想起して意味理解に進むという音韻経路からの意味理解強化をねらったものである。ただしこの場合，聴覚的に音韻を与えられた状況との脳内処理メカニズムは若干異なることも認識しておかなければならない。

　聴覚的意味理解においては，多くの症例で意味理解の速度だけでなく言語性短期記憶が低下している。どちらがどの程度意味理解障害に関与しているかについては，精査を行いながら慎重に課題を選び，口頭で提示された指示に従う，複数の物品の聴覚的指示などを負担にならない範囲で少しずつ進めていく。

　軽度失語症にまで至ったこのタイプの失語症の場合でも，談話レベルでの意味理解には大きな困難を残すことが多い。SLTA「口頭命令に従う」で誤りがなくなった，あるいはわずかな誤りとなったような症例には，簡単な算数文章題やニュース記事要約などを，まずは文字からの意味理解治療で，うまくいけば聴覚経路からの意味理解治療を進めていく。意味理解障害が極めて軽度までに回復した場合，仮名だけで句読点もなく書き連ねた短文（200〜300字）を文節で区切る治療なども，音韻ルートから意味理解を鍛える治療手法として有効である。

ここに注意！

　自身の発話に対するフィードバックは基本的には不良であり，一般に治療の展開は容易ではない。聴覚的に語彙照合ができないレベルでは，著しい音韻性錯語を「言いやめる」ことは少ないが，聴覚的に音韻あるいは語彙がとらえられ，また意味理解が促進されるように回復してきた段階では，「言いやめる」あるいは「自己修正」しようとする反応が出てくる。そのため時には「発話」の停止を促して音韻や文字の言語刺激に注目させ，理解を促すことも必要になる。

私はこうしています

　Wernicke失語症者は，「黙って刺激を集中して聞く」こと自体が難しいことも少なくない。聴覚的刺激を与える治療場面では，失語症者の発話を制止し，失語症者の注意が言語聴覚士の発話に集中した時に，すかさず明瞭な聴覚的刺激を与えるなど，そのタイミングにも工夫が必要な時が多い。錯語等は否定せず多弁な発話を制止しない場面と，発話を静止して課題を行う場面とを，言語聴覚士は場面や目的に応じて意識的に統制するよう努める。

2）音韻処理障害へのアプローチ

　意味理解障害と同様に失語症言語治療において重要なアプローチは，「音韻処理にかかわる機能障害」への取り組みである。Wernicke失語はいろいろな症状が混在しており程度の差はあるが，入力および出力過程の諸段階で音韻処理過程の著しい障害が疑われる。「音韻照合」過程や，音韻辞書の十分な活性化，音韻の切り出し，音韻の配列等々多岐にわたる過程を含むものであり，音韻処理のどの部分でどのような障害が起こっているのかを精査し治療にあたることが必要である。

　実際の臨床場面で考えてみると，たとえば発話面では，著しいジャルゴン症例において，ジャル

ゴンが減少し語性錯語，音韻性錯語に移行する場合などは，出力面音韻処理過程の回復に由来する可能性が高い．理解面では，入力音韻処理でいわゆる「語音聾」の回復なくしてボトムアップの意味理解障害は回復し得ない．したがって入出力面ともに「音韻処理」が上手く機能するためのアプローチを行うことなしには，Wernicke 失語症回復の底上げは難しいことが予測できる．

音韻処理障害の治療に着手する時期は症例別に選ばなければならない．一般には，音韻処理を介さないまたはその影響の少ない手法で行った意味理解障害への取り組みが軌道に乗ってから，遅れて音韻処理にかかわる機能の治療に入ることになる．

3) 表出面へのアプローチ

一般的に失語症者および家族は口頭表出の回復への希望が極めて強い．このため表出機能の障害を軽減することが極めて重要であることは明らかである．

Wernicke 失語症者にとってはいずれの表出機能も重要であり，発話と書字の回復が絡みあい，ある場合にはお互いに補てんしながら，より容易な表出機能を利用してコミュニケーションを実現する．そのため言語治療では表出を促進するあらゆる言語情報処理過程を探し出し，そのルートを強化していくことが肝要である．

重度の場合，意味理解治療が軌道に乗ってきて，言語聴覚士の指示や課題の意味理解が可能になった時点で，復唱，音読，呼称といった「目標語を絞った」発話課題の中で正答に至りそうな発話ルートの治療課題に少しずつ取り組む．目標とする発話課題に至る前に，文字照合，聴覚的刺激など，言語刺激を呈示する場合も少なくない．

呼称や漢字音読が困難な場合，まったく語彙が回収できないのか，その音韻が想起できないのか，文字だけは書けるようになる可能性を示すか，ターゲットとなる語の周辺の語なら回収できるのか，まったく関連性のない語が回収されているのかなど，言語情報処理過程を考慮しながら誤り反応の質的な分析を丁寧に行い，適切な治療法を見つけることが大切である．

呼称は難しいが，簡単な短文の主部を読むまたは聞けば述部が誘導されて発話できる場合もある．呼称ができてから短文の発話の治療に進むのではなく，情景画などを用いて動詞や形容詞などを誘導する治療を中心に据えることもある．情景画を見て自由に表出する場合には関連語を発話できることもよく観察される．「呼称」の成績には回復がないにもかかわらず，日常のコミュニケーションでは意味のある発話が増えてくることも少なくないので，検査成績からとらえられる症状に固執することなく失語症状を多面的にとらえる必要がある．

一方で情景画の説明など簡単な文の叙述や，さらに複雑な複数の文章での叙述の治療にあたっては，叙述のキーワードともなるべき「意味」（単語）をきちんと叙述に入れられるような治療法を考えなければならない．Wernicke 失語ではしばしばこのキーワードとなる「意味」が回収されないまま，文章が多量に表出（発話）され，結果として「何を言いたいのか解らない」という現象が起こりやすいからである．このキーワードとなる語の回収を治療場面で練習する方法として，情景画であればそのキーワード部分の画像に印をつける，その語を文字で書いて示すなどのステップを経てから，自ら必要な単語（意味）を含む文章を表出する練習へと展開したい．情景画の説明ができるようになってきたら 4 コマ漫画の説明などへ進める．

一方発話課題の回復は難しいものの，漢字書字などに成功するようになる場合があるので，発話課題と書字課題は一体的に進めることが多い．漢字と仮名の模写練習を行いながら（単なる模写ではなく，絵（実物）を提示したうえで意味と結びつけながら行うことがポイント）自発書字の回復を試みつつ，呼称と並行して書称も促してみる．仮名書字が先行する場合もある．音韻意識をできるだけ高めるために，仮名の書称を行う直前にターゲット語のモーラ数を○で自ら書き，その中に仮名を書くようにするなどの工夫も有効である．

課題場面と自由会話の差に注目することも大切である．単語レベルの「呼称」や「音読」の治療

では回復が見られないが，自由会話の中で関連語などが多く発話され，コミュニケーションとしては有用な発話がある場合は，PACEセラピーのような自由場面で自発話を促進する課題に切り替えることも有用である．

III. 進め方の留意点

失語症者に対する機能的な言語治療と並行して，家族に対してのアプローチも重要である．家族が同席して治療場面を見学してもらうことはもちろん，言語聴覚士が家族のみと面接をする時間を設けるなど手厚い対応を実施し，現在の症状や対応方法，心理状態などの十分な説明が必要となる．特に初期には，脱抑制症状や混乱をきたしていることが少なくないため，周辺症状についての理解を促すことは必須である．不用意な発言でWernicke失語症者を刺激しないこと，子ども扱いしないことや，言い間違えた錯語を笑わないこと，さらに一般的な考えに基づいた家族の介入を制止すること（たとえば五十音表を用いた「あいうえお」の練習など）も必要となる．表出面，特に発話障害に対しては，機能的には多少の困難があってもあきらめずに回復を試みることが大切ではあるが，一方で本人・家族には量ではなく発話の質を上げることの重要性や，無理をして話すことを強いるような場面を作らないよう説明することも必要となる．また，意味理解や脳機能の回復に伴って失語症状に対する病識が回復してくることも多いので，心理面の変化にも細心の注意が必要となることの説明も忘れてはならない．このように家族が障害を正しく理解し，障害を受容するための働きかけは，Wernicke失語においては失語症者への直接的な対応以上に有意義な場合が少なくない．

IV. おわりに

われわれ言語聴覚士には，失語症者を全人的に深く理解することが求められる．失語症者の信頼を得るためには，専門的な知識や技術の高さだけでなく，人間としての教養や心のたおやかさなどまさに「全人的」な能力が必要である．Wernicke失語症者のような重度のコミュニケーション障害を持つ症例に対しては，なおさら重要であることを付記しておきたい．

参考文献

1) 小嶋知幸, 編著, 大塚裕一, 宮本恵美：なるほど！失語症の評価と治療. 金原出版, 東京, 2010.

Question 20

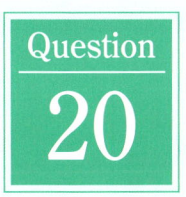

田村 至
(北海道医療大学 心理科学部)

発話がたどたどしい失語症者（Broca失語）に対する評価のポイント，言語治療の組み立て方や技法について教えてください。

I. 障害の性質と治療介入の目的

　Broca失語は，発語失行（以下アナルトリー），音韻性錯語，喚語困難，文法障害，言語性短期記憶低下が主な症状であり，単語の理解障害は症例により様々である[1]。症例により症状の差異が大きい失語タイプであるが，一般的なモダリティ毎の症状は，「聴く」では，文法的に複雑な文理解の障害，仮名一文字のポインティング（指示）の低下がみられるが，単語，短文の理解は比較的良好である。「話す」では，アナルトリー，喚語困難，文法障害が認められる。復唱や単語音読は，呼称に比べて良好な場合が多い。仮名一文字の音読の低下，呼称での音韻性錯語，時として語性錯語が認められる。アナルトリーによる置換，省略などの構音の障害および発話速度の低下，音の連結の障害などのプロソディー障害は，病巣部位により様々な組み合わせで現れる。「読む」では，文法的に複雑な文の読解障害がみられるが，漢字単語理解は仮名に比較して良好である。「書く」では，漢字に比較して仮名書字障害が顕著であり，音韻性錯書がみられる。書称に比較して書き取りが良好な傾向がある。しばしば仮名一文字の書き取りに障害が認められる。

　障害メカニズムの解析にあたっては，認知神経心理学的モデルが有用である。ロゴジェンモデルがしばしば援用されているが，失語症状をより明快に解析できる小嶋[2]の言語情報処理の認知神経心理学的モデル（図1）を用いて，Broca失語における単語レベルの情報処理の主な障害メカニズムについて考えてみたい。仮名一文字の指示の低下は，聞き取った音響と日本語の音韻との照合，仮名単語理解の障害は，仮名文字を日本語の音韻に変換する過程の障害であり，いずれも音韻照合（入力音韻辞書の活性化）の障害に起因するといえる。語性錯語は，語彙選択の障害（出力語彙辞書の活性化），音韻性錯語および新造語は，音韻選択（出力音韻辞書の活性化）・配列（音韻出力バッファーの活性化）の障害と考えられる。仮名の音韻性錯書は，モーラ（音韻）分解・抽出および音（音韻）と仮名の対応（文字選択）の障害，アナルトリーは，構音運動プログラムの障害に起因すると考えられる。これらの障害の原因となる音韻および意味処理障害へのアプローチが，治療介入の目的である。

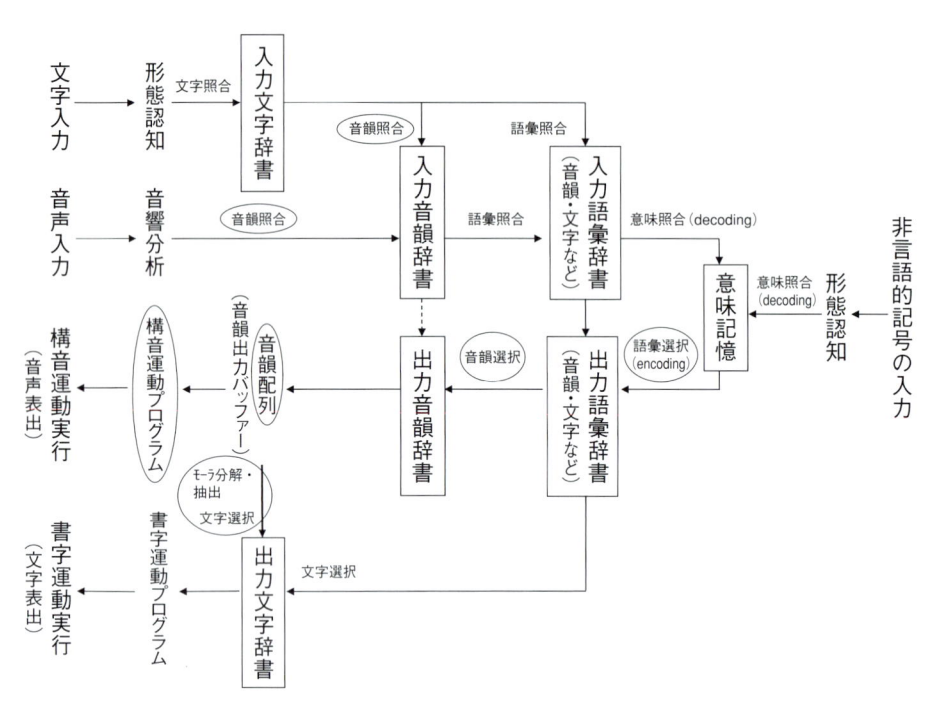

図1 言語情報処理の認知神経心理学的モデル
主要な障害箇所を丸印で示している。
(小嶋知幸, 編著, 大塚裕一, 宮本恵美：なるほど！失語症の評価と治療. 金原出版, 2010[2] より許諾を得て一部改変)

II. 治療の技法

急性期では，刺激法による聴理解，呼称，復唱，音読，書き取りなどの集中的訓練を行う際に，音韻照合，語彙選択，音韻選択・配列，アナルトリーへのアプローチを意識的にとりいれ，回復期には，改善の緩やかな音韻抽出や音と仮名の対応の障害，アナルトリーの訓練，さらに意味セラピーと音韻セラピーの組み合わせによる総合的訓練を行う方法が考えられる。

1. 音韻照合の訓練

聞き取った音響や仮名文字と日本語の音韻との連合という音韻操作の基本的能力の確立が目的である。語音異同弁別および仮名一文字の音読が可能であることが前提となるが，1モーラの音声を提示して仮名一文字を複数の仮名カードから指示する訓練を行う。困難な場合は1モーラの音声を口頭提示して，視覚呈示した仮名一文字との異同判断を両方向性に行う訓練がある[2]。1モーラの有意味語（例：木，歯，絵など）を使用し，絵の指示を行う訓練も考えられる。Broca失語では，比較的訓練効果がみられる項目である。

2. 語彙選択の訓練

語性錯語，また自発話や呼称において頻出する「○○でなくて」のような反応から語彙選択の障害が想定でき，意味的な課題を用いた意味セラピーが有効な訓練法といえる。意味セラピーには，漢字単語と絵のマッチングを双方向で行う訓練のほか，絵カードのカテゴリー分類課題，単語の意味に関する質問へのyes-no反応課題，文字/絵カードから仲間はずれを探すodd word/picture out課題がある。意味セラピーは，意味障害のない失語症者であっても喚語の改善が報告されている[3]ことから，音韻処理の基盤となる語彙と意味との連合の重要性が推測できる。

3. 音韻選択・配列の訓練

　復唱，呼称における語頭音ヒントなどが音韻障害にアプローチする音韻セラピーの代表的訓練法である．音韻性錯語，新造語の原因となる音韻の選択と配列の障害へのアプローチとして，小嶋の提案する絵・漢字単語・音声を提示して仮名文字チップを選択，配列する訓練が有効である[2]．さらに選んだ仮名文字の音読を行い，誤りの自己修正を促す訓練が考えられる．

4. 音韻抽出，音と仮名の対応の訓練

　仮名書字は，音の選択と配列の後に音韻分解・抽出と音と仮名の対応という音韻処理過程により実現される．Broca失語では，音韻分解は良好であるが，音韻抽出と音と仮名の対応に障害が認められることから長期的に訓練を行う必要がある．物井は，呼称，仮名書字，仮名文字音読可能であっても音韻抽出に障害が見られたBroca失語症例に対して，音声呈示された単語の語頭音の音韻抽出訓練による仮名書字の改善を報告している[4]．患者に受け入れられやすい音韻抽出訓練として「しりとり」がある．音と仮名の対応の障害は，刺激法による仮名一文字の書き取りの改善が難しい症例が多いことから，漢字の書字や単語の復唱が可能であれば，漢字と仮名を連合する機能再編成法に基づくキーワード法[5,6]が有効な訓練法である．

5. アナルトリーの訓練

　アナルトリーは，Broca失語に合併するが，失語症とは独立した障害であり，必ずしも失語症の重症度との並行性はない．アナルトリーは，言語系と発話運動系の情報処理を営む複雑な神経機構の障害であり，訓練による改善の度合いは症例によって様々である．Broca失語における発話障害は，アナルトリーとともに喚語困難，文法障害などの多様な要因が非流暢性をより際立たせている．治療法は，アナルトリーの重症度に合わせて，重度では構音障害へのアプローチとして口形模倣などによる調音点，調音法の訓練と中度から軽度では障害が持続するといわれているプロソディー障害の訓練を行う方法が一般的である．構音訓練は，難易度を細分化し単音から音節，単語，文へ，また斉唱から復唱，音読（仮名から漢字単語），自発話へと進むボトムアップの方法があり，プロソディーに関しては，発話速度，アクセント，音節の分離，引き伸ばしなど個々の障害に対して，単語や短文を材料に発話の改善を目指すトップダウンのアプローチがある[7]．改善がみられない重度例の場合は，代償的アプローチの導入を検討すべきである．プロソディー訓練として音調のある俳句や掛け算九九，ことわざや早口言葉などの復唱・音読も訓練課題として利用できる．さらに物井は，構音の運動プログラムの障害と仮名書字の障害の根底に共通した音韻処理障害を想定し，音韻抽出訓練による仮名文字の音読，書き取りの改善と並行した復唱の改善を報告している[4]．つまり，より正確な音韻情報が構音運動のプログラミングに伝達されることの重要性が推測できる．

6. 意味セラピーと音韻セラピーの組み合わせによる総合的訓練

　水田は，日本語の特性を生かして，語彙と意味の連合に漢字を媒介として使用し，語彙と音（語の音形）の連合に仮名を媒介させる方法で語彙における文字・意味・音韻の表象を連結させる失語症の言語治療理論を提案している[8]．まず意味セラピー，たとえば漢字と絵のマッチングにより語彙と意味の連結を強化した後に，漢字単語の書称や写字を行い，さらに音韻セラピーとして漢字にモーラ数の〇を提示し，仮名を記入もしくは仮名チップから選択・配列を行う．重度の場合は，いくつかの文字をヒントとして提示する．さらに音読，誤りがあれば自己修正を促す．次に正しい配列を一文字ずつ指差しで音読を行い，その後Broca失語に障害のみられる音韻抽出訓練として第1モーラ，可能であれば第2モーラの音を言う訓練を行う．さらに書き取りや書称（漢字・仮名）によって訓練効果の定着を目指す一連の訓練法が考えられる．語彙と意味の強固な連合を築いた上で，語の音韻表象の明確化を促すアプローチがBroca失語における有効な治療法と考えられる．

III. 進め方の留意点

① 急性期から維持期に至るまで心理的問題（抑うつ）への配慮が必要であり，代償的方法も含めてコミュニケーションルートを確保し，意思疎通を図ることが重要である。
② 発症初期において発話訓練に拒否的な患者の訓練意欲を高める方法として，意味セラピーが有効である。
③ 訓練効果に関しては，モダリティ間般化（項目内般化）および項目間般化に注目するだけでなく，一旦再学習された語の訓練効果の持続を検討する視点が必要である。
④ 保続の頻出する患者への対応として Helm-Estabrooks[9] の提案している患者の保続語を紙に書き，紙を破る。患者の見える所に置き，同一語の保続が出現したときに紙を指し示すことで患者へのフィードバックを行う方法がある。
⑤ 言語性短期記憶の改善は難しい場合が多く，絵カード2〜3ユニットの指示よりも注意機能の向上を目指した2,3桁の逆唱訓練（口頭反応が困難な場合は0〜9の文字表の指示）がより有効と思われる。

参考文献

1) 大槻美佳, 相馬芳明：失語症のタイプ. よくわかる失語症と高次脳機能障害（鹿島晴雄, 種村 純, 編）. 第1版, 永井書店, 大阪, pp.47-56, 2003.
2) 小嶋知幸, 編著, 大塚裕一, 宮本恵美：なるほど！失語症の評価と治療. 金原出版, 東京, 2010.
3) 中村 光：意味セラピー. よくわかる失語症セラピーと認知リハビリテーション（鹿島晴雄, 大東祥孝, 種村 純, 編）. 第1版, 永井書店, 大阪, pp.225-235, 2008.
4) 物井寿子：ブローカタイプ（Shuell III群）失語患者の仮名文字訓練について―症例報告―. 聴覚言語障害, 5：105-117, 1976.
5) 鈴木 勉, 物井寿子, 福迫陽子：失語症患者に対する仮名文字訓練法の開発. 音声言語医学, 31：159-171, 1990.
6) 鈴木 勉：失語症の仮名文字訓練導入の適応と訓練方法. 失語症研究, 16：246-249, 1996.
7) 吉野眞理子：失構音. よくわかる失語症と高次脳機能障害（鹿島晴雄, 種村 純, 編）. 第1版, 永井書店, 大阪, pp.109-113, 2003.
8) 水田秀子：失語症の読み―臨床に向けて. 高次脳機能研究, 31：191-197, 2011.
9) Helm-Estabrooks, N., Albert, M.：Manual of Aphasia Therapy. Pro-ed, Texas, pp.229-238, 1991.

Question 21

鈴木 則夫
(滋賀県立成人病センター 老年内科)

重度でことばの理解も話すことも障害されている失語症者（全失語）に対する評価のポイント，言語治療の組み立て方や技法について教えてください。

　全失語は聴覚言語中枢，運動言語中枢を含む脳の広範な損傷で生じる最重度の失語型である。このため評価や治療には次の3点を念頭においておくほうがよい。
①言語機能の障害だけでなく，他の認知機能の低下や精神症状を合併している場合がある。
②言語機能の回復には長期間を要し，言語機能がコミュニケーションの道具として使用できるほどには回復し得ない場合もある。
③言語機能やコミュニケーション能力の改善が得られないだけでなく，コミュニケーション活動そのものから孤立してしまうことも考えられる。
　治療方針として，コミュニケーション回路を言語的・非言語的機能を最大限に利用して確保しつつ，言語機能の改善のための治療を並行し，コミュニケーション活動への参加を促進するということになる。これに基づき，評価・治療のポイントについて私見を述べる。

I. 評価のポイントについて

　標準失語症検査（SLTA）など一般的な失語症検査では重度失語の評価に不十分な点があり，「重度失語症検査」が開発されている。この実施および評価は成書[1]をご覧いただきたい。
　評価は重篤に障害されたコミュニケーション能力のなかからコミュニケーションの道具として利用できる残存機能を探していく作業になる。コミュニケーション行動そのものが保たれているかを観察したうえで，情報の受容と表出の能力を言語的および非言語的機能について評価していく。評価は課題だけでなく，自然状況下での観察評価を必要とする。評価項目の1例を**表1**にまとめる。コミュニケーション行動を中心に患者の全体像を観察する。自発行動の有無やアイコンタクトが取れるか，相手が視線を向けたものを見ようとするか（共同注視），挨拶をしようとする行動や発声があるか，指差し行為があるか，相手が指差したものを見ようとするか，相手が話しかけると聞く態度を示し，答えようとする態度や相槌を打つなど会話の形式が保たれているかなどである。また，自分のおかれている状況を理解しているかを観察から可能な範囲で評価する。コミュニケーション行動の異常の背景にアパシーやうつの合併がある場合もある。この場合は主治医への相談が必要である。

表1 重度失語症者の評価の1例

コミュニケーション行動		自発行動の有無，アイコンタクト，あいさつ行動， 会話形式，受け渡し行為，指さし	など．
情報の受容	言語	単語の聴理解・視覚理解 文の聴理解・視覚理解	など．
	非言語	ジェスチャーの理解 シンボルの理解	など．
情報の表出	言語	自発話，呼称，復唱，系列語発話 書字，写字	など．
	非言語	指さしの有無・妥当性 ジェスチャーの有無・妥当性 描画，模写	など．

1. 情報の受容能力の評価

言語的には，聴理解を単語水準・文水準で，また視覚理解を同様に評価する．この時に，動作命令やyes-no反応，絵カードや物品の指示で理解の有無を確認することになるが，患者が課題のsetに乗れているか（例：検査者が言ったものを提示された絵カードから選んで指差すということを理解しているかなど）の確認が必要である．視覚理解の評価は漢字・仮名の別とともにその語が通常は漢字，平仮名，片仮名のいずれで表記されるか（表記妥当性）の考慮も必要である．一般的には象徴性が高い漢字単語（名前や地名など）の理解が保たれやすいと思われる．視覚理解の可否というだけでなく，どのような表記法でどのような単語が理解できるかという見当をつけていきたいところである．非言語的情報の受容としてはジェスチャーの理解やシンボルマークの意味理解などが挙げられる．

2. 表出能力の評価

言語的機能としては自発話，呼称，復唱，系列語発話，書字，写字などの評価を行う．特にこれらは言語機能そのものの改善を目指すアプローチの手がかりにもなる．非言語的機能としては指差し行動やジェスチャー表出の有無，その妥当性を評価する．指差しやジェスチャーの表出があっても本人の意図と乖離している場合もある．また，描画は情報の表出として有効な代替手段になり得るものである．模写の能力とあわせて評価をしておく．

II. 言語療法の組み立て方や技法について

急性期を経た後に全失語の状態が持続している患者の言語機能はコミュニケーションの実用的手段になるまでには改善しない場合が多くある．このため，治療的介入は非言語的能力も含め残存能力を最大限に利用したコミュニケーション回路の確保と実用レベルまでの促進を目指すことになる．

コミュニケーション回路の確保・促進には大きく分けて2つの視点からのアプローチが考えられる．ひとつは障害されている情報の受容・表出の方略を言語的・非言語的手段を問わず上記評価から有利と思われるもので代替していく考え方である（代替的方略）．もうひとつは本来の方略内で情報の質や量を調整しコミュニケーション効率を上げるといった考え方である．たとえば聴覚的理解がしやすいように話し手が文構造を単純化したり，一回の問いかけでの情報量を調整したりする方法である（促通的方略）．

III. いくつかの技法

1. 聴覚理解障害が強い患者へのモード代替

聴覚理解障害が強い患者へは文字，視覚的シン

ボル，絵，ジェスチャーなど代替モードを提示し理解を援助する。音声言語は意味情報だけでなくプロソディーなどの周辺言語情報も含むため代替モードとの併用が必要である。

2. 拡大・代替コミュニケーション（AAC：Augmentative and Alternative Communication）

重度の表出障害を持つ人を援助する方略の総称である。発話や書字といった言語的表出の困難を代替モードで補償する技法で，重度失語症者によく用いられるコミュニケーション・ボード／ノートもこれに含まれる。コミュニケーション・ノートは必要な絵や写真，文字単語などを配したもので，市販されているものもあるが，情報内容を患者の特徴や生活様式にあわせ厳選したものがより有効である。またそれを訓練に導入して利用を実用化することも必要である。

3. 描画訓練

描画による情報表出も発話・書字を代替する手段になり得るが，病前の生活において描画による情報伝達という行為自体が日常的ではないので，訓練に導入し時間をかけて獲得すべき手段である。描画は結果が目前に残り修正が可能であるため，時系列的に長い内容も表現できる。私が経験した患者は"自分史の絵巻"を作成してくれた。

4. PACE（Promoting Aphasics' Communicative Effectiveness）

代替手段の利用も含め日常の対話形式で行うコミュニケーション訓練である。1）お互いが既知の知識をもとに新しい情報を伝え合うことにおいて，2）伝達手段を自由に選択でき，3）話し手と聞き手は日常の対話と同様に対等に役割を交代し，4）伝わったという事実を十分にフィードバックする，という4つの原則のもとで行われる。代替的方略，促通的方略双方を含めた総合的・実用的コミュニケーション訓練といえるだろう。正しく理解・表現ができたということだけではなく，伝え合うことができたという喜びを患者・治療者が共有することが目標である。

5. 言語機能訓練

重度失語症においても言語機能改善の可能性は存在する。言語機能の改善は，それのみでは実用水準まで達しないにしても，上記のコミュニケーション能力向上のためのアプローチを有利にしてくれる。患者の拒否等がなければ伝統的な失語症言語療法も併用する。治療技法は課題の難易度設定を除けば他の失語型と同じである。また，患者によっては"訓練らしい訓練"が言語療法へのモチベーションを高めてくれることもある。

私はこうしています

『言語機能だけではなく，コミュニケーション行動そのものが障害されている，あるいは起こらない人にはどうしたら良いでしょう？』
▶言語機能やコミュニケーション能力の改善は重度失語症者が病後の人生をよりよく生きる（QOLの向上）ための取り組みのひとつである。狭義のコミュニケーション（情報をやり取りする）能力だけに注目せず，また性急に求めようとせず，重度失語症者がコミュニケーションの場から完全に孤立してしまうこと避けることが急務だと考える。STの治療は"他者とともに過ごす"ことから始まり"他者といることを楽しむ"，さらには"他者と何かする"というコミュニケーションの素地をつくる取り掛かりでありたいと思う。

参考文献

1) 竹内愛子：重度失語症検査：重度失語症者へのアプローチの手がかり．協同医書出版社，東京，1997．

Question 22

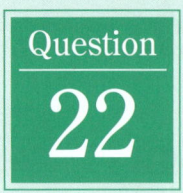

宮﨑　泰広
(川崎医療福祉大学 医療技術学部)

ことばの言い誤りが目立つ失語症者（伝導失語）に対する評価のポイント，言語治療の組み立て方や技法について教えてください。

I. 障害の性質

伝導失語における中核症状は音の誤りである。音の誤りは，音韻表象のレベル（音韻出力バッファー）とその音韻を正しく産生するための調音運動のプログラミングの障害が挙げられる。音韻表象の障害により音韻性錯語や音断片（単語の一部）が生じ，調音運動のプログラミングの障害で発語失行を生じる。伝導失語の音の誤りは前者の音韻表象の問題による音の誤りである。

II. 評価

音の誤りの評価のポイントを以下に示す。

1. 発話課題の種類

伝導失語の純粋例は，他の失語型の音の誤りとは異なり，呼称・復唱・音読のすべての発話課題において同じ頻度で音の誤りを生じる。しかし，他の失語型から移行した伝導失語例をはじめ，喚語困難や，軽度の理解障害を呈している純粋例でない伝導失語の場合は発話課題により音の誤りが出現する割合は異なる。この課題間の差は他の言語処理過程の障害を把握するための一助となる。呼称の場合は単一の処理過程であるが，復唱や音読の場合は複数の処理過程が考えられる。辞書を介さない処理は通常非単語の場合であるが，辞書や辞書へのアクセスに障害がある場合は単語であっても非単語の処理過程を経る可能性がある。また，単語の頻度効果や文字表記妥当性の影響により低頻度や文字表記妥当性が低い際に辞書を介さない可能性が高い。文字理解が困難で音読が可能な場合は意味を介していないことを示している。これら各発話課題の結果を踏まえ，音韻表象レベル以外の言語処理過程の障害を把握する。

2. 単語の効果

音韻表象レベルの障害の場合，単語のモーラ数が増えるほど音の誤りが増加する語長効果がみられる。一方，音の誤りの生じた単語の頻度，心像性，親密性効果について着目する。音の誤りが，低頻度語，低心像語，低親密語で生じる傾向がある場合は意味辞書レベルや辞書レベルから音韻表象レベルへのアクセスの障害を呈していることが考えられる。

3. 誤りの分析
1）位置
　単語のどの位置で音を誤るのかを評価する。音韻レベルの障害であれば語中・語尾の誤りが多くなる傾向にある。語頭の誤りが多い場合は辞書レベルの障害を呈している可能性が高い。

2）構音特徴
　音の誤りが，母音と子音のどちらで生じているのかを分析することも重要である。子音に比べ母音の誤りのほうが言語処理過程のより上位の障害を示すとされている[1]。

3）種類
　音の誤りの種類について，置換・付加・転置・脱落が挙げられる。この際に注意しなければいけないのは仮名文字の表記ではなく，音素レベルで分析することである。たとえば，「サイコロ（/saikoro/）」の場合に/sainoro/は置換，/saioro/は脱落，/samikoro/は付加，/kaikoro/は転置となる。転置とは，目標語に含まれる音素が他に置き換わることで，後続する音素が前出する場合（/kaikoro/）と前の音素が後出する場合（/saikoso/）がある。音韻表象のみに障害のある伝導失語の純粋例では転置や置換が多いとされ，後続する音素が前出する場合と前の音素が後出する場合の転置で質的な違いが指摘されている。さらに，他の言語処理過程の障害がある場合は付加などの他の誤りの種類がみられ，さらに付加や，前の音素が後出する場合は，音素レベルの保続の可能性がある。また音素レベルでなく，モーラレベルの付加や脱落がみられる場合は，後述するモーラ分解能力に障害を呈している可能性がある。

4. 掘り下げ検査
　音韻表象のみの障害である純粋な伝導失語例であれば，音韻表象レベルの掘り下げ検査が必要となる。音韻レベルはさらに，辞書・辞書後の処理に分けられる可能性[2]，音の抽出や配列が階層的でなく並列的に処理されている可能性[3]も指摘されている。そのため，掘り下げ検査にて音韻レベルのどこに問題があるのか，検討する必要がある。その一部を以下に記す。

1）モーラ分解
　音声もしくは漢字，絵を呈示し，その単語のモーラ数を答える。反応方法は口頭表出以外のモーラ数だけ丸を書く，碁石を取る，呈示したアラビア数字を指示するなどを用いることが多い。課題を施行する際，モーラについて（特に長音，撥音，拗音の数え方）確認しておく必要がある。

2）音の抽出
　音声もしくは漢字，絵を呈示し，特定のモーラ位置（語尾・3モーラ目など）の音を抽出する。または特定の音がどこに含まれているかを答える。どのモーラ位置でもっとも困難であるかを分析する。

3）押韻判定
　音声または漢字で呈示し，2つの単語が韻を踏んでいるか否かを判断する。たとえば，「砂糖」と「解答」は同韻，「梯子」と「椅子」は異韻と判断する。異韻を同韻と誤るか，同韻を異韻と誤るか，誤りの傾向を分析する。

III. 治療

　上記した掘り下げ検査や音の誤りの分析から，音の選択，配列のどのレベルに障害があるのかを確認し，その障害レベルに焦点を当てて治療する。上記の掘り下げ検査で用いたような音の抽出を課題として用いる。この際，手がかりとして，表音文字でモーラと一対一の対応がある仮名文字を利用することは有効である。仮名文字を利用すれば，仮名文字の選択（音の抽出）や並び替え（音の配列）課題を施行することで音韻表象を強化できる。また脱落や付加などの単語のモーラの枠組みから逸脱するような誤りが多い場合は，モーラを意識させるように丸印などで視覚的に示した状態で1音ずつ表出させると効果的である。その他は一般的に音韻操作訓練といわれる同韻の単語検索や単語の逆唱，音素の入れ替えなどの課題を施行する。

　音韻表象レベル以外の言語処理過程は保持されている伝導失語例は自ら仮名文字を積極的に利用するが，仮名文字から正しく目標となる音韻を産

生することが難しい。この際，仮名文字と音韻の対応を強化させる必要がある。またこのような症例では，自動言語である50音を唱えて目標の音韻の産生を試みる傾向にある。しかし，目標音「え」が「あ行」にあり，「あいうえお」を表出できても目標音「え」を抽出できない。これは，いわゆる語中の音を抽出できないのと同様で，モーラ分解と音の抽出に焦点を当てるとよい。自動言語である「あいうえお」をモーラ分解し，4つ目の音を目標音として抽出させる必要がある。

音韻表象のレベルが重篤な障害を呈している場合は，音断片などで単語として産生できないことが多い。その際は，復唱課題を施行することも重要となる。以下に音韻的なプライミング効果の一例を挙げる[4]。呼称課題の直前に，ある単語を復唱させる。音韻レベルの障害のみの症例では，呼称課題（目標語かりんとう）の直前に復唱しない場合や語頭が一致した語（カリキュラム）を先行して復唱した場合に比べ，語尾が一致した語（ししとう）を先行して復唱したほうが，直後の呼称課題の成績，反応時間が向上する。このようなプライミング効果を用い，適切な音韻を賦活するように促すことも効果的である。

一方，純粋な伝導失語症例でない場合，書記素−音素変換や辞書レベルなどの他の言語処理過程にも障害を呈している可能性が高い。これは上記のように各発話課題の成績差，誤りの頻度から把握する。書記素−音素変換に問題があれば，仮名文字と音の1対1の対応の再学習や仮名文字から対応する特定の単語や漢字を介して目標音を想起する機能再編成による手段が必要となる。たとえば，想起された目標音となる仮名文字に対応する1音が典型読みである漢字から目標音を産生させる[5]。また辞書レベルに障害がある場合は，復唱課題のみでは呼称などの自発的な表出における音韻の誤りは減少しない。復唱が可能となっても，実際の自発的な発話における改善は十分でない。この場合は辞書レベルの処理を介した課題を施行し促進させる必要がある。これらの他の言語処理過程に障害を生じている伝導失語例の場合，音韻表象レベルを介す発話課題を施行するが，その課題手順を考慮する必要がある。その手順は上記した分析から言語処理過程の障害を抽出し，障害の少ない処理過程から先行して課題を施行する。そしてプライミング効果や適当な手がかりを用いて，より困難な課題へ移行する。復唱や仮名の音読などの単一の課題で困難を示す場合は，複数の言語処理過程を促進するような複合的な課題を施行する。複合的な課題とは，仮名を呈示し復唱させる，仮名音読型復唱課題などを指す。最終的には自発的に発話する過程に近い呼称のような課題の施行を目標とする。

参考文献

1) Romani, C., Olson, A., Semenza, C., et al. : Patterns of phonological error as a function of a phonological versus an articulatory locus of impairment. Cortex, 38 : 541-567, 2002.
2) Goldrick, M., Rapp, B. : Lexical and post-lexical phonological representations in spoken production. Cognition, 102 : 219-260, 2007.
3) 宮﨑泰広, 種村 純, 木内壽子, ほか：伝導失語における仮名文字の抽出・選択, 配列課題の成績差, 反応の違いについて. 総合リハ, 37 : 47-54, 2009.
4) Wilshire, C.E., Saffran, E.M. : Contrasting effects of phonological priming in aphasic word production. Cognition, 95 : 31-71, 2005.
5) 宮﨑泰広, 種村 純, 伊藤絵里子：漢字―音韻変換を用いた音韻表象の賦活について（会議録）. 高次脳機能研究, 30 : 193-194, 2010.

Question 23

浦野　雅世
(横浜市立脳血管医療センター リハビリテーション部)

意味の理解が悪い失語症者（超皮質性失語）に対する評価のポイント，言語治療の組み立て方や技法について教えてください。

I. 障害の性質と治療介入の目的

　超皮質性失語（Transcortical aphasia）とは，他の言語機能に比して復唱能力が良好に保たれている失語群である．失語症を構成する二大要素は音韻機能と意味機能であると考えられるが，超皮質性失語とは，このうち音韻機能が良好に保持されている群ということになる．

　では，意味機能はどうであろうか．超皮質性失語には超皮質性運動失語（Transcortical motor aphasia），超皮質性感覚失語（Transcortical sensory aphasia），混合型超皮質性失語（Mixed transortical aphasia）の3つの下位分類が存在し，意味機能の障害の有無もこれらの亜型により異なる．超皮質性運動失語では言語運用能力の障害が主体であるものの，意味機能は良好に保持されているのに対し，超皮質性感覚失語，混合型超皮質性運動失語では意味機能の障害がその中核症状であるといえる．

　失語症の全体的重症度についても亜型により異なる．超皮質性感覚失語については軽度～重度までのバリエーションが存在するが，超皮質性運動失語は失語症それ自体が決して重度なわけではな く，少なくとも中軽度以上の言語機能を有している．そして，混合型超皮質性失語については音韻機能の保存を除けば言語機能はほぼ全廃であり，全失語に準ずると考えてよいと思われる．以下，本稿では「意味の理解が悪い超皮質性失語群」として，超皮質性感覚失語，混合型超皮質性失語の評価・治療のポイントに焦点を絞って論じることとする．

　言語機能に関する評価としては，可能な症例ではまず標準失語症検査（Standard Language Test of Aphasia）ないしはWAB失語症検査（Western Aphasia Battery）を実施し，全体像の把握を行う．これらの検査から他のモダリティに比して復唱が良好に保たれていることが確認されたら，音韻機能についてさらなる掘り下げ検査を実施する．具体的には非語復唱検査（標準化されているものではSALA失語症検査・R31がある），拍結合課題（1秒ごとに1モーラを提示し，それを結合させるよう求める．例：サ・カ・ナ→「サカナ」，ナ・キ・ラ→「ナキラ」）などが挙げられる．超皮質性失語群ではこれらの課題での成績低下は他の失語群に比して極めて軽微である．また，超皮質性失語群では一般に諺の補完現象（例：犬も歩けば

→「棒にあたる」，弘法も筆の→「誤り」）も認められる。

なお，復唱機能の残存の程度については，その量的基準について明確に記載されたものがほとんどないのが実情である。特に混合型超皮質性失語における判断基準については臨床的に迷うところであるが，「数語ないしは短文レベルの復唱ができるもの，WAB失語症検査の基準では5以上とするべき」であるとする石合（1997）[1]の基準はある程度の目安となろう。

意味機能については，可能な症例ではTLPA失語症語彙検査，SALA失語症検査などを用いた言語的掘り下げ検査を行う必要があるが，それに加え非言語的意味課題も施行することが望ましい。意味機能が障害された失語群では非言語的意味課題でも成績低下をきたすことが決して珍しくないからである。残念ながら本邦では未だ標準化された検査はないが，欧米で開発された検査で，日本でも入手可能な検査としてPyramid and Palm Tree Test[2]が挙げられる。しかし，刺激図版に用いられている線画が日本人の文化的／社会的背景にそぐわないものも散見され，やや使いにくい面があることは否めない。本邦で開発された重度失語症検査の下位項目にも線画のカテゴリ分類やシンボル認知といった，非言語的意味課題がいくつか包含されている。これらもあわせて施行するとよい。

治療プログラムを模索するという観点から，特に重度例においては残存機能の確認も重要である。単純な動作模倣，物品の受け渡し，物品同士ないしは物品と絵のマッチングが可能かどうか，鉛筆を持って平易な図形を模写したり，あるいはトレースすることが可能かどうか，を確認し，机上課題として「できる」ことを探していく必要がある。この場合にも重度失語症検査の下位項目の一部が有用である。

治療介入の目的については，超皮質性感覚失語においては意味機能の改善を目指すことが重要となるが，混合型超皮質性失語においては残存機能を用いた全般的精神活動やコミュニケーション行動の活発化に加え，介護者への指導も含めた周辺環境の整備が主眼とならざるを得ないであろう。

II. 具体的な治療の手技

1. 超皮質性感覚失語症例の場合

意味障害がその中核症状である以上，音読や復唱のように単独で音韻を活性化させる課題のみで症状を改善させることはまず困難である。意味を活性化させる治療プログラムの立案が望まれる。意味障害の重症度に応じて非言語的意味課題から平易な言語的意味課題，さらに難易度の高い言語的意味課題へと進めていくとよいと思われる。

非言語的意味課題としては線画を用いた意味連合課題（前述のPyramid and Palm Tree Testに準ずる），odd picture out課題，線画のカテゴリ分類などが挙げられよう。

意味連合課題は提示された刺激絵と意味的関連の深い絵を選択肢（枚数は個々の症例の重症度によって調整）の中から選ばせる課題である。連合の組み合わせは機能的（例：煙草－灰皿），範疇的（例：鶏－孔雀）の双方を混ぜるとよい。意味障害が比較的軽度の症例でも，範疇的刺激ではその視覚的特性（例：羽がある，脚が四本ある）に着目することで関連のある刺激の連合が可能であっても，機能的刺激に基づいて意味を活性化させ，刺激を連合させることが難しいことがあるからである。

odd picture out課題は，3～5枚程度の絵の中から仲間はずれと考えられる刺激を1枚選択させる課題である。distractorの枚数を増やしたり減らしたりすることで症例に合った難易度の調整が可能と思われる。

線画のカテゴリ分類は雑多な種類のカードの中から「野菜」「果物」といった範疇的特性に基づいて分類させたり，あるいは「切るもの」といった機能的特性に注目して分類させるといった課題である。

言語的意味課題としては，前述の意味連合課題やodd picture out課題，線画のカテゴリ分類の刺激を線画から文字に変えるやり方が挙げられる。カードの表面に線画（ないしは写真），裏面に文

字，という素材を用意できれば，同じ刺激を用いながら裏表を切り替えることで非言語的意味課題→言語的意味課題へと難易度を変えていくことが可能となる。また，このほかにも従来から行われている絵と文字単語のマッチング，絵に対応する文章完成問題，反対語のマッチングといった課題で意味の活性化を促すことも重要と考えられる。軽度例では線画を用いずに文字のみで，文節数（7～8文節程度）や選択肢（10～12択）を多くした文章完成問題も有用であろう。

2. 混合型超皮質性失語の場合

多くの症例で言語指示が入らずに系統的な机上課題を実施することが困難である。さらに，混合型超皮質性失語の場合は通常，広汎病変を有しているため行為面にも何らかの障害をきたしている場合が多い。しかし，その中でも何らかの残存機能を見いだせた場合は，症例が「できる」ことを実施していくことがよいと思われる。たとえば，実物品同士のマッチング程度なら何とか可能な症例であれば，そこから線画（ないしは写真）と実物品のマッチングへと徐々に拡大することで，「シンボル」としての線画の認知が多少なりとも促進される可能性があろう。また，平易な図形の模写が可能な症例では，描画や字の模写課題の施行が考えられる。筆者の自験例[3]では自己氏名／住所の模写を試しに行ったところ本人が非常に気に入り，他の机上課題には非常に乗りにくいものの字の模写課題には積極的に取り組んだ。最終的には自己氏名／住所を自発で書くことが可能となった。描画や字の模写が困難であっても色鉛筆を握って手を動かすことが可能な症例ならば，色塗り課題も考えられよう。さらに，右半球の機能を活性化させるという観点からも歌唱の導入もよいと思われる。

どのような机上課題の施行も不可能な最重度の症例や発動性低下／全般的精神活動低下が合併した症例ではアイコンタクトや笑顔，ものの受け渡し，といったコミュニケーション行動を活性化させることが治療の主眼であり，なおかつ現実的なゴールとなろう。個人訓練のみではできることに限界があるため，集団訓練の導入も有用と考えられる。

III. 進め方の留意点

個々の症例がどの程度の残存機能を有し，どのレベルならば課題の遂行が可能かということを十分に評価することが重要である。

また，病前の本人の趣味や施行を家族から聴取し，治療として使えそうなもの（例：歌のCD，写真，雑誌など）を持参していただくことができれば，本人の嗜好に合った治療プログラムの提供が可能となるとともに，家族を臨床に「巻き込む」ことができると思われる。

参考文献

1) 石合純夫：高次神経機能障害．新興医学出版社，東京，pp.14-20, 1997.
2) Howard, D., Patterson, K.: The Pyramid and Palm Tree Test. Thames Valley Test Company, England, 2002.
3) 浦野雅世，穴水幸子，三村 將：左半球広汎病変により混合型失語を呈した1例．神経心理学, 26(3): 204-209, 2010.

Question 24

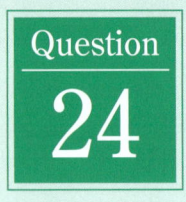

森岡　悦子
（大阪保健医療大学 保健医療学部）

文字が書けるが読むことのできない失語症者（純粋失読）に対する評価のポイント，言語治療の組み立て方や技法について教えてください。

I. 障害の性質（純粋失読について，知っておきたい基礎知識）

　純粋失読（pure alexia）は，失語症を伴わない孤立性の読みの障害である．読字と書字との解離から，自分の書いた文字がしばらく後には読めないという特徴的な症状がみられる．仮名1文字が読めない例では，文字を指でなぞることで読めることがある．これは，なぞり読み（schreibendes Lesen），または運動覚促通（kinesthetic facilitatioin）と呼ばれ，運動覚から文字心像を喚起する読み方である．また，すでに書きあげられた文字が読めなくとも他者が書きつつある文字は読めることがある．仮名1文字の音読が保たれている例では，単語の音読において，単語に含まれる文字を1文字ずつ確認し読み終えてから，はじめて単語の同定に至るという逐字読み（letter by letter reading）を示す．逐字読みでは，文字数が多くなるほど読みに要する時間が遷延する文字数効果（語長効果）が認められる．純粋失読による読字の誤りは，漢字と仮名の両方に出現する．書字は，アルファベット言語では問題ないが，日本語では漢字の想起困難を伴いやすく，写字が困難な例もある．また，色彩失名辞を随伴しやすい．

II. 病巣と障害メカニズム

　古典型純粋失読では，左後頭側頭葉内側部と脳梁膨大部を病変とし，右同名半盲を合併するために視覚情報は右視覚野のみに到達するが，この視覚情報は脳梁膨大部損傷のために左半球角回（文字言語中枢あるいは異種感覚の連合を営む領域）へ到達することができず失読が出現する．側頭葉内側面を病巣とする中で，1文字も読めない純粋失読に共通する病巣は左紡錘状回と左海馬傍回で，逐字読みを呈する純粋失読に共通する病巣は左海馬傍回とする報告がある[1]．
　非古典型純粋失読[2]としては，角回直下型と後角下外側型とがあり，いずれも左右の視覚領域から角回に至る経路の病巣により失読が生じるとされ，必ずしも同名半盲を伴わず，脳梁損傷も伴わない．もうひとつの非古典型純粋失読[3]として，紡錘状回型と後頭葉後下部型があり，読みの二重回路説で説明される後頭葉から側頭葉下部にかけての文字認知や単語認知の神経ネットワークの損傷によって生じると考えられている．

表1　純粋失読の分類

古典型	脳梁膨大部＋左後頭葉内側
非古典型[2]	角回直下型
	後角下外側型
非古典型[3]	紡錘状回型
	後頭葉下部型

表2　純粋失読の言語治療法

主な言語治療	目的
なぞり読み法 （運動覚促通法）[5,6]	1文字の仮名・漢字，単語の音読
フラッシュカード法[7]	単語の全体読み
MOR法[7]	文章の音読時間の短縮

III. 評価のポイント

1. 評価前確認

評価の前段階として，視力の程度，意識レベル，認知症の有無を確認する。軽度の意識障害や認知症で読み書きが影響を受けやすいので確認を要する。また，教育歴の他，病前の読書，新聞，手紙など，読み書きに関する習慣を把握しておく必要がある。

2. 周辺症状との鑑別

標準失語症検査などの失語症総合検査において，純粋失読では，音読と読解など読字項目が低下し，漢字の書字や語想起に関する項目も低下する例もあるが，特に，線画などの視覚刺激を用いる項目が顕著に低下する場合は，視覚失認や視覚失語の合併の可能性がある。鑑別には，標準高次視知覚検査を用いるが，簡単に行うには，物品や線画の視覚性呼称の成績と，触覚性呼称，聴覚性呼称，言語性定義による呼称との成績を比較する。また，色彩失名辞や色彩失認については，色名呼称，色彩選択，物品と色名との関連を調べる。

3. 文字機能検査

1) 障害水準の評価

①仮名1文字：清音，濁音，半濁音の文字音読検査を実施し正答率を求める。
②仮名単語：3文字から5文字単語の読みを評価するとともに，文字数効果に注目する。
③漢字単語：1文字語と2文字語，また画数，頻度，親密度，心像性による正答率や誤り方の特徴を捉える。
④文：文の読みの正確さと音読速度を調べる。

文字がまったく読めない重度例では，文字を，漢字，仮名，数字に分類できるか，実在文字かどうかを判断する字性判断検査の実施により，障害水準を調べることができる。

2) なぞり読み効果

仮名1文字が読めない場合は，なぞり読み効果の有無とその正答率を調べる。なぞり読み効果がみられない時は，文字のなぞりを他動的に繰り返した後に自分で動かしてなぞり読み効果が出現するかを調べる。なぞり読みに慣れると，指を動かさなくても書字の運動イメージから運動覚を用いて読んでいる場合があるが，音読時に指で連続的に△を描き続けるという運動覚妨害条件で音読成績が低下すれば，運動覚を用いていることを確認することができる[4]。

3) 全体読み機能

軽度純粋失読例では，音読速度の低下が中心症状となるため，課題語の文字数を統制し，単語と非語を用いて音読潜時の語長効果を比較し，文字の全体読み機能を評価する。

4) 書字機能

書字では，漢字の想起障害が指摘されるが，それ以外に，文字配列の乱れ，行の不規則な動揺，文字の重複や脱落がないかなどにも注意する必要がある。また，書字が困難な場合は，開眼と閉眼で比較し，閉眼することで改善する場合は，視覚入力が書字出力に影響を与えていると評価することができる[1]。

IV. 言語治療の手技

1. なぞり読み法（運動覚促通法）

1文字の仮名や漢字の音読と，単語の音読の改

善が目的で，視覚入力を補うために，良好な右手の書字行為に合わせて読みの復唱を繰り返し，運動覚を利用して文字の音読を促通し改善させる方法である[5,6]。文字の音読練習は，清音，半濁・濁音，拗音，漢字へと複雑さを増してゆき，1文字が読めるようになれば，2文字から順に文字数を増やし複数文字単語や短文の読みにつなぐ。漢字でも画数の少ない文字で用いることができる。なぞり読み法による改善の機序として，運動心像を介したバイパス経路の活用による読字機構の再編成とする説[5]と，視覚心像を介する経路そのものが改善したとする説[6]がある。

2. フラッシュカード法（単語全体読み法）

単語全体読みによりなめらかに読むための練習方法として紹介された[7]。仮名単語カード1セット30枚を1枚ずつ提示し「なるべく全体を一度に見て，わかればすぐに音読する」よう指示し，最初は2文字語から開始し，非訓練2文字語30語が概ね60秒で読めるようになれば，1文字多い単語に移行するという手順で行う。フラッシュカードの代わりに，パソコン画面に文字列を提示し音読後直ちに画面を送る方法がある。また，応用として予め決められた提示時間でパソコン画面に示される文字を順に音読し，音読速度が速くなれば徐々に提示時間を短縮する方法がある。フラッシュカード法の効果としては，2～3文字語では練習語と非練習語の両方の音読速度が速くなり般化が認められたが，4～5文字語では練習語の音読速度は速くなっても非練習語への般化は認められなかった[7]とされ，全体読みの改善に文字数制限のある可能性が想定されている。純粋失読では音読速度が速くなり一見逐字読みが改善したように見えても，音読潜時における語長効果の検証が必要である。1文字が読めても単語全体としての読みが難しい原因は，文字列を一括して単語として処理する障害である語形態失読説と，複数の視覚対象物を同時に認知することの障害である同時失認説が有力である。

3. MOR法（Multiple Oral Reading法）

文章を反復して音読し速度を計測し，音読速度の改善を目的として用いられる[7]。

V. 言語治療の留意点

言語治療では，なぞり読み法と単語や短文の音読，フラッシュカード法とMOR法などを組み合わせて，応用的定着を図る場合が多い。純粋失読の治療は，文字の視覚処理のみの回復を目指すのではなく，趣味や背景から親しみやすい文脈を用いてトップダウン処理を行いやすい状況を作り，推測，思考，判断など他の認知システムを利用することで，読む能力を高めることも重要である。読字の必要性には個人差があることから，年齢や背景を考慮し，機能に基づいて，読字量，速さ，正確性について適切な目標を設定することが望ましい。

参考文献

1) 大槻美佳：視覚失認からみた純粋失読. 神経心理学, 24：136-145, 2008.
2) 河村　満：非古典型純粋失読. 失語症研究, 8：185-193, 1988.
3) Sakurai, Y. : Varieties of alexia from fusiform, posterior inferior temporal and posterior occipital gyrus lesions. Behavioral Neurology, 15 : 35-50, 2004.
4) 柏木敏宏：慢性期失語症の改善そして失語症者の社会貢献. 高次脳機能研究, 23：191-199, 2003.
5) Kashiwagi, T., Kashiwagi, A. : Recovery process of a Japanese alexic without agraphia. Aphasiology, 3 : 75-91, 1989.
6) Seki, K., Yajima, M., Sugishita, M. : The efficacy of kinesthetic reading treatment for pure alexia. Neuropschologia, 33 : 595-609, 1995.
7) 吉野眞理子, 山鳥　重, 高岡　徹：純粋失読のリハビリテーション：単語全体読み促進を目指したフラッシュカード訓練とMOR法による検討. 失語症研究, 19：136-145, 1999.

Question 25

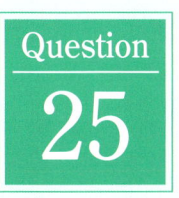

佐藤　ひとみ
（浴風会病院 リハビリテーション科）

読むことが困難な失語症者（表層失読，音韻失読，深層失読）に対する評価のポイント，言語治療の組み立て方や技法について教えてください。

I. はじめに

　文字言語は，ヒトの進化史において音声言語を基礎に生まれた。また，個体レベルのヒトの発達過程においても，文字言語は音声言語のように自然獲得されるのではなく，教育環境での学習によって獲得される。つまり，文字言語は音声言語を土台にして発現するものである。

　この文字言語と音声言語の関係は，失語症患者の読みの問題を考える上で重要である。わが国の神経心理学における碩学である山鳥重[1]は，「失語とは音声言語障害の謂いであり，文字言語は音声言語機構の上に構築されるものだから，下部の支持機構が壊れれば上位機構が壊れるのは当然のこと」（p.431）と述べている。失語症患者の読みの問題とは，音声言語の障害が文字言語にどのような影響を与えるのかをみることなのである。

II. 失語性失読の類型

　認知神経心理学では，失語性失読をcentral dyslexia 中核的失読，純粋失読など視覚認知の問題による読みの障害をperipheral dyslexia 周辺的失読と呼び区別する[2]。Central dyslexiaは，surface dyslexia 表層失読，phonological dyslexia 音韻失読，deep dyslexia 深層失読の3つの類型に分類されてきた。

1. 表層失読

　Marshall & Newcombe[3]が，英語話者の2症例における読みの障害を，「書記素‐音素変換の障害」と記載したのが最初の表層失読の報告である。Shallice & Warrington[2]は，規則語（例：mint/mínt/, hint/hínt/, print/prínt/のようにiという綴りは/í/と読まれる）よりも，不規則語（例：pint/páint/のようにiという綴りは/í/と読まれない）の音読成績が悪くなると指摘した。誤反応は，「書記素‐音素変換規則 the grapheme-phoneme correspondence rule（GPC規則）」を想定する二重経路モデルに基づいて解釈され[4]，pint/páint/を規則語のように/pínt/と読むような誤反応は，規則化錯読regularization errorと呼ばれた。

　しかし症例によっては，規則語であってもhear/híər/をbear/béər/のように/héər/と読む誤反応もみられる[5]ため，「綴りを共有する他の単語

において妥当な読み」が生起すると捉え，LARC（Legitimate Alternative Reading of Components）エラーという用語[6]が使われるようになってきている。同様に規則語/不規則語も読みが典型的かどうかという観点から，最近の研究では典型語/非典型語と呼ばれる。

したがって，表層失読パターンは，以下のようにまとめられる。
①読みの典型性効果（典型語＞非典型語）
②主な誤反応はLARCエラーである。
③非語音読は保たれる。

では，日本語話者の表層失読パターンはどのようなものなのか？ 古典的失読研究[7]では，「文字と音韻の対応関係」が一貫している仮名語よりも漢字語の成績が悪くなる失読パターンが日本語にみられる表層失読とみなされた。しかし，報告された症例[7]における音読の誤りのほとんどは，無反応と無関連語であった。

その後，漢字語における「文字と音韻の対応関係」の定義[8]に基づいて「読みの一貫性」を操作した2文字漢字語と漢字非語を用いたFushimiら[9]の検討により，英語圏の表層失読と同じ特徴を示すことが明らかにされた。彼らの症例の音読成績は一貫語，典型語，非典型語の順で悪くなり，この傾向は低頻度語で顕著で，LARCエラー（例：楽団→/raku-daN/，場合→/zjou-gou/）は非典型語で頻発した（図1）。この症例は上記③の特徴も示し，仮名文字列の音読は保たれていた。つまり日本語話者の表層失読パターンは，仮名語＞漢字語（一貫語＞典型語＞非典型語）となり，表記に関わらず非語音読は保たれる。

2. 音韻失読

音韻失読の報告は，フランス語話者の2症例を検討したBeauvois & Derouesné[10]が最初である。その特徴は以下のように要約できる。
①語彙性効果（単語＞非語）
②同音疑似語効果（同音疑似語＞非同音非語）
③主な読み誤りは，視覚性/音韻性錯読で，非語音読では語彙化錯読がみられる。

同音疑似語とは，音韻形態は単語だが文字形態

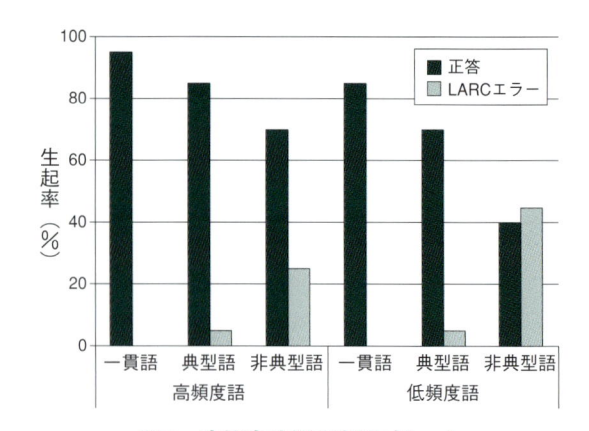

図1　表層失読例の音読パターン
（Fushimi, T., et al. : Neuro-psychologia, 41 : 1644-1658, 2003[9]より作成）

が非語となる文字列（例：speadはspeedの同音疑似語）を指す。日本語の場合，通常表記とは異なる文字形態で書かれたもの（例：サンダル→さんだる）が，同音擬似語とみなされる。非同音非語は，音韻形態も文字形態も非語である文字列（例：speat）である。語彙化錯読[11]とは，非語を実在語（例：DUBE→*tube*）のように読む誤りである。なお，症例によっては具象性/心像性効果がみられる[12,13]。

日本語話者における音韻失読の古典的研究（たとえば，水田ら[14]）では，漢字非語が音読刺激に用いられなかったために，音韻失読は「仮名無意味綴りに特異な失読」とみなされる傾向が強かった。仮名文字列だけでなく，漢字文字列における語彙性効果，同音疑似語効果を初めて報告したのは，伏見ら[15]である。その後，音韻失読の症例研究[16]により，日本語の音韻失読パターンは仮名表記に限定されない非語音読の障害と認識されるようになった。図2は，佐藤と伏見の症例[17]における音読成績で，上記①③の特徴を示し②については仮名文字列で認められた。

3. 深層失読

深層失読を初めて報告したMarshall & Newcombe[3]は，非流暢な発話であった2症例の音読で具象性効果（具象語＞抽象語）や意味性錯

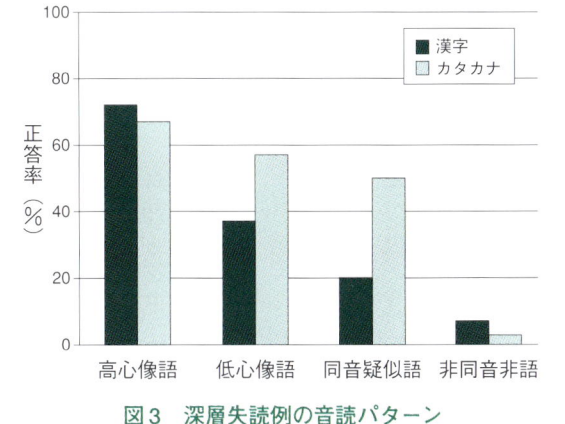

図2 音韻失読例の音読パターン
(佐藤ひとみ, 伏見貴夫：第9回認知神経心理学研究会抄録集, 2006[17] より作成)

図3 深層失読例の音読パターン
(Sato, H., et al.：Neurocase, 14：508-524, 2008[20] より作成)

読（例：city → town, daughter → sister）が出現することを記載した。その後の研究で, 深層失読は以下のような特徴を持つとされた。
①語彙性効果（単語＞非語）
②具象性/心像性効果
③意味性錯読, 視覚性/音韻性錯読がみられる。
④品詞効果（名詞＞形容詞＞動詞＞機能語）

深層失読の特徴は, 音韻失読と共通するものが多く, 事実深層失読から音韻失読へ変化した症例（たとえば, Glosser & Friedman[18]）も報告されているが, 意味性錯読の有無により両者が区別されてきた。

日本語における深層失読については, 古典的研究[19]で上記①〜④の特徴が検出されたが, 二重乖離という文脈で古典的表層失読パターン（仮名語＞漢字語）に対し,「仮名語の音読が漢字語よりも障害される」失読パターン（漢字語＞仮名語）とみなされた。しかし「仮名語」の刺激は, ほとんどが漢字語を平仮名書きしたものが用いられたため, このパターンは語彙性効果の可能性がある。通常仮名表記される仮名語を音読刺激とした研究[20]でも同様の失読パターンが報告されたが, 視覚認知障害の疑いのある症例を対象にした検討で, 語長効果が反映された可能性もある。つまり, 日本語における深層失読パターンがどのようになるのかは, 長い間不明であった。

Satoら[21]は, 仮名文字列と漢字文字列の双方で, 語彙性効果と具象性/心像性効果を示した非流暢性失語例（図3）において, 意味性錯読は漢字語音読で生起したが, 仮名語音読ではほとんど生起しなかったことから,「漢字に深層失読, 仮名に音韻失読」がみられるのが日本語における深層失読パターンであると結論した。この症例での漢字語音読の誤反応は, 意味性の反応（意味性錯読例：開始→出発, 意味-視覚性錯読例：永続→永遠, ジェスチャーやオノマトペによる反応例：的→弓を引く仕草をし「シュッとね」と表出）が50％近くを占めた。

III. 失語性失読の評価と認知モデル

失語性失読すなわちcentral dyslexiaの3つのタイプを鑑別するには, 失読パターンの説明からわかるように, 単語属性の操作が必要である。すなわち, 漢字文字列, 仮名文字列とも語彙性（単語, 同音疑似語, 非同音非語）や具象性/心像性を操作した音読刺激, 漢字語の場合は一貫性を操作した音読刺激を使って, 失読パターンを検討することがポイントになる。日々の臨床においては, SALA失語症検査[22]が提供する単語属性を操作した単語リストを利用することが現実的といえよう。独自の音読刺激を作成するには,「日本語の語彙特性」（NTTデータベースシリーズ）に基づ

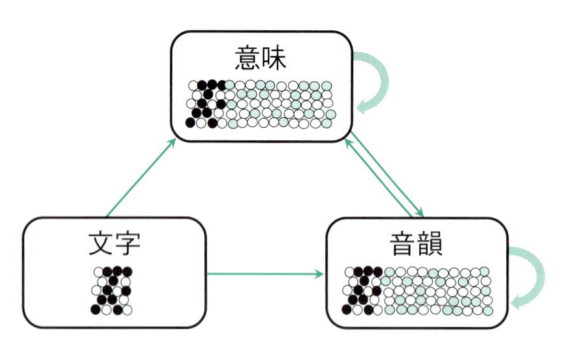

図4 読みのモデル
(Welbourne, S.R., et al.: Cognitive Neuropsychology, 28：65-108, 2011[25] より作成)

いた選定作業が必要となる。なお，文字属性と単語属性について理解を深めるには，伏見[23]の解説（pp.139-140）を参考にされたい。

Central dyslexiaの発現機序については，文字言語と音声言語の処理機構が相互連関していると捉えるトライアングル・モデル[24]に基づく解釈を推奨する。なぜなら失語症患者にみられる読みの問題は，音声言語との関連から理解することが，セラピー・アプローチを考える上で非常に重要だからである。図4はトライアングル・モデルにおける読みの過程を示したもの[25]で，文字→音韻，文字→音韻⇔意味，文字→意味→音韻という変換処理が協働することにより「音読」が可能となる，と仮定されている。これまでの研究[9,17,21,26,27]により，表層失読は意味障害，深層/音韻失読は音韻障害が原因であると説明されている。

IV. 失読改善のためのセラピー・デザイン

まず英語文献におけるセラピー研究を失読タイプ別にトライアングル・モデルの観点から概観し，次に本邦における文字言語に対するセラピーを紹介する。最後に，読みの再学習がもたらす失語症回復への効果を指摘し，文字言語を用いたセラピー・デザインの手がかりを提供したい。

1. 表層失読に対するセラピー研究

表層失読に対して行われたセラピー・アプローチは3つに分類できる。第一に，文字単語とその意味を表す絵を提示して音読を促進させようとしたもの[28,29]，第二に，同音異義語の判断課題homophone judgmentを用いて，文字単語の理解そのものを回復させることに焦点に当てたもの[30]，第三に，文字単語とその読みを同時に提示し音読に失敗した場合，目標語の意味を考えるようにさせたもの[31]である。

すべてのセラピーが効果を示したが，汎化がみられたのは第一の方法であった。これは，文字と意味の相互作用を強化して音読を促進するアプローチといえる。

2. 深層/音韻失読に対するセラピー研究

深層/音韻失読に対するセラピーは，2つの方法が公表されている。第一は，文字と音韻の対応関係の再学習を促すアプローチである。セラピー効果を示した深層失読1例[32]と，汎化もみられた深層失読2例[33]が報告されている。第二は，同音異義語homophoneあるいは，それに近い語near-homophoneを用いた方法で，音韻失読2例に実施されセラピー効果がみられている[33]。まず目標語の音読に失敗した場合，目標語とそのhomophone/near-homophoneに対応する絵を同時に提示し，これらの単語を音読してもらう。この音読にも失敗した場合，それぞれの正しい読みが与えられるという方法である。これは，音韻が同じあるいは近似した単語を利用して，意味からの寄与により音韻表象を活性化するアプローチといえる。

3. 本邦における文字を用いたセラピー研究

わが国では，失語症患者の失読症状の改善に焦点を当てたセラピー研究は非常に少ない。伊澤ら[34]は，「漢字1文字の音読み」の改善を目的とした2種の音読セラピーを失名辞失語1例に実施し，目標漢字と，その漢字が含まれる熟語（例：路-道路）を提示する方法が，漢字の音読みを仮名で提示する方法（例：路-ろ）よりも有効で効果が持続したと報告している。仮名文字の読み書きをセラピー対象とした研究では，音読ではなく書取ができたかどうかでセラピー効果が検討された。物井[35]は，目標の仮名文字の読みを語頭音にする

単語をキューにしたキーワード法[36]と50音系列法[37]を，発症22ヵ月時の中等度Broca失語1例で比較検討し，50音系列法が「より速く，かつ安定した結果が得られた」(p.616)と述べている。キーワードとして単音節に対応した1文字漢字語を使用する方法[38]も提案されている。単音節語と複合語（例：か-蚊，蚊取線香）を併用した方法[39]では，書取だけでなく音読の改善がみられたBroca失語2例とWernicke失語1例が報告されている。

こうした仮名文字へのアプローチは，文字と音韻の対応関係についての再学習（文字⇔音韻）を目指したものであり，Friedmanら[33]による深層失読例に対する文字-音韻変換のセラピーと共通した方法と指摘できる。

一方，仮名文字列の音読に50音系列を自発的に利用する失語症患者が存在することは，春原ら[40]が記載し，自験例YT[21]でも観察された。こうした現象は，self-generated cueつまり患者自身が生成するキューと呼ばれるが，呼称に50音系列を活用した失語症例[41]，アルファベット表を活用した英語話者の失語症例[42]も報告されている。こうした事実は，音韻系列を利用した文字→音韻変換をセラピー・プログラムにどう組み込むかが，失語症患者の言語機能改善にとって重要であることを示唆している。

では読みの再学習は，言語機能の回復に影響を及ぼすのであろうか？ 竹内と河内[43]は，「仮名1文字の訓練法」(pp.124-130)を詳細に説明し，重度Broca失語1例で仮名1文字の読み書きが改善した（平仮名46文字中2～3ヵ月後83％の音読，6ヵ月後100％の音読と72％の書取）だけでなく，SLTAの結果から明らかな音声言語表出の回復がみられたと指摘している。

図5は，清音の平仮名（「ん」「を」を除く）44文字，キーワードに1～2モーラの1文字漢字語とその意味をあらわす絵を用いて，文字，音韻，意味の相互作用を強化する言語セラピーを実施した自験例SS（佐藤[44]：事例32）のWABプロフィールである。SSは非流暢性失語症患者で，発症6年半という長期経過後（WAB失語指数AQ 56.8）からのセラピー開始であった。にもかかわらず，

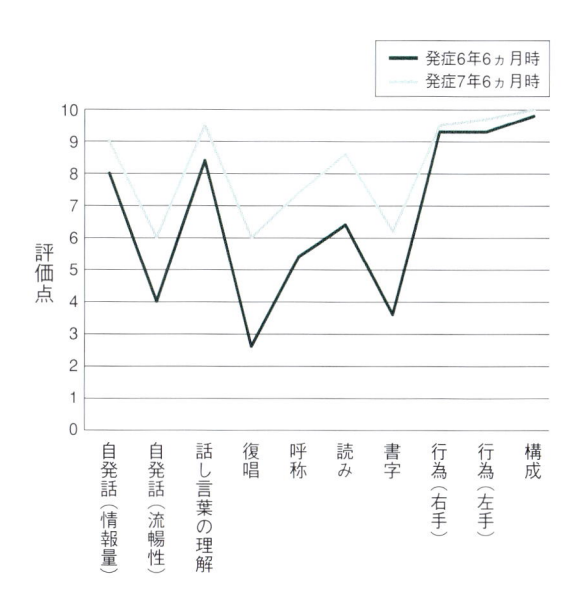

図5 非流暢性失語症患者SSのWABプロフィール

この言語セラピーを週2回の頻度で6ヵ月間実施した結果，モーラ抽出検査で66％→90％と音韻操作能力が回復し，その半年後AQ75.8となり，文字言語機能の改善だけでなく，復唱と呼称という音声言語表出での回復が顕著に認められた。これは，文字/文字単語を用いたセラピーと，呼称セラピー，コミュニケーション・セラピーを併用した結果ではあるが，文字/文字単語へのアプローチが音韻機能の改善に有効であることを強く示唆するものである。

V. おわりに

失語性失読は，読みに特化した処理経路（たとえばロゴジェン・モデルにおける意味的語彙経路，非意味的語彙経路，非語彙経路）の障害＊として解釈しなくとも，トライアングル・モデルのような文字言語と音声言語が相互連関していると想定する認知モデルによっても説明可能である。臨床家に必要なのは，失読症状を含む失語症の言

＊伏見[23]の解説を参照のこと。なお，そこで引用されたSatoら（2008）の深層失読例の音読成績（図6-32）には誤りがあり，本書の図が正しいものなので留意されたい。

語機能回復には,「文字, 音韻, 意味という3つの表象間の相互作用を増大させることが基本である」とみる考え方であろう.

参考文献

1) 山鳥　重：読み書きの神経機構. 認知科学ハンドブック. 共立出版, 東京, pp.393-345, 1992.
2) Shallice, T., Warrington, E.K. : Single and multiple component central dyslexic syndromes. In : Deep dyslexia (eds Coltheart, M., Patterson, K., Marshall, J.C.). Routledge & Kegan Paul, London, pp.119-145, 1980.
3) Marshall, J.C., Newcombe, F. : Patterns of paralexia: a psycholinguistic approach. Journal of Psycholinguistic Research, 2 : 175-199, 1973.
4) Coltheart, M. : Disorders of reading and their implications for models of normal reading. Visible Language, 15 : 245-286, 1981.
5) Patterson, K., Plaut, D.C., Seidenberg, M.S., et al. : Connections and disconnections: A connectionist account of surface dyslexia. In : Neural Modeling of Brain and Cognitive Disorders (eds Reggia, J.A., Ruppin, E., Berndt, R.S.). World Scientific Publishing, Singapore, pp.177-199, 1996.
6) Patterson, K., Suzuki, T., Wydell, T., et al. : Progressive aphasia and surface dyslexia in Japanese. Neurocase, 1 : 155-165, 1995.
7) Sasanuma, S. : Can surface dyslexia occur in Japanese? In : Orthographies and Reading (ed Henderson, L.). Lawrence Erlbaum Associates Ltd, London, pp.43-56, 1984.
8) Fushimi, T., Ijuin, M., Patterson, K., et al. : Consistency, frequency, and lexicality effects in naming Japanese Kanji. Journal of Experimental Psychology: Human Perception and performance, 25 : 382-407, 1999.
9) Fushimi, T., Komori, K., Ikeda, M., et al. : Surface dyslexia in a Japanese patient with semantic dementia: evidence for similarity-based orthography-to-phonology translation. Neuro-psychologia, 41 : 1644-1658, 2003.
10) Beauvois, M.F., Derousné, J. : Phonological alexia : Three dissociations. Journal of Neurology, Neurosurgery and Psychiatry, 42 : 1115-1124, 1979.
11) Funnell, E. : Phonological processes in reading : New evidence from acquired dyslexia. British Journal of Psychology, 74 : 159-180, 1983.
12) Goodall, W.C., Phillips, W.A. : Three routes from print to sound : Evidence from a case of acquired dyslexia. Cognitive Neuropsychology, 12 : 113-147, 1995.
13) Patterson, K. : Phonological alexia : The case of the singing detective. In : Case studies in the neuropsychology of reading (ed Funnell, E.). Psychology Press Ltd., Hove, pp.57-83, 2000.
14) 水田秀子, 松田　実, 藤本康裕：Phonological alexia の一例：右利き交叉性失語における音韻と意味の乖離. 神経心理学, 8 : 232-238, 1992.
15) 伏見貴夫, 伊集院睦雄, 佐久間尚子, ほか：音韻性失読は仮名非語の音読に特異的な障害か？ 第3回認知神経心理学研究会抄録集, 2000.
16) 加藤あすか, 伏見貴夫, 新貝尚子, ほか：音韻失読では仮名非語の音読が選択的に障害されるのか？ 高次脳機能研究, 26 : 189-199, 2006.
17) 佐藤ひとみ, 伏見貴夫：音韻失読は音韻障害から生じるのか？ 第9回認知神経心理学研究会抄録集, 2006.
18) Glosser, G., Friedman, R.B. : The continuum of deep/phonological alexia. Cortex, 26 : 343-359, 1990.
19) Sasanuma, S. : Acquired dyslexia in Japanese : clinical features and underlying mechanisms. In : Deep dyslexia (eds Coltheart, M., Patterson, K.E., Marshall, J.C.). Routledge and Kegan Paul, London, pp.48-90, 1980.
20) 浅野紀美子, 滝沢　透, 波多野和夫, ほか：Deep dyslexia の症状を呈した一症例についての検討. 神経心理学, 3 : 209-215, 1987.
21) Sato, H., Patterson, K., Fushimi, T., et al. : Deep dyslexia for kanji and phonological dyslexia for

kana: Different manifestations from a common source. Neurocase, 14 : 508-524, 2008.
22) 藤林眞理子, 長塚紀子, 吉田　敬, ほか : SALA 失語症検査. エスコアール, 千葉, 2004.
23) 伏見貴夫 : 失語に伴う失読・失書, 失語症学（藤田郁代, 立石雅子, 編）. 医学書院, 東京, pp.129-140, 2009.
24) Plaut, D.C., McClelland, J.L., Seidenberg, M.S., et al. : Understanding normal and impaired word reading: Computational principles in quasi-regular domains. Psychological Review, 103 : 56-115, 1996.
25) Welbourne, S.R., Woollams, A.M., Crisp, J., et al.: The role of plasticity-related functional reorganization in the explanation of central dyslexias. Cognitive Neuropsychology, 28 : 65-108, 2011.
26) Woollams, A., Lambon Ralph, M.A., Plaut, D.C., et al.: SD-squared : On the association between semantic dementia and surface dyslexia. Psychological Review, 114 : 316-339, 2007.
27) Crisp, J., Howard, D., Lambon Ralph, M.A. : More evidence for a continuum between phonological and deep dyslexia: Novel data from three measures of direct orthography-to-phonology translation. Aphasiology, 25 : 615-641, 2011.
28) Coltheart, M., Byng, S.: A treatment for surface dyslexia. In : Cognitive approaches in neuropsychological rehabilitation（eds Seron, X., Deloche, G.）. New Jersey : Lawrence Erlbaum Associates, Hillsdale, pp.159-174, 1989.
29) Weekes, B., Coltheart, M. : Surface dyslexia and surface dysgraphia : treatment studies and their theoretical implications. Cognitive Neuropsychology, 13 : 277-315, 1996.
30) Scott, C., Byng, S. : Computer assisted remediation of a homophone comprehension disorder in surface dyslexia. Aphasiology, 3 : 301-320, 1989., & Deep dyslexia（eds Marshall, J.C.）. Routledge & Kegan Paul, London, pp.119-145, 1980.
31) Ellice, A.W., Lambon Ralph, M.A., Morris, J., et al. : Surface dyslexia: Description, treatment, and interpretation. In : Case studies in the neuropsychology of reading. Psychology Press Ltd., Hove, pp.85-1229, 2000.
32) De Parts, M.-P. : Re-education of a deep dyslexic patients: rationale of the method and results. Cognitive Neuropsychology, 3 : 149-177, 1986.
33) Friedman, R.B., Nitzberg Lott, S. : Successful blending in a phonological reading treatment for deep dyslexia. Aphaiology, 16 : 355-372, 2002.
34) 伊澤幸洋, 小嶋知幸, 加藤正弘 : 漢字の失読症状に対する訓練法—漢字一文字に対して熟語をキーワードをして用いる方法. 音声言語医学, 40 : 217-226, 1999.
35) 物井寿子 : 文字言語障害の治療. 失語症臨床ハンドブック（濱中淑彦, 波多野和夫, 藤田郁代, 編）. 金剛出版, 東京, pp.610-617, 1999.
36) 物井寿子 : ブローカタイプ（SchuellI 群）失語症患者の仮名文字訓練について—症例報告—. 聴覚言語障害, 5 : 105-117, 1976.
37) 上島　睦, 沖　春海, 能登谷晶子, ほか : 五十音ヒントによる読字訓練. 失語症研究, 12 : 75-76, 1992.
38) 鈴木　勉, 物井寿子, 笹沼澄子 : 失語症患者における仮名文字訓練法の開発—漢字1文字で単音節語をキーワードとし, その意味想起にヒントを用いる方法. 音声言語医学, 31 : 159-171, 1999.
39) 鈴木　勉 : 失語症の仮名書字訓練導入の適応と訓練方法. 失語症研究, 16 : 246-249, 1996.
40) 春原則子, 宇野　彰, 高木　誠 : 1 失語症者における 50 音表を活用した際の仮名音読と書取能力の乖離. 失語症研究, 17 : 325-329, 1997.
41) 山崎美智子, 佐野洋子, 和田あさ子, ほか : 失語症者の Self-Generated Cues についての研究（その1）-症例報告. 老年心理学研究, 2 : 96-105, 1976.
42) Howard, D., Harding, D. : Self-cueing of word retrieval by a woman with aphasia : why a letter board works. Aphaiology, 12 : 399-420, 1998.
43) 竹内愛子, 河内十郎 : 脳卒中による失語症ハンドブック—家庭でもできることばの訓練—. 社会保険出版社, 東京, 1986.
44) 佐藤ひとみ : 臨床失語症学—言語聴覚士のための理論と実践. 医学書院, 東京, 2001.

Question 26

遠藤　佳子
（東北大学病院 リハビリテーション部）

失語症は軽度であるが，読み書きに障害が強い失語症者（失読失書）に対する評価のポイント，言語治療の組み立て方や技法について教えてください。

I. 障害の性質と治療の目的

　音声言語（ことばの聴覚的理解，発話，復唱）はほぼ正常あるいはごく軽度の障害であるのに，文字言語（読字および書字）に強い障害を認める病態を失読失書と呼ぶ[1]。失読失書は失語症に起因しない文字言語の障害であり，個々の症例における障害の発現機序の検討とその軽減が治療の目的となる。

　本邦では，失読失書には2つのタイプが報告されている。

　1つは左角回病変によるもので（図1），一般に読字では仮名の，書字では漢字の障害が強い場合が多い[2]。読みでは，仮名は一文字よりも単語のほうが読みやすいという傾向がある。漢字は比較的良好ではあるが，意味性錯読が出現したり，音読よりも読解が良好である場合もある。純粋失読と異なり，文字数が増えるごとに読みの成績が低下する文字数効果や，なぞりなどの書字運動覚を用いると読みの成績が改善するなぞりの促進現象がみられない場合が多い[3]。書字障害は読字障害よりも強く，回復も遅れる[4]。症例により仮名と漢字，読字と書字の障害の程度は様々であるが，写字が良好に保たれるという点は共通して報告されている。

　Dejerine，Geschwindの報告以降，左角回は文字処理の中枢であると考えられてきた[5]。しかし，角回損傷でも明らかな失語症や失読または失書の

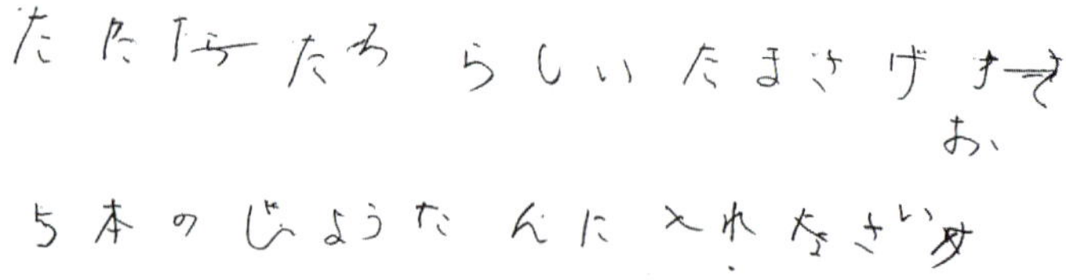

図1　角回付近の損傷による失読失書例の書き取り
（WAB失語症検査 日本語版[14] 検査結果より）

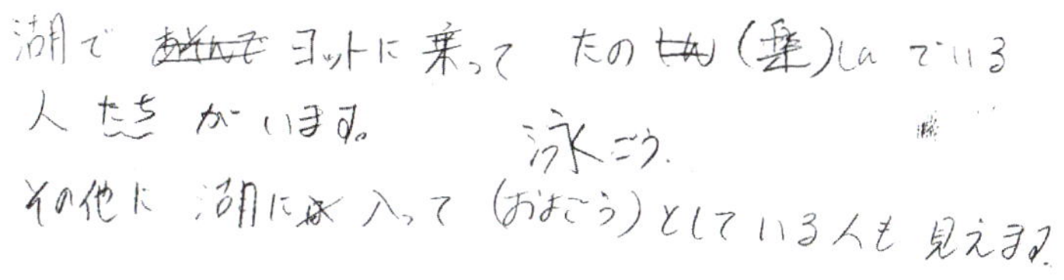

図2　左側頭葉後下部病変による漢字の失読失書例の自発書字
(WAB失語症検査 日本語版[1] 検査結果より)

みが出現するなど症状が均質でない，機能画像研究における読み書き課題では角回の賦活がみられない[6]，などから，左角回が文字中枢であることに批判的な意見も多い．山鳥[7]は，失読失書症例の共通する病変部位として下部後頭葉，側頭葉後縁および後頭葉の中間部に位置する白質病変をあげ，角回という特定の領域ではなく，左頭頂葉〜側頭葉〜頭頂葉の移行領域が文字処理に関与すると考えている．そして病巣がこの領域の前方であれば失語要因が，上方であれば失書要因が，後方であれば失読要因がそれぞれ強まるとしている．

もう1つは，左側頭葉後下部（紡錘状回，下側頭回）病変によるもので（図2），この場合は漢字に選択的な失読失書が出現する．読みにおいては，音読，読解とも障害されている場合が多いが，読解は一部可能である場合もある．誤りには無反応を呈することが多いが，意味性錯読，形態の似た異なる字への読み誤りなどを呈することもある．書字障害は強く，目標となる文字をまったく想起できない想起困難を呈する場合が多い．このタイプの失読失書は高率で呼称障害を合併する．

紡錘状回，下側頭回には文字・単語の視覚イメージが存在すると考えられている．櫻井[8]はこの領域の中の37野を単語の視覚イメージの座としており，この領域の損傷では主に視覚イメージを利用する漢字の読み書きは障害されるが，音韻経路を用いれば成功する仮名の読み書きは保たれると考えている．

このタイプの失読失書は，角回病変で生じるそれと比べて障害は漢字に限定され，程度もより軽度である．

II. 治療の手技

失読失書例の治療にあたり，まず症例の漢字と仮名の，読みと書きの双方について詳細に評価しなくてはならない．仮名については，仮名一文字と仮名単語の読み（音読，読解）と書きを検討する必要がある．仮名一文字については，清音，濁音，半濁音および拗音に対応する仮名すべてに対して検査を行うことが重要である．これらを行うことにより，一文字だけ提示されても音読または書字できなかった仮名文字が，単語の構成要素となったときに表出できる現象を観察することができる．

治療の手技には，仮名一文字または単一の漢字の読み書きのみを練習するよりも，キーワード訓練法[10]のような単語という意味を有する題材を用いた練習や，目標語の意味活性を高めるような文完成課題やカテゴリー化課題[11]などが推奨される．これらの技法は，症例の保たれている音韻または意味処理能力を活用した方法だからである．近年では，ワープロや携帯電話のメール機能を題材として治療を試みる場合も増えている[11]．

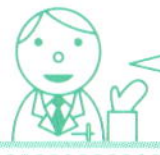

私はこうしています

一般に，角回病変による失読失書例にはなぞり読みが有効ではないとされているが，症例によっては有効である場合がある[12]．おそらく，左頭頂葉損傷例では，多くの場合は文字形態に至る経路が視覚入力からも運動覚入力からも損傷を受けるが，病巣部位によっては運動覚入力からの経路が損傷を免れる場合

があるのであろう．読みの障害がある症例に対しては，病巣や失読失書のタイプに関わらずなぞり読みが有効であるかどうかを検討するとよい．

III. 進め方の留意点

　症例の病前の読み書き習慣を把握することは上記の治療，評価を開始する前提条件である．文字言語の障害は，症例の教育歴や職歴，病前どのような単語を多く使用していたか等に大きく左右される．複雑な漢字であっても，自身の名前に用いられている字や病前頻繁に用いていた字であれば読み書き可能である場合は多い．反対に，小学校低学年の教育漢字であっても，症例本人にあまり親しみのない字であれば読み書きは困難となる可能性がある．評価または治療に用いる語は，その使用頻度，具象性，心像性，表記妥当性などの単語の属性の他，症例本人にとって親しみのあるものであるかどうかを十分考慮して選択する必要がある．

　また，読み書きは複雑で高度な機能であり，症例本人の課題への意欲が保たれていることが課題遂行に必要となる．病前は読書家で読み書きの習慣のあった高学歴の症例が，必ずしも読み書きの練習に常に意欲的とは限らない．小学校低学年で学習する漢字の読み書き練習ばかりをさせられていれば，自尊心を傷つけられ，練習に対する意欲が低下することは容易に想像できる[13]．また，比較的軽症な症例であっても，長い文章を読むことには「読むのに時間がかかるのでイライラする」と述べる場合は少なくない．このような症例に新聞記事などの長い文章を音読するよう強制しても長続きはしない．小学生用ドリルや新聞などの既存の教材をそのまま使用することに頼らず，症例本人が意欲的に取り組めるような課題を回復段階に応じて選択するのが重要である．

参考文献

1) 山鳥　重：神経心理学入門．医学書院，東京，1985．
2) 河村　満：純粋失読・純粋失書・失読失書の病態．神経心理学，6：16-24，1990．
3) 河村　満，小早川睦貴：C.純粋失書と失読失書．神経内科（別冊），68：266-272，2008．
4) 松田　実：よくわかる失語症と高次脳機能障害．永井書店，大阪，2003．
5) 山鳥　重：Joseph Jules Dejerineの遺産―読み書きと角回．精神医学史研究，10：7-14，2006．
6) Rapcsak, S.Z., Beeson, P.M. : The role of left posterior inferior temporal cortex in spelling. Neurology, 62 : 2221-2229, 2004.
7) 山鳥　重：失読失書と角回病変．失語症研究，2：41-47，1982．
8) 櫻井靖久：神経文字学．医学書院，東京，2007．
9) 小嶋知幸，宇野　彰，加藤正弘：純粋失書例における仮名書字訓練―シングル・ケーススタディにおける練習法の比較―．失語症研究，11：172-179，1991．
10) 今井眞紀：失語症臨床ガイド．協同医書出版社，東京，2003．
11) 佐藤睦子：よくわかる失語症セラピーと認知リハビリテーション．永井書店，大阪，2008．
12) 遠藤佳子，鈴木匡子，平山和美，ほか：文字処理過程における運動覚の役割―左頭頂葉損傷による失読失書例の検討．Brain Nerve, 62：991-996，2010．
13) 吉澤浩志，永井知代子：B.純粋失読．神経内科（別冊），68：256-265，2008．
14) WAB失語症検査（日本語版）作製委員会：WAB失語症検査 日本語版．医学書院，東京，1986．

Question 27

福永 真哉
（姫路獨協大学 医療保健学部）

文字を読めるが書けない失語症者（純粋失書）に対する評価のポイント，言語治療の組み立て方や技法について教えてください。

I. 障害の性質

文字が読めるが書けない失書は，Roeltgenの神経学的分類[1]によると，純粋失書，失語性失書，失読失書，失行性失書，空間性失書の5型に分類されている。

このうち純粋失書は，口頭言語（聴理解や発話），読字（読解や音読）が保たれているにも関わらず，脳損傷によって，一旦獲得した書字能力が独立して障害されている状態をさす。この障害は，前提として失語や失行，構成障害，注意障害，知的低下など，その他の高次脳機能障害や，手指の運動障害，感覚障害，視力障害などによって二次的に生じたものは除外される。また，失語症の長期経過後，書字障害が主症状となった場合や，失読失書で読みの障害が軽く，経過とともに書字障害のみが残存した場合などは，純粋失書の定義に含めるべきではないとされている[2,3]。

ここに注意！

健常成人の書字能力は個人差が著しく，読めるのに書けない場合，単純に純粋失書であると即断することはできない。つまり，書字能力の習熟度は個人差が大きいため，正確にはその人の教育歴，職歴，書字習慣などを含めた病前の書字能力と比較して，その有無と重症度を判断する必要がある。しかし，一般に仮名や小学校1～2学年で学習する漢字が書けない場合は，失書と判断されることが多い。

純粋失書は，主要な病変部位から，左中前頭回後部の病変による前頭葉性純粋失書[4]，左上頭頂小葉付近の病変による頭頂葉性純粋失書[5]，左側頭葉後下部の病変で生じる側頭葉性純粋失書[6]に大きく分けられる（**図1**）。特に，側頭葉性純粋失書では，漢字に選択的な失書が出現するとされ[6]，日本語の場合，書字障害は読み書きの二重回路仮説[2,6]により，漢字と仮名の処理経路が異なることから，その乖離が説明されている。また，数は少ないが，右半球の中前頭回後部や頭頂葉の病変による純粋失書例の報告[7,8]もあり，書字機能は側性化の異常を生じる可能性が示唆されている。

病変部位により，純粋失書の障害機序に違いがあるのか，一定の見解はないが，漢字，仮名とも

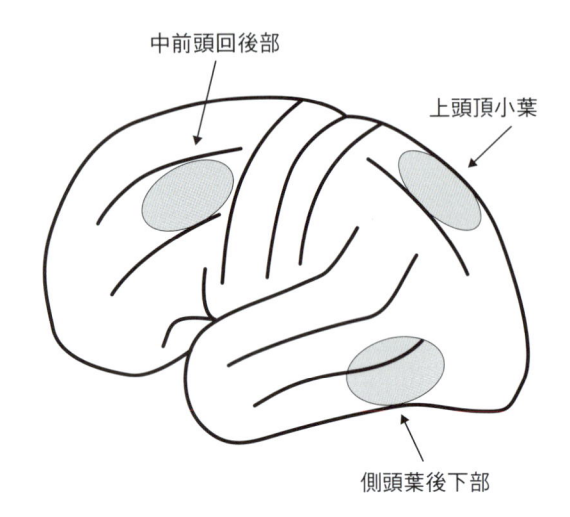

図1 純粋失書の主要な病変部位

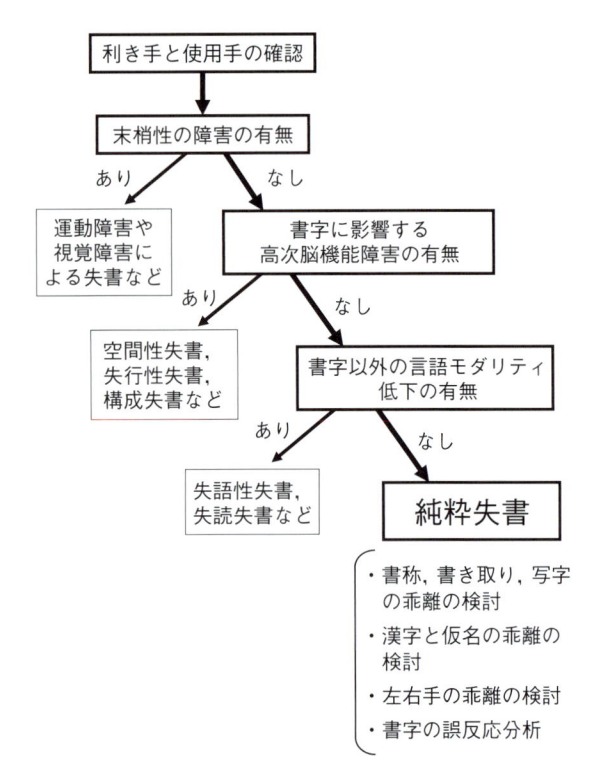

図2 純粋失書の評価の流れとポイント

に文字形態の運動実現ができない運動的側面の障害と，文字形態想起や文字選択・配列の障害を中心とした言語学的側面の障害などの複数の障害機序が，様々な比率で含まれていると考えられている[3,9]。ちなみに，最近ではIT（Information Technology）機器の普及に伴い，書字に関連する新しい症候群として，パソコンなどキーボードのタイピングができなくなる失タイプが，左中前頭回の損傷で出現すると報告されている[10]。

II. 評価の流れとポイント

書字動作は運動系・感覚系のみならず，複数の高次脳機能が関与して実行されるため，その障害は一様ではない。よって純粋失書の評価の流れとポイントを図2に示す。特に，書字の誤反応分析は，障害機序を推定する一つの方法として有用であり，長谷川ら[11]は誤反応を，無反応，部分反応，存在字近似反応，置換え，新作文字，保続に分類し，その誤反応のうち，置換えは，言語学的側面である聴覚心像，視覚心像，運動覚心像の連合障害として，存在字近似反応は，運動的側面である運動覚心像から書字動作の実現過程における障害として生じる可能性を示唆している。

III. 治療介入の目的

書字機能の障害は，病前の教育歴，職歴，書字習慣などの個人差が大きく影響し，書字活動の制限も，患者それぞれの職業，日常での使用頻度，必要性によって異なる。また，書字障害で生じる生活・人生場面での参加制約も患者によって，様々である。そのため，現在の患者の置かれている環境，書字の必要性，書字に対する意欲などによって，書字治療の目的は大きく異なる。最近ではパソコンや携帯電話の普及に伴い，書字以外のパソコンや携帯電話といったIT機器を用いたコミュニケーション活動も，日常生活の中では一般的になっている。このため，書字障害への介入目的として，書けないという機能障害に対してだけでなく，書けなくてもIT機器などを用いた代償手段の積極的な利用といった活動制限への介入も重要になる。

IV. 治療の手技と留意点

　純粋失書に対する書字治療は他の失書の書字治療と共通する点が多く，ここでは純粋失書に限定せず，書字障害全般の治療介入について述べる。書字障害への治療介入は，運動的側面と言語学的側面の機能障害，活動制限，参加制約に対し，それぞれ介入を行ってゆく。

　まず，機能障害の治療を進めるにあたり，次の留意点に注意が必要である。

① 文字・単語の学習年次，頻度，親密度，心像性，形態的複雑さ，表記妥当性など，訓練課題の難易度に影響を与える要因を考慮し，文字，単語，文章の順に，易しい課題から徐々に難しい課題へと系統立てて治療を行う。

② 書字障害はcueによって改善を認めることがあり，書字治療時のcueの呈示方法にも配慮が必要となる。たとえば，仮名書字の場合に，文字数を示すといった音韻cue，「ね」という文字が書けない場合に，「ねこ」の「ね」と言って単語から意味を想起させる意味cue，漢字書字の場合に，偏または旁といった文字形態の一部を示す文字形態cueを与えるなどの方法が有効である[12]。

1. 運動的側面の障害に対する治療手技

　運動的側面の機能障害に対しては，漢字，仮名に関わらず，模写を用いて行う方法[13]や，患者の手をとり直線から片仮名の順になぞり書きを行わせ，文字の筆順に沿って徒手的に誘導するなどの方法[14]が行われている。また，毛束[15]は，運動的側面に限局した失行性失書例に対し，形態が類似した文字の書字運動パターンから，目標文字の書字運動パターンを誘導する方法で，文字形態の実現に結び付ける訓練を報告している。いずれの方法でも，運動的側面の機能障害の書字治療は，正しい書字運動パターンを反復して行わせることが原則となる。

　書字障害が，運動的側面の障害に限られている場合は，言語学的側面の障害で生じる文字想起の障害がないため，活動制限に対する介入であるパソコンや携帯電話の文字変換機能を用いた代償コミュニケーション手段が有効である。最近では，音声認識ソフトを搭載したIT機器も登場し，これら代償手段の利用によって，患者の活動制限，参加制約の大幅な改善が期待できる。

2. 言語学的側面の障害に対する治療手技

　言語学的側面の機能障害に対する治療は，次のように漢字と仮名の特性に応じて行われる。

1) 漢字の書字訓練

　一定の技法は確立されていないものの，漢字の形態想起を促すため，一般的に，小児の漢字学習過程で用いられている漢字と音韻を直接結びつける方法，つまり目標とする漢字を写字させ，次に音韻を呈示しながら書き取らせ，最終的に書称へと繰り返し再学習させてゆく方法がとられる。この他に漢字の成立・発展過程を意識させて，書き取りを行う訓練[16]や，目標漢字の部首名や部分を口頭で説明し，それを手がかりとして漢字を完成させる訓練[17]，漢字の部首カードを組み合わせて，形態想起を改善する訓練[18]が行われている。また，IT機器であるワープロを代償手段としてではなく，機能障害の治療手段として用い，漢字の形態想起を改善した報告[19]もなされている。

2) 仮名の書字訓練

　漢字と同様に，一定の技法は確立されていないが，仮名文字の形態想起を促すため，小児の仮名学習過程で用いられている仮名文字と音韻を直接結びつける方法，つまり仮名文字を写字させ，次に音韻を呈示しながら書き取らせ，書称へと繰り返し再学習させてゆく方法が多く行われている。この他にも50音系列の学習を通じて，行ごとに文字系列を想起し，目標とする仮名文字を抽出，想起させる50音系列を用いた書字訓練法[20]や，書字目標の仮名文字に，あらかじめキーワードとなる単語を介在させ，そのキーワードを手がかりに，目的とする仮名文字を想起させるキーワード法[21]があり，純粋失書例に対しても効果をあげている[22]。

3) 活動制限，参加制約に対する介入

　言語学的側面の活動制限，参加制約に対する介

入は，運動的側面の障害に比し，漢字，仮名ともに文字形態想起の障害が存在するため，パソコンや携帯電話の文字変換機能を用いた代償コミュニケーション手段が，適用できないことが多い．しかし，近年のIT機器の進歩で，音声認識機能と文節変換機能の精度が飛躍的に向上しており，症例によっては，文字想起を補助する手段として，活用できる可能性がある．

私はこうしています

最近はiPadのような，タッチパネルのついたIT機器は日常生活でもよく用いられるようになっている．図3に示すように，iPadでは写し出された画面に呈示された文字を直接なぞることで，正しい書字運動パターンを学習できるアプリケーションが用意されている．このような書字訓練アプリケーションは，インターネットを通じて容易に入手でき，患者自身で自主訓練を行うことが可能である．

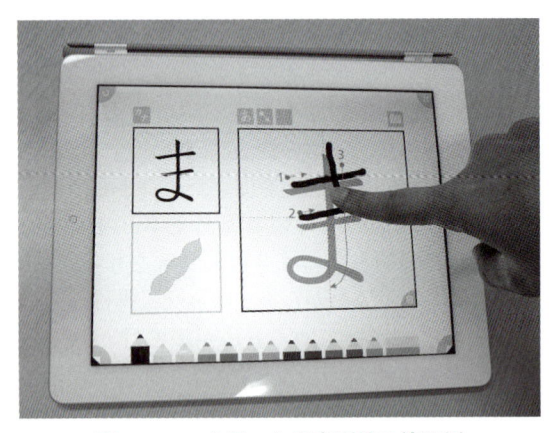

図3　iPadを用いた書字訓練の使用例

参考文献

1) Roeltgen, D.P. : Localization of agraphia. In : Localization and Neuroimaging and Neuropsychiatry (ed Kertesz, A.). Academic press, 1994（田川皓一，峰松一夫，編：失書の局在診断．神経心理学の局在診断と画像診断．西村書店，新潟，1997）．
2) 河村　満：純粋失読・純粋失書・失読失書の病態．神経心理学，6：16-24, 1990.
3) 石合純夫：失読と失書，高次神経機能障害．新興医学出版社，東京，1997.
4) 佐藤睦子，安井信之，鈴木明文，ほか：前頭葉病変により失書を呈したもやもや病の1例．脳神経，35：1145-1150, 1983.
5) 河村　満，平山惠造，長谷川啓子，ほか：頭頂葉性純粋失書―病変と症候の検討．失語症研究，4：656-663, 1984.
6) 岩田　誠：左側頭葉後下部と漢字の読み書き．失語症研究，8：146-152, 1988.
7) 福永真哉，服部文忠，田川皓一，ほか：右中心回領域の梗塞による純粋失書の一例．高次脳機能研究，30：539-545, 2010.
8) 毛束真知子，河村　満，矢野雄三，ほか：右半球優位変性過程による特異な失書―Apraxic agraphiaとの比較．神経心理学，11：196-205, 1995.
9) 毛束真知子：書字の改善のための働きかけ．失語症臨床ガイド（竹内愛子，編）．協同医書出版社，東京，2003.
10) 大槻美佳：書字の神経機構．神経文字学―読み書きの神経科学（岩田　誠，河村　満，編）．医学書院，東京，2007.
11) 長谷川啓子，河村　満：頭頂葉性純粋失書の書字障害の分析―2症例での検討．聴能言語学研究，6：28-34, 1989.
12) 中村　光：文字訓練．失語症学（藤田郁代，立石雅子，編）．医学書院，東京，2009.
13) 鈴木　勉：構成失書の1症例の障害機序と訓練経過．音声言語医学，34：83-84, 1993.
14) 村西幸代：左手に保続・失行・失書を呈した1例―運筆訓練の検討．聴能言語学研究，15：143, 1998.
15) 毛束真知子：音声言語の障害を伴わない書字障害―書字の運動的側面の障害―．シリーズ言語障害事例集第5巻　失語症周辺領域のコミュニケーション障害（竹内愛子，渋谷直樹，武石　源，編）．学苑社，東京，2002.
16) 向井泰二郎，高野守秀，人見一彦，ほか：健忘性―失行性失書の一例．神経心理学，6：179-186, 1990.

17) 鶴田　薫, 福迫陽子, 河村　満, ほか：左中・下側頭回後部病変により顕著な漢字書字障害を呈した症例の言語訓練経過. 音声言語医学, 33：11-21, 1992.
18) 吉田恭子, 奥平奈保子, 下垣由美子, ほか：漢字書字において形態的誤りを顕著に呈した左視床出血の1例—訓練法の検討—. 失語症研究, 17：102, 1997.
19) 池上加奈子, 小島千枝子, 前田広士, ほか：書字訓練にワープロ使用が有効であった純粋失書の一例. 言語聴覚研究, 3：116-124, 2006.
20) 物井寿子：文字言語障害の治療. 失語症臨床ハンドブック（濱中淑彦, 監修, 波多野和夫, 藤田郁代, 編）. 金剛出版, 東京, 1999.
21) 鈴木　勉：失語症の仮名書字訓練導入の適応と訓練方法. 失語症研究, 16：246-249, 1996.
22) 小嶋知幸, 宇野　彰, 加藤正弘：純粋失書例における仮名書字訓練—シングルケース・スタディによる訓練法の比較—. 失語症研究, 11：172-179, 1991.

Question 28

中野　明子
（秋田県立リハビリテーション・精神医療センター 言語聴覚療法室）

アナルトリーないし発語失行に対する評価のポイント，言語治療の組み立て方や技法について教えてください。

まずアナルトリーないし発語失行の定義，次いで診断のポイント，評価法，最後に治療法について説明する。

I．定義

米国の言語病理学者 Darley（1965）は，Broca 失語に伴う構音の問題について検討し，発語失行（Apraxia of Speech：AOS）を「脳損傷の後，音素の随意的産生のために発話筋群の位置づけ positioning と筋運動の系列化 sequencing をプログラムする能力が損なわれたために生じる構音の障害である」と定義した[1]。

アナルトリー（語唖 anarthria），発語失行（Apraxia of Speech：AOS）はほぼ同義に用いられている。このほか，aphemie（アフェミー，アフェミア），純粋語唖，純粋運動失語，皮質性構音障害，構音失行という用語が使われることもある。

アナルトリーないし発語失行は，Broca 失語にしばしば合併するが，稀に単独でみられることもある（純粋語唖 pure anarthria，純粋発語失行）。

アナルトリーないし発語失行（以下 AOS）は構音運動のプログラミングの障害として位置づけられ，発話の構音，プロソディの両側面に影響を及ぼす。誤り方に明らかな一貫性がなく変動的である。したがって理解・読み・書きなど発話以外の言語機能全般に障害が及ぶ失語症とは異なる。また発話筋の運動障害により発声構音にほぼ一貫性を有する困難を示す構音障害（dysarthria）とも異なる。

口部顔面失行を高頻度に合併する。重度例では発症早期に発声失行を呈することもある。

吉野ら[2]（1993）が AOS の発話の継時的変化を追跡した結果，構音の障害は早期に改善するのに対して，プロソディ面の障害は訓練による変化・改善の度合いに制限があるといわれている。

アナルトリーの責任病巣は，左中心前回下部ということでほぼ意見が一致している（松田 2005）[3]。Broca 失語に伴ってアナルトリーないし発語失行を呈することが多いのは，このためである。

II．診断

診断基準として，吉野は Wertz，LaPointe，Rosenbek（1984）による AOS の中核症状 4 項目をあげているが[4]，簡潔でわかりやすい基準である（表1）。

表1　AOSの中核症状

(1) 努力と試行錯誤と探索を伴う構音動作と自己修正の試み
(2) 正常なリズム・強勢・イントネーションの範囲とは思われないプロソディの異常
(3) 同じ発話を繰り返し産生するときの構音の一貫性の欠如
(4) 発話開始の困難

発話特徴を以下に示す。

① AOSの発話は努力性であり，構音点を探索しながら構音したり，誤って発した構音を修正しようと試行錯誤する。構音の誤りは（特に純粋例では）子音や母音の歪みが主であるが，このほか音節の置換，引き延ばし，付加，脱落などを認める。

② 語長効果といって，音節数が増えると誤りや困難さも増す。

③ また単語や文では，最初の音節から次の音節に構音点を移動すること（渡り，語の連結）が困難になり，発話速度が低下し，単語の強勢位置の変化，母音の引き延ばし，不要な音節の付加や脱落などの異常が生じる。その結果日本語らしい流暢性，あるいは方言の特徴が損なわれ，プロソディの障害が生じる。プロソディの異常は時に外国語アクセント症候群（Foreign Accent Syndrome：FAS）[5,6]を呈することがある。

④ 失行の特徴として意図性と自動性の解離があるので，自発話より復唱のほうが誤りが多い傾向がある。また何気なくすらすら言えた言葉を，もう一度言おうとしてもできない現象が起こる（一貫性の欠如）。

⑤ 一般に意図的発話よりも自動言語や歌唱は良好である。ただし，実際には歌唱への影響は多様で，メロディが保たれることが多いのだが，歌詞の構音部分に失行要因が反映する場合もある。

⑥ 重症度は，軽度から重度まである。軽度の場合には，発話の中で時折，子音や母音の歪みや引き延ばしなどが生じても，正しく言い直し，多くは修正が可能である。プロソディ障害は比較的軽度である。しかし中等度以上になると，上記4つの基準のすべてが認められ，さらに重度例ではまったく目標語を発することができない場合もある。発症早期に発声失行を呈する例もある。発話開始が困難なため表出を諦めてしまうこともある。コミュニケーション成立のため，当初より代替手段，補助手段の活用が必要である。

III. 検査法

まず標準失語症検査（SLTA），ウエスタン失語症バッテリー（WAB）などにより，失語症の有無や重症度について評価する。

また標準失語症検査補助テスト（SLTA-ST）により発声構音機能全般について調べる。

麻痺・感覚障害のほか，口腔顔面随意動作，単音節から「北風と太陽」までの構音検査により口部顔面失行およびAOSが検出できる。

50音，1～10，九九，諺などの自動言語や，歌唱についても評価する。

谷ら（2002）による構音器官の非言語的連続運動検査も参考になる（表2）[7]。

以上について，音声を録音しながら記載した後，構音およびプロソディ両面について誤りの種類や傾向について分析する。

また日常生活場面への失行の影響を観察する。うがいができるか，牛乳を飲む時ストローでうまく吸えるか，あるいはまた固形物について咀嚼・食塊形成など口腔期嚥下に躊躇や混乱がないか，などである[8]。

口部顔面失行のほか上肢動作（パントマイム，道具の使用）に失行が疑われる場合には，標準高次動作性検査（SPTA）を施行する。

表2　構音器官の非言語的連続運動検査

	項目
単純連続運動	口唇の開閉，口唇の突出と引き，舌の前後運動，舌の左右運動，舌の上下運動，頰を膨らます，頰の膨らましとすぼめ，口唇の破裂，舌打ち，嚙む
複雑連続運動	口唇破裂後舌打ち，口唇破裂後舌を出す，舌打ち後嚙む，舌を出した後嚙む，頰を膨らませた後舌打ち，頰を膨らませた後舌を出す

（谷　哲夫，天田　稔，清水倫子，ほか：Foreign Accent Syndrome（FAS）における非言語的構音器官運動の分析．失語症研究，22（2）：153-161, 2002[7]）より許諾を得て転載）

IV. 言語治療の組み立て方

　伝統的な発語失行の治療法として，「模倣」，「発音定位法」，「発音派生法（または漸次接近法）」，「キーワード法」がある。また「モーラ指折り法」[9]の適用，メロディックイントネーションセラピー（Melodic Intonation Therapy：MIT）[10]，全体構造法（道関ら，1995）による発話促進法[11]もある。ここでは伝統的な治療法について紹介する。

　まず「模倣」は，セラピストと対面し，あるいは鏡を使ってセラピストと一緒に，口唇・舌の動きを見，音を聞きながら練習する基本的な方法である。

　「発音定位法」では，患者が正しい構音点を理解するよう，セラピストが徒手的に指導したり，構音操作を図示したものや模型などを用いて指導する方法である。

　「発音派生法（または漸次接近法）」は，患者が可能な口部顔面運動能力（語音，あるいは息を吹く・頰を膨らます・挺舌などの舌運動・ハミングなどの非言語的動作）を利用して，うまく産生できない語音を引き出すよう導く方法である。

　「キーワード法」は，比較的発音しやすい，安定して出せることばを基本にして，目標音を練習し徐々に般化させていく方法である。たとえば「とおい」の「と」が言いやすい場合，語頭の「と」から「とり」「とんぼ」などの構音を促す方法である。

　実際の訓練は，個々の患者の症状に合わせ，この4つの方法を組み合わせて行う。

私はこうしています

　それでは中等度発語失行の治療テクニックを示す。

①母音の獲得
　/ɑ/ /ɔ/ は「模倣」にて容易な母音である。/i/は，たとえば徒手的に操作を加えたり，舌圧子を嚙むなどの方法により口唇の横引きをした状態で発声させる。いくつかの母音が獲得できたら，「あい」「あおい」「うえ」「えい！」「おーい」など母音からなる単語を音声提示あるいは文字提示をしながら練習する。

②非言語的動作からの誘導
　息を吹く動作，人差し指を口唇にあて「静かに」の動作，ハミング，頰を膨らます→解放させるなどの非言語的動作を練習する。それぞれ ɸɯ、ʃː、Nː、pa に誘導する。さらに構音可能な母音と組み合せて，は行・しゃしゅしょ・な行・ぱ行を誘導する。

③音節から単語の構音へ
　比較的安定して産生できる母音と子音を組み合わせ，構音可能な単語数を増やす。そして文の発話や会話の中で徐々に般化させるよう試みる。また再獲得できた音節や単語について，50音表に○印をつけたり，ノートに単語を記載しておくと，患者の改善の励みに繋がり，医療スタッフや家族の理解にも役立つ。

ここに注意！

以上個別訓練では，構音操作およびプロソディ両面について，単音節，単語，文の構音を，呼称・復唱・音読・会話など様々な様式で，ていねいに練習する．しかし構音の再獲得訓練にはストレスがかかる．言語聴覚士は，患者が話すことに自信を失ったり大きな負担を感じることがないよう訓練課題の設定に配慮する必要がある．たとえば書字・計算など障害のない課題や，歌など自動的言語課題を組み入れる．また集団訓練に参加し，他患と交流する機会をつくり，会話やゲーム，歌唱などを楽しむのも良い方法である．多少音の歪みや置換などがあっても相手に話が通じるという成功感を体験させたいものである．しかし重度の発語失行例ではあらゆる課題に困難を示し訓練を拒否することがある．特に重度例の場合には当初より，身振り，指さし，書字，描画，情報ノートの活用など代替方法の導入を工夫すべきである．他の医療スタッフや家族に指導しながらすすめることが重要である．

以上，アナルトリーないしAOSの診断・評価・治療は，まず障害の特徴をよく理解することが肝要である．発話以外の保たれた能力を活かしながら，中等度障害例では構音の再獲得を中心に，重度例では代替方法を工夫しながら，コミュニケーションの改善を図る．また失語症を合併する場合には，さらに失語症への理解と配慮が必要になる．失語症については他の章を参照していただきたい．

参考文献

1) Darley, F.L., Aronson, A.E., Brown, J.R. : Motor speech disorders. Saunders, Philadelphia, 1975（柴田貞雄，訳：運動性構音障害．医歯薬出版，東京，pp.167-192, 1982）．
2) 吉野眞理子, 河村　満：純粋発語失行症例における発話の経時的検討．聴能言語学研究, 10：110-119, 1993.
3) 松田　実, 鈴木則夫, 長濱康弘, ほか：純粋語唖は中心前回症候群である：10例の神経放射線学的・症候学的分析．神経心理, 21：183-190, 2005.
4) 吉野眞理子："発語失行"はなぜわかりにくい―障害の多様性, 症状の変型と変容の視点から―．神経心理, 21：191-199, 2005.
5) Takayama, Y., Sugishita, M., Kido, T., et al. : A case of foreign accent syndrome without aphasia caused by a lesion of the left precentral gyrus. Neurol., 43 : 1361-1363, 1993.
6) 中野明子, 塚原ユキ, 横山絵里子, ほか：失語を伴わないForeign Accent Syndrome 2例の検討．神経心理, 12(4)：244-259, 1996.
7) 谷　哲夫, 天田　稔, 清水倫子, ほか：Foreign Accent Syndrome (FAS) における非言語的構音器官運動の分析．失語症研究, 22(2)：153-161, 2002.
8) 中野明子, 大塚幸子, 中澤　操, ほか：「口腔期の嚥下失行」が疑われた左半球損傷の3例．言語聴覚研究, 6(3)：135-143, 2009.
9) 會澤房子, 相馬芳明, 中島　孝, ほか：モーラ指折り法によって顕著な改善を呈したaphemiaの1例．失語症研究, 14：258-264, 1994.
10) 関　啓子, 杉下守弘：メロディックイントネーション療法によって改善のみられたBroca失語の一例．脳と神経, 35：1031-1037, 1983.
11) 道関京子, 門脇大地, 米本恭三：全体構造的言語治療（ヴェルボトナル体系）とその失語症治療への応用について．聴能言語学研究, 12：147-156, 1995.

Question 29

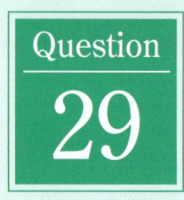

宇野　彰
（筑波大学大学院 人間総合科学研究科）

小児失語に対する評価のポイント，言語治療の組み立て方や技法について教えてください。

I. 小児失語症の評価

小児失語症の評価は，全般的知能，失行，失認，言語機能，可能であれば要素的認知機能に関しても評価する．全般的知能，聴覚的理解力，読み書きに関しては，すでに発売または公開されている検査や，発達性読み書き障害を対象とする検査が利用可能である．

1. 全般的知能

対象者の年齢により使用できる検査は異なるが，就学前では7歳までが対象であるWPPSI知能診断検査（WPPSI），就学後の児童ではWISC-IV知能検査（WISC）やレイヴン色彩マトリックス検査（RCPM）が知能検査として利用できる．WPPSIは出版が1969年と古いが現在WPPSI-Ⅲ日本語版を標準化中とのことである．RCPMは成人失語症例を対象としてよく使われる検査であるが，典型発達児のRCPM得点がWISCのIQと相関係数が高いことから小学生にも適用できる知能検査と考えられる．標準値がすでに公表されている（宇野ら，2005）[9]．

2. 失行，失認を含む他の認知機能

基本的には成人における検査項目を用いる．失行に関しては，発達性協調運動障害がもともと併存している可能性を考慮し，錯行為の出現の有無を診断評価のポイントとするとよいのではないかと思われる．錯行為の出現について模倣課題の際，誤った反応を示しているのに自己修正しない場合には，視覚的注意力を含む視覚認知能力の低下の可能性を疑う．記憶力に関してはウエクスラー記憶検査（WMS-R）の中の非言語的図形を用いた検査を利用することが可能である．12歳で16～17歳レベルの90％以上に達し，14歳でプラトーに達すると報告[13]されている．注意力に関しては，すでに小児用として開発されているCPT（Continuous Performance Test）の中でも，視覚と聴覚双方の注意持続を測定するIVA+PLUS（Integrated Visual and Auditory Continuous Performance Test：Braintrain社製）が有用である．他，荏原ら（2006）が基準値を報告しているTrail making test[13]や，Wisconsin card sorting test-慶応-F-S version（WCST）がある．WCSTでは，典型発達児童においては10歳まで得点が上昇しその後停滞，16歳頃から再び得点が上昇するとい

う2段階の発達を示していると報告[3,13]されている。

3. 言語機能と言語発達

言語発達検査としてPVT-R絵画語い発達検査（PVT-R）や標準抽象語理解力検査（SCTAW）がある。PVT-Rは12歳まで、SCTAWは小児から老人まで使用できる検査である。どちらも聴覚的語彙力を測定する検査と考えられているが、これらの検査で得点が低い場合、小児失語症例の聴覚的理解力が成人例と同様に知っているはずの単語だが音韻辞書へアクセスできないために理解できないのか、もともと語彙として知らないのかが解釈できない。したがって小児失語そのものの評価には、知っているはずの単語を用いている検査を使用する。成人用検査である標準失語症検査（Standardized Language Test of Aphasia：SLTA）の運用が可能である。荏原ら（2006）[13]は、6～7歳で90～100％の正答率を示す項目が多いが、8～12歳で90～100％の正答率に達する項目もあったと報告している。宇野（2002）[12]は、書字以外の項目においては児童の語彙発達を考慮した場合に失語症を評価する検査として十分有用であることを報告している。たとえば、「口頭命令に従う」では、多くの児童は『万年筆』自体を知らない。課題開始前にどの物品が万年筆かを確認させた場合には、典型発達児では万年筆が含まれる課題では誤らなかった。小学2年生、4年生双方において平均得点は9/10であった。「呼称」では、『とりい』『ふすま』『かどまつ』の単語が児童にとって小学4年生の大部分は知らないと答えており、なじみのない単語であると思われた。また、『くすり』は選択肢として使用されている薬包紙の絵が古いためか認知しにくいことがわかっている。したがって、「呼称」では、4項目については採点上考慮し実質16項目で実施することを勧めたい。沖縄地域においては、刺激絵に使用している『たけのこ』の種類や『とりい』は、ほとんどみることがないため、さらに考慮する必要がある。他の発話項目での復唱や音読課題では、典型発達児では問題なく正答できていた。一方、SLTAの読み書きに関する項目は成人例用であるため刺激が児童に向かないため他の検査を用いる。

読み書きに関して、K-ABC心理・教育アセスメントバッテリー（K-ABC）の中の「ことばの読み」は音読課題、「文の理解」は読解課題に相当している。ひらがな、カタカナ、漢字の差をみることができないが、スクリーニングテストとして有用である。また、音読力と読解力の差をみるためにはSLTAの「文の音読」と「書字命令に従う」と同様に重要な二項目であると思われる。一方、ひらがな、カタカナ、漢字の差をみる場合や書字力の検査として小学生の読み書きスクリーニング検査（STRAW）がある。小学1年生から6年生に対応した単語の読み書きに関して特化された検査である。ひらがな、カタカナの一文字と単語に関する音読と書き取り、漢字単語の音読と書き取り検査が可能である。失語症構文検査に関しても小学生の基準値が報告（Fujiyoshiら、2012）された[5]。また、国リハ式＜S－S法＞言語発達遅滞検査は就学前の児童に適用可能である。

II. 言語治療の組み立て方と技法

言語治療の組み立て方は、障害のメカニズムを想定することが前提になる。小児失語の原因疾患は脳外傷が多いため、脳損傷部位が広範にわたっていることが少なくなく、全般的脳機能の改善を促進することが少なくない。また、発達段階にあるため、症状の理解も発達を考慮し、教材も発達年齢に合わせた刺激が必要である。近年の研究結果から、漢字音読に関しては、配当学年や親密度、心像性の影響が小学生でも認められていることから、低学年で習う漢字で親しみがあり意味が理解しやすい単語から練習することが勧められる。

重度例である場合、コミュニケーションの実用性を最重点に考える。しかし、成人例と同様に、かなよりも漢字書字がコミュニケーション手段として使えそうだから、という理由で漢字書字訓練からはじめるわけにはいかない。児童にとっての表記妥当性（どの表記が多く用いられるのか）や親密度を考慮する必要があるからである。絵が意

味カテゴリ別に添付してあるポインティングノートのほうが適切な場合がある。

中度例では，症状にもよるが，口頭言語での実用的なコミュニケーションの成立を目指す．失読失書症状が強くなければ，ひらがな，カタカナの訓練からはじめ，音読力，読解力をあげることで，呼称力，聴覚的理解力の改善を目指す．成人例では，かな訓練の対象ではないぐらいの重症度であっても場合によっては仮名音読や仮名書字力が改善することがあるので，本人の意欲や全般的知能も鑑み対応する．この段階までは，学校教育の中では，通常学級内だけでなく，特別支援学級もしくは通級指導教室での対応が必要と思われる．

軽度例では，通学している学校における教科の学習到達度に応じて対応する．中度例でも共通であるが，漢字の音読力を語彙力が予測することが知られている（Unoら，2009）[8]．また，失語症例において漢字の音読力は，呼称力と共通の情報処理過程を担っている．このように語彙力や呼称力と関連の強い漢字音読訓練は意識してすすめるべきであると思われる．

全般的に，成人失語症例における家族，職場との連携が重要であることと同様，小児失語症の言語訓練は，保護者の協力や，言語聴覚士との基礎的な言語訓練に加えて，小児失語例の所属する学校の教員との連携が重要である．もし状況が許されれば障害を理解している家庭教師の活用も有用である場合が少なくない．将来の自立を考慮した訓練を行う．失語症や運動障害により身体障害福祉法の適用が可能な場合は，障害者枠での雇用の可能性を考慮し訓練をすすめる．

参考文献

1) 東江浩美, 大西祐好, 東川　健, ほか：国リハ式＜S-S法＞言語発達遅滞検査（改訂第4版）（小寺富子, 倉井成子, 佐竹恒夫, 編著）．エスコアール, 千葉, 1998.
2) 松原達哉, 藤田和弘, 前川久男, ほか：K-ABC心理・教育アセスメントバッテリー. 丸善出版, 東京, 1993.
3) 永田陽子, 五十嵐一枝：小児における新修正 Wisconsin Card Sorting Test の検討―その1―小学生健常児の結果について―. 小児の精神と神経, 32：123-131, 1992.
4) 小田信夫, 茂木茂八, 安富利光, ほか：WPPSI知能診断検査. 日本文化科学社, 東京, 1969.
5) Fujiyoshi, A., Fukushima, K., Taguchi, T., et al.: Research on the Language Development of Hearing-Impaired Children in Japan. Ann. Otol. Rhinol. Laryn., 121(4)：8-34, 2012.
6) 上野一彦, 藤田和弘, 前川久男, ほか（日本版WISC-IV刊行委員会）：WISC-IV知能検査. 日本文化科学社, 東京, 2010.
7) 上野一彦, 名越斉子, 小貫　悟：PVT-R絵画語い発達検査. 日本文化科学社, 東京, 2008.
8) Uno, A., Wydell, T.N., Haruhara, N., et al.: Relationship between Reading／Writing Skills and Cognitive Abilities among Japanese Primary-School Children：Normal Readers versus Poor Readers(dyslexics). Reading and Writing, 22：755-789, 2009.
9) 宇野　彰, 新家尚子, 春原則子, ほか：健常児におけるレーヴン色彩マトリックス検査―学習障害児や小児失語症児のスクリーニングのために―. 音声言語医学, 46：185-189, 2005.
10) 宇野　彰, 春原則子, 金子真人, ほか：小学生の読み書きスクリーニング検査―発達性読み書き障害（発達性dyslexia）検出のために―. インテルナ出版, 東京, 2006.
11) 宇野　彰, 春原則子, 金子真人：標準抽象語理解力検査. インテルナ出版, 東京, 2002.
12) 宇野　彰：小児失語. 高次神経機能障害の臨床―実践入門―（宇野　彰, 編）. 新興医学出版社, 東京, pp.86-89, 2002.
13) 荏原実千代, 高橋伸佳, 山崎正子, ほか：小児認知機能の発達的変化―小児における高次脳機能評価法の予備的検討―. リハビリテーション医学, 43：249-258, 2006.

Question 30

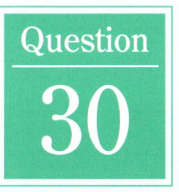

植谷　利英
(岡山リハビリテーション病院 リハビリテーション部)

右半球コミュニケーション障害に対する評価のポイント，言語治療の組み立て方や技法について教えてください。

I. 障害の性質と治療介入の目的

　右半球損傷（以下，RHD）後に認められる障害は，損傷部位や広がりによるが，注意障害，視空間認知障害，情動障害などが認められるとともに，コミュニケーション上の問題があらわれる場合がある。具体的には，視線が合いにくい，表情が変わらずいろんなことに対し無関心であるように見える，会話のやりとりがスムーズにいかない，話が冗長でまとまらず言いたいことがわかりにくいなどが挙げられる。このようなRHDによるコミュニケーション障害は複雑で，他の右半球症状と相互に関連しているため，症例毎にその様相は異なっている。

　RHD者は，言語に関する音韻・統語的な障害はほとんどないが，右半球が意味処理の一部に関与しているため，推論過程などへ影響を与える可能性がある[1]。たとえば，左半球が「椅子」という単語から「机」や「座るもの」といった強い関連のある単語を素早く賦活するのに対し，右半球は，「休息」「アート」といった意味的に関連性の弱い暗示的な単語の処理をゆっくり行っている[1]。そのため，右半球に損傷を受け意味処理に問題が生じることで，呼称の誤りや，会話の理解や解釈の誤りにつながり，コミュニケーションに問題が生じる。

　次に，談話の理解や産生に関する問題が挙げられる。RHD者は，特に，比喩的なものや皮肉やいやみのような字義通りでない意味が理解できず，単語やフレーズの抽象的な意味を正しく理解できないことがある。たとえば，散らかって汚い部屋をみて「いつもきれいにしているね」など言われた際に，いやみとしてではなく，その字義通りに受け止めてしまうことがある。RHD者は，字義通りでない他者の言動や行動の裏にあるその人の性格や気分や感情を反映した状態（表情や声の調子など）や文脈や前後関係などの関係性を認知できず[2]，会話や語りの主要なテーマを誤り，社会的なコミュニケーションに問題を生じる。

　また，語用論における問題が，RHDによって引き起こされる障害の中でもっとも重要な問題であるという意見もある（Joanette & Ansaldo, 1999[3]）。RHD者の発話は，健常者と比較し，発話量が少ない場合と，多すぎる場合があり，少ない場合は，1発話の文節数が短く，情報量が極端に少ない。多すぎる場合は，余分な情報が多く，

表1　RHDによるコミュニケーションと注意の障害のまとめ

コミュニケーション障害	注意の障害
談話の理解および産生の障害	無視
推論の産生の障害	覚醒の低下
プロソディーの理解および産生の障害	方向性の障害
社会的なコミュニケーション障害	注意の持続低下
情動的なコミュニケーション障害	ヴィジランスの低下
暗示的な意味の抑制または産生の障害	選択性注意の低下

(Myers, P.S.: Seminars in Speech and Language, 20: 319-333, 1999[7]) より引用)

話が主題から逸脱する場合がある。なかには、RHD者の語用論における問題は、「心の理論」の障害であるとも説明されている（Winnerら，1998[4]）。心の理論は、考えや感情を自己だけでなく他者も持っていることを理解しており、他者の視点を持ち、他者が自己とは異なった意識を持つと考えることができる能力である（Happeら，1999[5]，Blake，2004[2]）。この視点から考えると、RHD者は、自己の視点に基づいて情報を解釈し、他者の視点を考慮しないのが特徴的である[2]。

また、上記の問題は、推論の産生と解釈にもかかわる。Tompkinsら（2001）[6]は、RHD者は一つの事柄に対し複数の解釈をすることができるが、その中でもっとも可能性がある解釈を選択することに困難が生じると示唆している。このように、RHD者は推論ができないわけではないが、推論に必要な情報を取捨選択できず、会話において解釈を誤り、コミュニケーションに問題を生じる。

さらに、RHD者の症候学的に重要な所見の一つで、プロソディーの産生および理解の両面に問題が生じる。プロソディーは、それ自体が言語学的情報や感情的な情報をもっている。しかし、RHD者の発話は、「アプロソディア」と呼ばれ、抑揚の乏しい、平板な発話となり、そこから感情的な動きを感じ取ることができない[2]。

RHD者のコミュニケーションの障害は多岐にわたるが、表1にMyers（1999）[7]のRHDによるコミュニケーションと注意の障害のまとめを示す。RHD者の中には、コミュニケーションの障害により他者との信頼関係が築けず、社会的な損失へとつながるケースもあるため、必要に応じてコミュニケーションに関する治療介入が必要となる。

II. 評価について

先にも述べたように、RHD者のコミュニケーションに関する障害は、他の認知機能に関する障害と密接に関係しているために、その障害の有無や程度を確認するための検査は重要である。

また、すべてのRHD者がコミュニケーションに障害を示しているわけではなく、談話の問題に関しては、問題があるかどうかという見極めは非常に難しく、正常範囲もとても広いことから、評価には注意が必要である。さらに、病前からの変化が重要となってくるため、近親者の評価も非常に重要である。

談話に関する評価として、会話場面の評価はとても重要で、患者の談話などの能力を知ることができる。会話の組み立て方、そこに含まれる情報の量や質、やりとりの状態、自分の状態に関してどのように理解しているかといった細かな内容について検討を行っていく。

次に、会話分析や系列絵、4コマ漫画の説明、状況画の説明などを用いた談話の評価を中心に行う。系列絵、4コマ漫画や状況画の説明などに対しては、その発話内容を録音したり、文字としてすべてを書き起こしたりして、具体的な内容に関して、主題の適切さ、順序性、効率性、関連性、結束性など様々な要素に関する質的な分析を行う[1]とともに、量的な分析を行うこともある。この量的な発話分析には、助詞、助動詞を除いた単独

表2 発話内容の評価項目

評価項目	評価内容
自立語	名詞，代名詞，動詞，形容詞，副詞，連体詞，接続詞など助詞，助動詞を除く語
発話数	発話全体の中で得られる発話の数
Jiritsugo-Mean Length of Uttarance（JMLU）	発話中の自立語の総数を発話数で割った1発話あたりの平均自立語数
Correct Information Units（CIUs）	刺激に対する語が正確で，刺激と関係性があって，情報として有益な関連性があるもの。文法的な正確性は除外。
%CIUs	自立語総数のうちのCIUsが占める割合
時間	発話全体に要した時間

表3 談話評価尺度

	評価項目	評価内容
談話評価尺度	あいさつなどの表現	あいさつなどの基本的なやりとりの丁寧さや親密さ
	ユーモア	話相手に合わせたユーモアの存在または欠落について
	質問	情報を得るために適切な質問が行えているかどうか
	主張	自分の意見や相手の意見に対する考えなどが述べられているかどうか
	ナラティブ	話題の適切さや発話の長さ
	多様性	主題に関する多様性
	礼節	対話者や状況に対する礼儀の適切さ
	話者交替	会話の参加者間の相互作用のバランス
	反応のタイミング	会話の中での反応のタイミング
	談話理解	会話の内容の理解
	プロソディーの評価	会話の中でのプロソディーの適切さ
補助項目	構成	話の内容や主題の構成について
	完成度	話の核となる必要な情報が含まれているかどうか
	アイコンタクト	会話中のアイコンタクトについて
	ジェスチャー	会話中に適切な身振りなどがあるかどうか

(Bryan, K.L.: The Right Hemisphere Language Battery, 2nd ed., 1995[9] より引用)

で文節を構成できる自立語数と発話数，そこから産出される1発話あたりの平均自立語数（JMLU）のカウントを行ったり，それぞれの自立語に対し，Nicholasら（1993）[8] の方法を参考に，文脈において理解でき，絵との関係が的確で情報として有益な関連性があるものをCorrect Information Units（以下CIUs）としてカウントを行ったりする。さらに，自立語の総数のうちCIUsが占める割合を算出し，発話時間の計測も行うなど，細かな発話分析（表2）を行うことも治療を行う上で手がかりとなる。

さらに，総合的なコミュニケーションに関する評価としてBryan（1995）[9] の「右半球言語評価第2版」がある。この評価には，比喩的な表現の理解課題，推論課題，ユーモアの理解課題，プロソディーの産生課題，談話産生課題などの項目があるが，特に「談話評価尺度」による評価は，セラピストと対象者との自由会話などについて，11項目からなる評価項目を用いて0〜4点の5段階評価を行う。得点は，高いほど談話能力が高いと評価される。また，補助項目の4項目も加え評価を行うことで，総合的に談話能力を評価することができる（表3）。

III. 治療の手技

治療について考える場合ももちろん，コミュニケーション障害だけではなく，他の問題にも目を向けなければならない．注意障害，視空間認知障害，構成障害，または，統合，段階づけ，判断，推論，問題解決などの様々な認知機能において，多くの患者が問題を有している．治療は大きく分けて，特定の課題や行動の遂行を改善することに焦点を当てる課題指向型と，注意のような様々な行動障害の根底にある問題に取り組む過程指向型に分けられる．また，過程指向型の治療は，促通と代償に分類できる．促通は，障害された認知過程に対して直接的な回復を目指すものであり，代償は，障害された認知過程とは異なった認知過程を用いて回復を目指すものである[1]．実際の治療としては，これらの課題指向型と過程指向型の治療を組み合わせた課題を用い，全体的な機能の改善を目指していくことになる．課題指向型の治療は，特定の課題（たとえば，車椅子からベッドへの移動）を設けて，課題を達成するための具体的な方略を考えて課題を達成できるように，実践していく課題である．過程指向型の治療は，RHDにより問題となる注意や遂行機能，視空間認知機能などの根底となる認知機能の問題に対し行われる治療であり，まず行われるべき治療である．その上で，必要に応じてコミュニケーションに関わる認知機能に対し，介入を行っていくことが重要である．

たとえば，談話構造や推論過程に関する治療としては，状況画の説明や物語や会話場面などを使うことができる．内容としては，絵のタイトルをつける，文章に見出しをつける，それらの主題を述べてもらう，などである．これらの難易度は，推論の複雑さによって段階づけられるため，テーマがはっきりしたものからより複雑な状況などを含む複雑なものへと進んでいく[1]．これらの課題は，推論の複雑さのレベルを操作し，そのレベルの課題を繰り返し行うことで，推論産生の過程を刺激し改善を目指す．今まで自動的に行っていた過程を意識的に行うように指導していくものである．この推論課題の段階づけとしては，①場面の中にあるものの名前を挙げる，②場面の中にある関連のあるもの，または重要なものについて詳細に述べる，③関連するものを強調して示す，④場面の中にあるものまたはそれとは異なったものの間の関係について説明する，といった順序で行い，適宜，患者があいまいな反応をみせれば，「この場面の中で何がもっとも重要なものですか？」などの適切な援助を行っていく[1]．また，統合の治療としては，系列絵を順番に並べ替えたり，段落や文に分けられた物語を統合するといった課題を行う．課題の刺激は様々な内容を含み，どのくらい明確なものか，暗に含まれた内容をもっているかなど多様性をもったものを使用して難易度を調整する．

私はこうしています

系列絵または4コマ漫画などを導入する際には，まずセラピストが正反応となるような文章を同じコマ数分準備して，患者さんに場面と文章の対応を考えてもらう．次に，文章が加わった状態で，場面の並べ替えを行ってもらう．その後，文章を音読してもらい，内容や場面に描かれている重要なことについて一緒に確認などを行う．最後に，再度文章を除いた状態で場面を並べ替えてもらい，説明をしてもらうといった手続きで導入を行う．

また，描かれた対象や場面をグループやカテゴリーを示す単語で述べてもらう．また，知覚レベルの統合課題では，パズルのピースを配置したり，個々のパーツから対象の断片を見つけたりすることなども含まれる[1]．

治療に関しては，適宜，再評価を行い，必要に応じて課題や難易度などの修正を行っていくべきである．再評価としては，最近のトピックスや興味のあるものなどに対する自由回答式の質問に対する意見を述べてもらい，そのうち1分間の回答を録音し，すべてを文字に書き起こして，その内容について，統合，完結性，効率性，関連性，結

束性といった要素に対して評価を行うことなどが挙げられ，必要に応じて問題を見直していくことが重要である[1]。

IV. 進め方の留意点

RHD者の治療においては，患者への動機づけが非常に重要となってくる。障害自体や治療目標，課題について，患者の十分な理解を得ながら治療を進めていき，治療に対する動機づけを行っていく。

> **ここに注意！**
> RHD者は，病識が乏しい場合もあり，十分な動機づけが得られない場合，拒否的になってしまうこともある。

また，患者が先に誤った答えを出してしまった場合，その答えを修正することは非常に困難を伴うため，あらかじめ治療者が求める方向に誘導していけるように，必要があれば，考え方などの方法や段階づけなどを明確に示しながら治療介入を進める。その際，治療者は難易度の段階づけなどの順序性に対し，特に注意を払わなければならない。

参考文献

1) Myers, P.S., Blake, M.L. : Language Intervention strategies in Aphasia and Related Neurogenic Communication Disorders. 5th ed., Lippincott Williams & Wilkins, 2008.
2) Blake, M.L. : Aphasia and Related Neurogenic Language Disorders. 3rd ed., Thieme Publishing Group, 2004.
3) Joanette, Y., Ansaldo, A.I. : Clinical Note : Acquired Pragmatic Impairments and Aphasia. Brain and Language, 68 : 529-534, 1999.
4) Winner, E., Brownell, H., Happe, F., et al. : Distinguishing Lies from Jokes : Theory of Mind Deficits and Discourse Interpretation in Right Hemisphere Brain-Damaged Patients. Brain and Language, 62 : 89-106, 1998.
5) Happe, F., Brownell, H., Winner, E. : Acquired "Theory of Mind" Impairments Following Stroke. Cognition, 70 : 211-240, 1999.
6) Tompkins, C.A., Lehman-Blake, M.T., Baumgaertner, A., et al. : Mechanisms of Discourse Comprehension Impairment After Right Hemisphere Brain Damage : Suppression in Inferential Ambiguity Resolution. Journal of Speech, Language and Hearing Research, 44 : 400-415, 2001.
7) Myers, P.S. : Process-Oriented Treatment of Right Hemisphere Communication Disorders. Seminars in Speech and Language, 20 : 319-333, 1999.
8) Nicholas, L.E., Brookshire, R.H. : A System for Quantifying the Informativeness and Efficiency of the Connected Speech of Adults With Aphasia. Journal of Speech and Hearing Research, 36 : 338-350, 1993.
9) Bryan, K.L. : The Right Hemisphere Language Battery. 2nd ed., Whurr Publishers Ltd., 1995.

Question 31

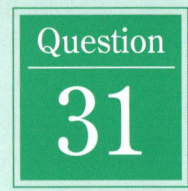

山里 道彦
（筑波記念病院 精神科）

外傷性脳損傷によるコミュニケーションの障害に対する評価のポイント，言語治療の組み立て方や技法について教えてください。

I. 外傷性脳損傷の特徴

外傷性脳損傷 traumatic brain injury（以下TBI）には，coup injury（直撃損傷：直接外力が加わった部位の損傷）（図1-a）と contrecoup injury（反衝損傷：受けた外力と対極にある部位の損傷）（図1-b），diffuse axonal injury（びまん性軸索損傷）（図1-c）の3種類の形態がある。

特にcontrecoup injuryは，頭蓋骨の構造のため，前頭葉下面と側頭葉前部に境界の不明瞭な脳挫傷が生じやすい。このため，TBIでは脳損傷部位は限局せず広汎性であることが多く，失語などの局所症状が生じにくい。これは，脳血管疾患（特に閉塞性脳血管障害）で脳損傷部位が限局して局所症状が生じやすいことと対照的である。

ただし，優位側の側頭葉や両側の前頭葉に損傷が生じると特有の言語障害がみられることがある。

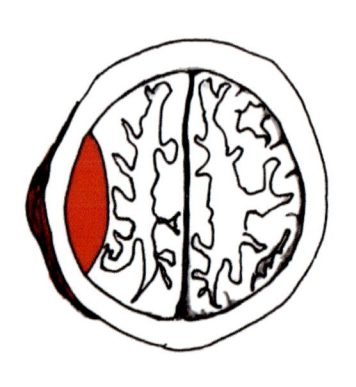

図1-a　直撃損傷 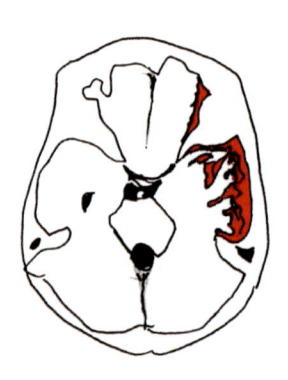　　　図1-b　反衝損傷 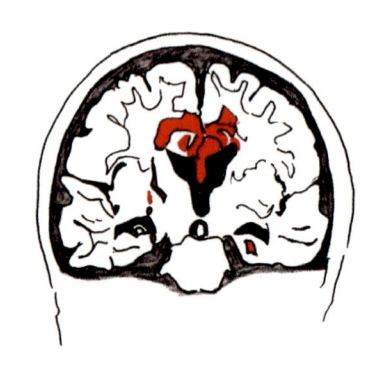　　　図1-c　びまん性軸索損傷

II. TBIの言語障害

> **POINT**
> TBIでは，①健忘失語が時にみられる点，②談話レベルでのコミュニケーション障害が生じやすい点，に特徴がある．しかし，その他の失語を合併することは一般的に少ない．

1. 健忘失語（amnesic aphasia）

1) 健忘失語の特徴

ⅰ）喚語困難が著しい．すなわち，必要な語が喚起できない．このため，名詞部分を「もの」「こと」で置きかえたり，他の表現で代用したりするため，回りくどい発話となる[1]．自発書字も自発語と同様な問題が生じやすい．また，錯語・語想起の低下・複雑な文の理解障害・書字の誤りがしばしばみられる[2]．

ⅱ）自発語は失われず，構音は保たれる．また，文法に適った文を話し，短い文章であれば意味を理解できる．復唱，音読，黙読，書き取りは障害されない[3]．

2) 健忘失語の評価

ⅰ）free talk：豊富な発話量があり，文法に適っていること，日常会話ではほぼ支障がないことをチェックする．

ⅱ）SLTA：「まんがの説明」が拙劣となり，「語の列挙」と「呼称」の成績が低下する．その他の項目の成績はほぼ正常である．

ⅲ）絵呼称テスト：健忘失語は，視覚や触覚を介しても物品の名称が言えない．なお，視覚失語の場合も物をみて名前を言えないが，触れればその名前が言える．この点で健忘失語とは異なる[3]．

3) 健忘失語の例

50代女性，（亜急性期）左側頭葉脳挫傷．

左側頭葉前半部にcountrecoup injuryによる脳欠損を認め，同部位周辺で脳血流量が低下していた（図2）．

図3に受傷5ヵ月後のSLTAを示す．

以下は，受傷2ヵ月後に行った絵呼称検査の結果である．

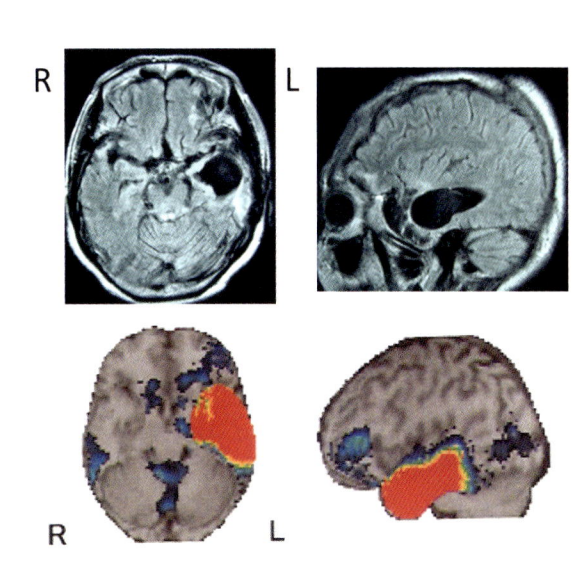

図2 健忘失語例のMRIとSPECT

ⅰ）ピストルの絵をみて：「これは，ああ，ええ，これはあの，バーンってやる，ええ，バーンってやるのです．これ，電話でなくて，オケじゃなくて，これはみたことある，バーンって撃つやつ．」

ⅱ）ペンチの絵をみて：「これも，あれ，はさむ，パンチ（→錯語）…じゃなくてなんだろう．これもそうだな，知ってたな．これもあのやるやつ，それでこう，なんかするやつ，ああ，ベンチ（→錯語）じゃなくて，これは，ああ忘れたな．」

ⅲ）ハンガーの絵をみて：「これは，あの，ふつうに．ああ，これ，おぼえてるけど，ううん，出すやつ．洋服をいれて，こう，かけるやつ．」

ⅳ）凧の絵をみて：「これは，ハンコじゃなくて，パンチじゃなくて，これは，ああ，これはあのう，上にあげられる…．ああ，これ，おぼえてたのに…．ダッコじゃなくてハンコじゃなくて，ええ，これは，ええ，これがのってて…．いやあ，おぼえてたのに．そうですね，あったの知ってるんですよ．最初の名前，言ってくれれば出てくるけど．」

4) 健忘失語への取り組み

ⅰ）覚醒が不良なものに対しては，覚醒を促し，刺激への反応を引き出す．また，見当識が失われ

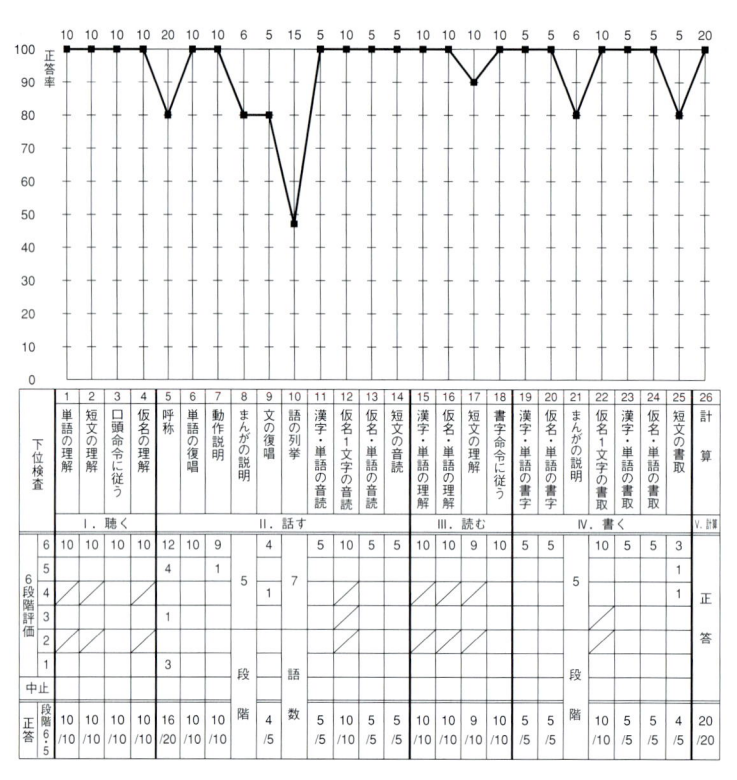

図3　健忘失語例のSLTA

ているものに対しては，日時・場所の確認を行う。混乱のため不安や興奮がみられるものには，訓練により症状が改善することを保証し安心させる。

ii）混乱がおさまっているものに対しては，合併している他の症状に合わせ，様々な認知訓練を行う。たとえば，場面への洞察力が欠けており注意能力の低下しているものに対しては，attention process training などの注意課題を行う。エピソード記憶障害のあるものに対しては，外部補助手段の獲得・記銘方略を指導する。遂行機能障害があるものに対しては，まず作業の目標と手順を教示する。次にその内容を言わせたり書かせたりする（言語化）。さらにその結果を自己評価させる。

2. 談話レベルでのコミュニケーション障害

> **POINT !**
> Ponsford[6]はTBIのコミュニケーション障害の一つとして談話障害を指摘した。その特徴として，①話がまわりくどい（迂遠），②場にそぐわない話題を選ぶ，③自分のことを一方的に延々と話し続ける，④聞き手の不快感を考慮しない，の4点をあげた。ただし，（躁病などの）気分障害やパーソナリティ障害としては説明できないものとした。

1）談話障害の特徴

i）自発的な会話について：失語はみられず短文レベルの文法は正確ではあるが，その場にそぐわない不適切な話題を選びがちである。

また，話しの組み立てに問題がある。たとえば，必要のない形容・冗長性・迂遠・脱線がみられ，

話にしまりがない．このため，会話が長いわりに伝わる内容が少なく，情報伝達の効率が悪い．

さらに，一つの話題を維持できない特徴がある．

ⅱ）会話に最低限必要なマナーについて：なぜ今その話題をとりあげるのかの説明がなく，話の導入が唐突である．また，聞き手との会話の交替を適切に行おうとしない．さらに，聞き手が内容を把握できているか配慮をしない．たとえ聞き手が不快感を持っていても，それを感じとれない．このため他者から敬遠され孤立しがちである．

ⅲ）文脈の理解について：意味のつながりを表現する推測文の発話が少なく，しばしば話のすじが理解できていない．

また，他者の感情を推し測る能力（心の理論）が低下しているため，相手の発話意図がくみ取れない．すなわち，会話にこめられている相手からのメッセージを場面や文脈に即して理解することができない．

2）談話障害の評価の仕方

ⅰ）10分程度のfree talkを行い，伝わる情報の量・内容の正確さ・話の順序立て・話題の一貫性・話者交替・文脈の適切性・プロソディ・不適切な会話となった際の自己修正の有無，を評価する．

ⅱ）SLTAでは，「呼称」「語の列挙」の評価点がおちるが，その他の項目の成績は，ほぼ良好である．必要に応じて知能・注意・記憶・遂行機能・行動障害も評価する．

ⅲ）4コマ漫画や川柳の説明をさせ，推論ができているかをみる．健常者に比較して，TBIでは推測文の発話が少なく，漫画を見てなぜそのストーリーがおもしろいかオチが理解できない．川柳では，浅い解釈はできるが，真の意味が理解できない．また，誤った解釈をひとたび思いつくと，それに固執してしまい訂正できない（表1）．

3）談話障害の例

30代男性，（慢性期）両側前頭葉脳挫傷．

両側前頭葉と右側頭葉に脳挫傷を認めた．同部位には脳血流量低下もみられた（図4）．

受傷10年後のSLTAを示す（図5）．

表1 川柳を用いた評価[7]

> 「おそうしき 主役ひとりが 笑顔みせ」
> …これは，どのような情景でしょうか？…
>
> 1. 真の解釈：
> 「告別式で亡くなった人の遺影がおかれている．参加した人は皆悲しい表情をしているが，遺影の笑顔だけが対照的だ．」
>
> 2. 浅い解釈の例：
> 「告別式に参加した一人が，なぜか笑っている．」
>
> 3. 誤った解釈の例：
> 「死んだ家族の保険金が手にはいるので，喪主がうれしくて笑っている．」

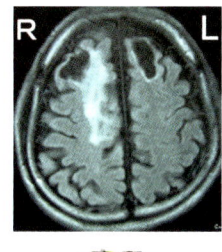

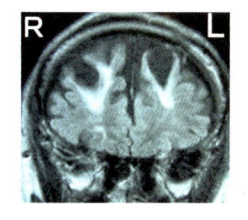

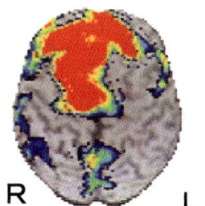

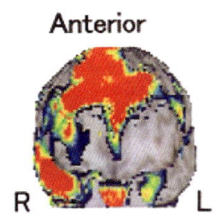

図4 談話障害例のMRIとSPECT

「あなたの視力は？」という質問をセラピストが行ったところ，必要のない形容や迂遠が目立った（表2，図6）．

4）談話障害に対する治療の取り組み

ⅰ）実生活でおこりうる場面を設定し，ロールプレイを行う．特に，場面に適した言葉使い・話の進め方・話相手への視線のとり方・プロソディ・話者交替のタイミング，を指導する．

ⅱ）グループ形式でのコミュニケーション訓練を行い，話した内容が他のメンバーに伝わっているか確認させる．

ⅲ）会話の内容を録音し，患者とともにふりかえる．

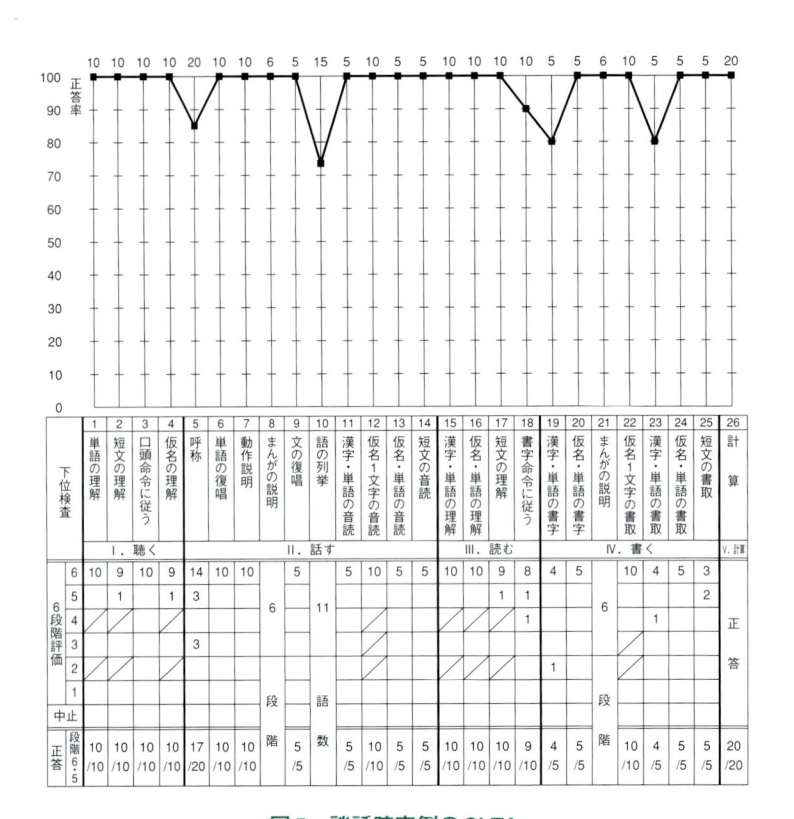

図5 談話障害例のSLTA

表2 談話障害の例

（セラピスト）	「視力はどのくらいですか？」
（患者）	「眼鏡をとった裸眼の視力が，<u>眼鏡屋さんで在庫中の最強度数</u>，0.02から0.01。」
（セラピスト）	「眼鏡をかけても0.01だということですか？」
（患者）	「いや，眼鏡をとったら，<u>案の定が</u>0.01。」
（セラピスト）	「ああ，眼鏡をはずすと…」
（患者）	「だから…<u>僕と小学校で</u>，いっしょの後期の生徒会をいっしょにやった女の子の実家，駅前にある眼鏡屋さんで，正式に視力を計ってもらって，眼鏡をつくりなおしたんですけど…，その眼鏡屋さんのお父さん，<u>女の子のお父さんが</u>，びっくりしてた。」
（セラピスト）	「どうして？」
（患者）	「ただ，交通事故をおこしたのは知ってたけど，けがをしただけで，目までやられちゃうなんて，おかしいって。でも相手に言ったんですよ，頭を強打しちゃったのだから，神経をやられちゃったら，しょうがないと…」
（セラピスト）	「眼鏡をかけると視力はいくつですか？」
（患者）	「<u>老人ホームで働いているうちに，自動車学校にいって大型免許も，ちゃんととったので，大型免許がとれる視力</u>，1.7位はありますね。」
（セラピスト）	「あ，眼鏡をかければ1.7の視力。じゃ近眼なんですね。」
（患者）	「以前は，近眼といっても，本当に軽い近眼で，サッカーのときは，眼鏡を外しても，十分に選手やボール回転も全部わかったんですよ，<u>第一に眼鏡をかけて</u>，試合にでれるはずないでしょ。」

（下線はまわりくどい部分を示し，省略しても内容は伝わる）

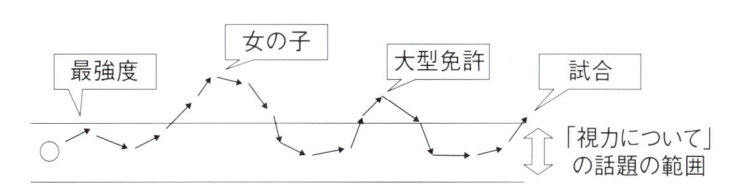

図6 話の逸脱の様子

私はこうしています

① なごやかで明るい雰囲気を保ちながら，positive feedback をする。たとえば「今の答えは，的がしぼれていて良かった」「だんだん話がまとまってきている」など結果の良かった点を褒める。
② free talk では，何らかの体験を話してもらう。この際に，会話のテーマを書いたカードをみせ，今とりあげている話題が何かを意識させ，内容が逸脱しないように導く。

参考文献

1) 武田克彦, 波多野和夫：高次脳機能障害, その概念と画像診断. 中外医学社, 東京, p.23, 2006.
2) 藤田郁代：コミュニケーション障害. 標準言語聴覚障害学, 高次脳機能障害学（藤田郁代, 関 啓子, 編）. 医学書院, 東京, pp.198-206, 2009.
3) 杉下守弘：失語症. リハビリテーション MOOK 4 高次脳機能障害とリハビリテーション（千野直一, 安藤徳彦, 編）. 金原出版, 東京, pp.12-21, 2001.
4) Akimoto, J., Matsumoto, I., Fukuda, T., et al.：Assessment of post-traumatic cognitive impairment using the Japanese version of RBANS (Repeatable Battery for the Assessment of Neuropsychological Status). Neurotraumatology, 25 (2)：96-102, 2002.
5) イラストポップ：季節のイラスト, 凧上げ (ilipop.com/season a0101.htm)
6) Ponsford, J.L.：Traumatic Brain Injury：Rehabilitation for Everyday Adaptive Living. Lawrence Erlbaum Associates Ltd., 1995（藤井正子, 訳：外傷性脳損傷後のリハビリテーション—毎日の適応生活のために—. 西村書店, 新潟, p.20, 2000）.
7) 松岡恵子, 藤井正子, 永岑光恵, ほか：重度外傷性脳損傷者における認知リハビリテーションの効果に関する研究—特に非失語的言語障害に注目して—. 認知リハビリテーション 2006. 新興医学出版社, 東京, pp.120-128, 2006.

Question 32

小森憲治郎*, 谷向 知**
(*財団新居浜病院 臨床心理科, **愛媛大学大学院 医学系研究科 脳とこころの医学)

認知症によるコミュニケーションの障害に対する評価のポイント，言語治療の組み立て方や技法について教えてください。

I. はじめに

　認知症とは一旦獲得された機能が障害され，認知機能を中心に特有の行動障害や性格変化など生活行動面での障害により次第に自立した生活が困難となる状態である。認知症に伴うコミュニケーション障害には，失語症を背景に持つ場合が多い。他の認知機能障害に先んじて失語症状が出現し，コミュニケーション障害が生活上もっとも大きな支障となる症例については，原発性進行性失語（primary progressive aphasia : PPA）という概念の下で整理されつつある。PPAでは，進行性失語症によるコミュニケーション障害が主要な生活上での困難であり，他の認知症の症状は少なくとも数年陰を潜めている。また他の器質的疾患で説明できるような言語・運動面の障害，精神疾患により出現する言語症状，病初期の明らかなエピソード記憶障害や行動障害を示さないという基準を満たすことが求められる[1]。脳血管障害に伴う古典的失語症と異なり，その症候学的特徴が幅広く認知されているとは言い難く，その治療技法に関してはまったく手探りの状況である。PPAは現在，3つの下位分類が提唱されている。努力性発話や失文法を特徴とする進行性非流暢性失語（progressive non-fluent aphasia : PNFA），流暢性発話ながら語想起と語の理解（語義）が障害される意味性認知症（semantic dementia : SD），語想起のための発語の遅延と復唱障害を特徴とするlogopenic progressive aphasia（LPA）である[2]。本稿では，それぞれの言語症状の特徴と具体的評価法について述べる。

II. 進行性非流暢性失語（PNFA）

1. 失語症状の特徴

　PNFAの診断には，アナルトリー（anarthriaまたは発話失行）と呼ばれる音声発話面の歪みを特徴とする努力性発話，文表現における助詞の脱落や文法の粗略化を特徴とする失文法の主要症状のうちいずれかを有し，統語的に複雑な文の理解障害，単語理解の保存，物品に関する知識の保存の3項目のうち2項目以上を満たすことが求められる。画像においては，主に左半球優位のシルビウス裂前方部周囲の比較的限局した萎縮および機能低下を示す。

2. 評価方法

　主要診断項目である努力性発話に関しては，標準失語症検査補助検査（SLTA-ST）のⅣ．構音検査に含まれる，単シラブル音の復唱または音読，単語の復唱や音読課題によって音声発話面の異常を質的に捉えることが可能である。またⅢ．交互運動の「パ」「タ」「カ」「パタカ」をそれぞれ5秒間の間にどれだけ繰り返すことができるかというオーラル・ディアドコキネシスは，舌，口唇，軟口蓋などの口腔運動機能の巧緻性や速度を測り，努力性発話の指標となる。健常者では1秒間に「パ」「タ」「カ」をそれぞれ4回以上発音可能である。失文法は，標準失語症検査（SLTA）の「8, 21. マンガの説明」，それにSLTA-STの長文音読課題「北風と太陽」において，助詞の脱落や文法の粗略化を確認することができる。

　診断を支持する項目となる単語の理解はSLTAの「1, 15, 16. 単語の理解」により聴覚・書字の両面で確認できる。物品の理解に関しては標準高次視知覚検査（VPTA）の「2. 物体・線画認知」の各項目で，統語的に複雑な文理解については，SLTA「2, 17. 短文の理解」やトークンテスト（part F）などが利用できる。

3. 評価上の留意点

　アナルトリーの評価には聴覚による質的判断が求められる。歪む音の特徴は，表記困難で，変動性がある点に注目したい。また，面接（問診）中に観察される抑揚のない平板な発声，あるいは爆発的な発声などプロソディやアクセントの障害もまた，努力性発話に付随する特徴のひとつである。複雑な統語構造をもつ文の理解に関しては，語彙や言語性短期記憶（把持能力）など，関与する要因が多岐にわたり，課題そのものの難易度も高くなるため，検査結果と文法理解障害との関連については慎重な判断が求められる。

Ⅲ. 意味性認知症（SD）

1. 失語症状の特徴

　SDは，流暢性の発話で語想起障害と語の意味（語義）理解障害を必須の主要症状とし，さらに読みと綴り字の規則性に音読が左右される表層性失読，復唱能力の保存，表出面における文法と発話運動の保存，物品の認知障害の4項目中，3項目以上の特徴を示す。SDは側頭葉前方部の顕著な萎縮に伴う意味記憶の選択的障害例と言われ，多数を占める左優位の萎縮例の示す上記の失語症は，語義失語と呼ばれる[3]。表層性失読とは不規則的な読みの求められる綴り字の単語に，規則的な読みをあてる現象（例：pint【paint】→【pint】）として現れる。わが国の場合は漢字熟語の規則化音読である類音的錯読（例：海老「えび」→「かいろう」）が認められる。

2. 評価方法

　語義失語は語の産生ならびに理解障害を特徴とし，言語の音韻的側面が保たれ，わからない言葉「利き手」を聞いた場合にも，「"ききて"って何ですか？」と問い返すことができる。SLTAでは「5. 呼称」「10. 語の列挙」「1, 15, 16. 単語の理解」が語義失語の診断に有用であるが，その成績は頻度や親密度の影響を強く受けることから，できれば50〜100単語程度の頻度や親密度を統制した課題を用い，呼称と聴覚指示を行うことが望ましい。SLTAとSLTA-STの呼称は合計100単語となり，頻度による違いを比較できる。9カテゴリーの線画による90単語検査[4]や失語症語彙検査も目的にかなった検査である。錯語のタイプは主に語性錯語である。失名辞失語のように語頭音ヒントが語想起の助けとなることが少ない。復唱能力に関しては，SLTAの「6. 単語の復唱」「9. 文の復唱」課題が有用である。熟字訓にみられる類音的錯読に関する田邉ら[3]の使用した「海老，三味線，妻楊子，三日月，団子」の読みと理解は，簡易に実施できる課題である。文法の理解に関しては，トークンテストの成績が，単語の呼称・理解に比べ良好で，単語の意味さえわかれば統語的に複雑な文理解も可能である。語義失語では主に漢字の読み書きに障害がみられるのに対して，仮名の操作や計算能力が保たれる。

3. 評価上の留意点

　SDにみられる語義失語のもうひとつの特徴として，慣用句として親しまれている諺の補完現象の消失が指摘されている[3]。補完現象とは，その語や句の意味を失った場合にも，語彙そのものは保存されており，語彙から意味へのアクセスが障害される超皮質性感覚失語では，むしろ亢進して認められる。SD例では，「猿も木から…」と諺の初頭部を提示されてもまったく補完現象が現れず，「"さるもきから"って何ですか？」といった反応となる。田邉らは10の諺について補完現象を調べ，語義失語を呈している左側頭葉優位のSD例では補完現象が消失すると報告した[3]。言葉の意味の喪失は本人にも周囲にも『物忘れ』と認識されやすく，その訴えで受診すると大抵アルツハイマー病（Alzheimer's Disease : AD）と誤診される危険性が高い。またSDでは，語の想起や理解の障害にも関わらず，自発話は流暢で時に多弁ですらあるため，単語の呼称と理解の課題を実施するまでほとんど気づかれない事例もある。さらにSDでは次第に固執的な常同行動や脱抑制傾向が強まり，生活上の困難が増大する例が多いことから，早期から生活状況への介入が必要である。

IV. logopenic 進行性失語（LPA）

1. 症候の特徴

　第3のPPAとして登場したLPAは，語想起障害と句や短文の復唱障害を主症状とする。自発話では速度の遅延，語想起障害のための頻繁な休止（流暢だがまばら）が目立つものの，明らかな失文法はない。診断を支持する項目として，音韻性錯語，単語理解と対象物の知識の保存，発話運動能力の保存，明らかな失文法がないという4項目のうち3項目の要件を満たすことが求められる。言語性短期記憶障害がLPAの主な要因と考えられている。また背景となる神経病理としては，他のPPAとは異なりADとの関連性が高く，エピソード記憶障害を伴う場合もある。LPAを支持する特徴的な画像所見は，左半球優位のシルビウス裂後方部周辺，左頭頂葉領域の萎縮または血流低下である。しかしPNFAやSDのような限局した病巣ではなく，後方脳の広範囲な瀰漫性の萎縮や機能低下を含む。

2. 評価方法

　LPAの復唱障害は，SLTAの場合，「6.単語の復唱」と「9.文の復唱」との乖離に示される。単語に関してもモーラ数の多い単語では，復唱障害が現れる。語想起の障害については，SLTAの「10.語の列挙」で明らかとなる。単語理解の保存については，「1,15,16.単語の理解」で明らかであるが，容易過ぎる場合には90単語検査[4]や失語症語彙検査などのより難度の高い条件で評価する。呼称においてSDのように頻度効果は明らかではなく，むしろ語長効果など音韻処理条件の複雑さが重要となる。復唱では，自己修正を伴う音韻性錯語が出現する場合があり，伝導失語様の発話特徴が観察される。復唱障害は文の理解にも波及しており，「3.口頭命令に従う」での低下が認められる。『口頭命令』は複数の要因が含まれる難度の高い課題であり，他のPPAでも成績低下は生じるが，LPAでは「18.書字命令に従う」でも改善が認められない。この特徴はLPAの言語性短期記憶障害の深刻さに起因すると考えられる。言語情報の把持困難による理解障害は，トークンテストなど，順次項目が増える課題で明らかとなる[5]。

3. 評価上の留意点

　SLTAの「6.単語の復唱」では問題がみられないのに，文では「空が青い」「友達に手紙を出した」程度まで正確に復唱できても，「隣の町で火事があった」と3から4文節に変わった途端，一単位程度の誤りにとどまらず，まったく復唱できなくなり，「え，もう一度言って下さい」と再試行を求める。しかし，特定の情報量を超える語や文章では何度試みても正しく復唱できない。この現象はLPA特有である。復唱障害は少し長い語を用いても現れる。LPAは近年新たに加わった分類であり，なじみが薄く，その症候学的特徴もまだ十分に普及していない。ADとの関連性が示唆されることから，むしろ積極的にADに伴う失語を

LPAに含めようとする記述もみられるが，LPAにおけるエピソード記憶障害は，生活上の困難を引き起こすほど重篤なものではない。コミュニケーション障害への自覚も強く，初期には抗うつ剤などの精神科的治療の必要性を伴う例も少なくない。

V. おわりに：コミュニケーション障害と認知症への理解

PPAの概念や分類が十分に普及していないこともあり，コミュニケーション障害への治療的介入方法は未だ確立されていない。またPPAの範疇に収まらない認知症に合併した失語症状が存在することも知っておく必要がある。言語症状が困難の主要な原因となる初期には，本人のコミュニケーション能力の改善や維持に向けた言語や口腔機能の訓練が有用である。また，認知症に失語症が合併すると言語性課題からなる認知機能検査の成績低下が生ずることから，実際よりも重度の認知症として診断される場合が少なくない。認知症に伴う失語症状を見落とさずに評価することが，認知症の治療を進める上でも重要となる。

失語症状が顕著なPNFAやLPAでは障害への自覚の強さから，言語訓練に合わせて抑うつ・不安といった症状への対応が必要な例も少なくない。一方，前頭側頭葉変性症（frontotemporal lobar degeneration：FTLD）を背景に持つSDやPNFAでは，認知症に伴う心理・行動症状（behavioral and psychological symptoms of dementia：BPSD）のうち，常同行動や"我が道を行く"行動症状が顕在化しやすい[6]。認知症の進行に留意しながら，将来の介護やケアを視野に入れた対応が必要である。ADが主な背景となるLPAでは，言語性短期記憶障害の進行とともに理解障害が顕著となり，周囲からの働きかけに対応困難となることが，周囲との対人関係悪化の要因となる。この時期には他の道具的機能の障害を併発し，社会的生活能力は急激に低下する。

こうした変化や増悪に対応するためには，初期には患者一人で受診する場合であっても，主介護者となる家族同伴での受診を強く勧める必要がある。家族から客観的情報を得ることで，こうした生活障害を早めに把握できる利点と，家族に対して現在の症状を説明し，コミュニケーション障害や疾患の特性について家族の理解を高めることが，様々な困難の緩和に必須である。生活障害改善のためには，訪問による訓練が有効と思われる。初期の言語訓練や描画活動が一旦習得されると，進行して言語機能が失われた後にも習慣として維持される場合があり，家庭や施設でのQOLの維持改善，受診への動機付けに役立つ。

参考文献

1) Mesulam, M.M.：Primary progressive aphasia. Ann. Neurol., 49：425-432, 2001.
2) Gorno-Tempini, M.L., Hillis, A.E., Weintraub, S., et al.：Classification of primary progressive aphasia and its variants. Neurology, 76：1006-1014, 2011.
3) 田辺敬貴, 池田 学, 中川賀嗣, ほか：語義失語と意味記憶障害. 失語症研究, 12：153-167, 1992.
4) 伊藤皇一, 中川賀嗣, 池田 学, ほか：語義失語における語の意味カテゴリー特異性障害. 失語症研究, 14：221-229, 1994.
5) 小森憲治郎：原発性進行性失語：その症候と課題. 高次脳機能研究, 32：393-404, 2012.
6) 小森憲治郎：認知症にみられるコミュニケーション障害について. 神経心理学, 25：128-136, 2009.

第Ⅳ章

コミュニケーション・社会適応への介入方法

Question 33 ～ 40

Question 33

田村　洋子
（NPO法人 言語障害者の社会参加を支援するパートナーの会 和音）

失語症の患者さんとコミュニケーションをとる方法について，家族や他職種のスタッフへのアドバイスも含めて，教えてください。

　筆者が属するNPO法人言語障害者の社会参加を支援するパートナーの会 和音*（以下和音）では，2000年から一般市民を対象に，失語症者の支援者を社会の中に養成すべく，毎年失語症会話パートナー養成講座を開催してきた。その中で採用し練り上げてきた失語症者との会話技術の指導方法は，その後各地で和音が協力して開催している講座**等を通して多くのSTに伝わり，自分の会話技術の勉強になった，家族・介護職への指導にも適しているという声が多く寄せられており，本稿ではその方法の一部を紹介する。

　退院時には多くのSTが家族に対してコミュニケーション方法を指導していると思われる。その際にSTがモデルを見せて説明しても，多くの場合実際のやり取りがなかなか上手にならないことを長年経験してきた。講演会等で失語症について，コミュニケーション方法も含めて聞いてよくわかったという家族も多いのに，実際に失語症者と上手にコミュニケーションがとれる家族が非常に少ないのは何故だろうか？

　失語症者とコミュニケーションをとるには，日常一般の人々が使っている方法と異なる方法を駆使する必要がある，つまりコミュニケーション行動を変えなければならないため，説明されただけでは理解したつもりにはなっても，行動を変えるには至らないのである。

　では，どのようにすればSTも含め失語症者の周囲の人々にコミュニケーション行動の変容を促すことができるのだろうか？　それには，実際に口や手を動かして新たなコミュニケーション方法を体験してもらうことが必要である。失語症についての基本的な知識を持った上で，ロールプレイで具体的なコミュニケーション方法を練習し，その後実際に失語症者とのやりとりを経験すると，一般市民でも失語症者とのコミュニケーションはある程度できるようになる。他職種には，ロールプレイを通してなるべく多くの失語症者に当てはまるコミュニケーション方法を指導し，家族であれば，本人の失語症状に合わせて個別に指導する。以下に具体的なコミュニケーション技術と，それを練習するためのロールプレイのやり方を紹介する。

---

*　NPO法人和音 http://npowaon.jp
**　全国失語症友の会連合会主催「失語症の理解とケアの実践講座」

Ⅰ. 会話の基礎「ゆっくり，はっきり話す」

　失語症の人と話す時の「基本のき」であるが，相手が軽度の人だと，つい普通の発話スピードで話しかけてしまいがちである。ST自身が失語症者との対話場面をビデオ撮影するなどして，一度は自分の発話速度をチェックしてみると良い。

　ロールプレイでは，二人一組で自己紹介程度の簡単なやり取りをしてもらう。その際にゆっくり話すことを一音ずつ引き延ばして話すことと勘違いする人がいるため，自然なイントネーションを大事にし，文節ごとに少し間をおくことなどを注意する。

Ⅱ. 話し言葉の工夫「はい・いいえで答えられる質問」「選択肢の提示」

　発話の困難な失語症者の言いたいことを聴き取る際の工夫として，上記の方法がある。何，どこ，誰などいわゆる5W1Hの質問は喚語困難が強い人には答えるのが難しいが，はい・いいえで答えられる質問なら首振りでも答えることが可能であり，また，いくつかの選択肢から選んでもらうのも良い。和音の講座では「相手が今夜の夕食に食べたいと思っているものを当てる」というロールプレイを行う。その際に，たとえば和食・洋食・中華という大枠から絞って一つずつ聞いていき，次に肉・魚・野菜と素材を聞き，次に調理法と狭めていけば良いのだが，いきなりカレー？ハンバーグ？とメニューを並べる受講者も数多くいる。「大枠から絞り込む」ことの重要性も実践をとおすと理解しやすくなる。この練習は相手の反応により，はい・いいえで答えられない質問をした場合にはそれがフィードバックされ，さらに表情をよく見なければ反応がわからないこと，曖昧な反応にもヒントが含まれていることなどにも気づいてもらえる。また，言いたいことをなかなかわかってもらえない失語症者の気持ちが少しわかったという反応も多く，擬似体験にもなる。

Ⅲ. 色々な手段や道具の活用「絵や文字，ジェスチャー，地図やカレンダー，会話ノート，資料集など」

　失語症者とのフリートークの際には，紙と鉛筆は必須である。聴覚的理解力に大なり小なり障害が残るため，視覚的に補う必要があるからである。絵や漢字単語だと重度の人でも理解しやすいため，大きく書いて示す。書きながら話すことで，こちらの話しかけのスピードを落とすことにもなる。軽度の人でも聞き誤りが出るので，キーワードを書いて提示すると行き違いを防ぐことができる。話の流れを止めないように，STは書いて示しながら話すことに習熟する必要がある。

　しかし講座の経験から，家族はもちろん，専門職でもいきなり「書きながら伝える」のはとても難しいことがわかる。ロールプレイでは先ずメッセージの要点を漢字単語や矢印等の記号を使って書き出す練習をする。次に書き出したものを使ってゆっくり，はっきり伝える練習をし，その後で「書きながら伝える」練習を行う。これは失語症者との会話では必須の会話技術であるため，しっかり習得してもらいたいものである。

　重度の人にはジェスチャーも必要である。ロールプレイでは，「暑いですね。」「血圧が高いのでお風呂はやめましょう。」などのメッセージを表情豊かにジェスチャーをつけて伝える練習をする。

　数字は多くの失語症者にとって聴き取りも発話も誤りやすいものであるため，本人にも書くことを勧め，周囲も必ず書いて伝えるようにする。

　喚語困難が強い人には，会話ノート等ポインティングで伝えるための資料集，場所が話題になるなら地図を用意するなど喚語の負荷を減らす工夫が必要である。

　「日本地図を5秒で描く」という練習もある。常に地図があるとは限らないので，出身地，旅行先など地名を聞き出す際には，さっと日本地図を描いて指差してもらい，大体の場所の見当をつけ，そこから詳しく聞いていく。5秒というのは，話の流れを途切れさせないためには短時間でサッ

描く，ということを体験してもらうための時間設定である。

　この他にも多くのコミュニケーション技術があるので，文献を参考に是非練習してほしい。失語症の人は会話を望んでいる。訓練室を「できないことをやらされるつらい場所」で終わらせることなく，わずかな時間でも良いので，失語症の人のその時の能力で生きた会話ができる場にして頂きたいと切に願うものである。

参考文献・資料

1) NPO法人 言語障害者の社会参加を支援するパートナーの会 和音, 編：失語症の人と話そう, 第2版. 中央法規出版, 東京, 2008.
2) NPO法人 言語障害者の社会参加を支援するパートナーの会 和音, 編集・発行：リソース手帳.（チラシより）
3) 東京都リハビリテーション病院言語聴覚療法室（下垣由美子, 奥平奈保子, 吉田恭子, ほか）編著：失語症会話ノート. エスコアール, 千葉, 1998.（チラシより）

Question 34

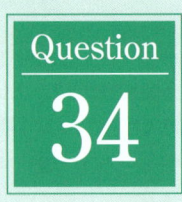

小坂 美鶴
(川崎医療福祉大学 医療技術学部)

高次脳機能障害者における談話評価の方法について教えてください。

I. 目的，意義

　高次脳機能障害によって日常生活を送るために必要な記憶，見当識，注意，言語，記憶，思考，判断等が障害されるが，標準化された検査だけではわからないことが多い。病前とはどこかが違うが，どこがどのように違うのかを明らかにすることは高次脳機能障害者の訓練や社会復帰にとって重要である。

　左右半球での情報処理には差異があることは知られており，左半球と右半球では異なったモードを使用して言語の諸側面の情報処理を行う[1,2]。左半球では言語情報処理を行い，その情報処理は分析的な情報処理である。左半球損傷では失語症にみられる言語の形式的側面（音韻，形態素，統語）と意味へのアクセスの障害によるコミュニケーションの問題を引き起こす。右半球では視空間的情報処理が優位であり，情報を全体的に処理する。暗示的な意味の理解や冗談やユーモア，物語など複雑な言語形態の情報処理の問題や社会的相互作用における他者意図推論の障害もまた会話やコミュニケーションの障害を引き起こす。

　一方，談話（ディスコース：discourse）は言語学的には文あるいは節以上の言語構造の単位のことであるが，さらに人文学や社会科学分野など幅広い分野において記号としての言語がその使用者によって実際の言語活動の中で個々の文脈と結びついたコミュニケーションの中での意味伝達と意味解釈を含む[3]。談話が成立するためには文脈や他者意図推論の明確な把握が必要である。談話を取り扱う研究分野は語用論である。語用論では言語の第一義的な機能はコミュニケーションであり，その基本的単位を発話の形式を決定するための背景（文化）や状況の文脈において生じる発話行為であるとしている[4]。語用論は文脈の中での言語使用の規則を支配する理論であり，その目的は社会的相互作用能力の視点から発話行為を観察し話者の意図の推論を行うことである。言語情報処理において明示的な言語の情報処理の問題であるか，文脈の中での発話の障害を考える言語使用の問題であるかを評価するためには語用論からのアプローチが有効である。高次脳機能障害者の談話を評価することによって話し手がどのようにメッセージを伝え，聞き手はどのようにメッセージを解釈するかを分析することができ，コミュニケーションの問題を明らかにすることができる。右

半球損傷や頭部外傷，認知症などの高次脳機能障害では言語形式そのものの障害は明確ではなく，様々なレベルでのメッセージ伝達の障害が現われる。

談話分析（discourse analysis）には会話分析と物語（ナラティブ：narrative）の分析の2つの領域がある。談話の評価では音韻，単語，文といった言語規則に則った発話の産出のみに焦点を当てるのではなく，話し手の発話が聞き手にどのようなメッセージを伝達できているかという観点で評価する。

II. 手続き，進め方の留意点

1. 会話分析（CA：conversational analysis）

会話成立のための理論のひとつとしてGriceの会話の公準（Grice, 1975[5]）があり，人は合理的で協調的な会話を行うために，これらの公準を遵守しているはずであり，会話参加者は十分な情報を提供し，誠実に関連性を保ち，的確な表現方法を用いて話さなければならないとしている。

会話参加者である話し手と聞き手がターン交替をしながらお互いに共通の世界を作りあげていく過程を分析する。会話には規則があり，ターン交替の他にも隣接応答ペアや会話の開始と終結，会話の持続・展開のための各種ストラテジーがある。それらの規則が守られているかどうかをそれぞれの会話を録音し，転記してそれぞれの問題となる視点で分析する。話し手や聞き手が使用するverbalのみならず声のピッチやアクセントなどのプロソディーの側面であるparalinguisticや表情や身振り，態度等のnonverbalも分析の対象とする。なお，conversational skills rating scale（CSRS）[6]では，視線，礼節，理解，発話の一貫性，話題の維持・転換，コミュニケーションへの参加度，話の順番の項目について評価し，自身および他者の対人的スキルを評価する道具として発展した。CSRSと会話の構造を合わせた項目を**表1**に示した。

2. ナラティブ（narrative）の分析

ナラティブは「少なくともひとつの時間的結合を含む連続した節（clause：文の構造をもった最小の単位）」，もしくは「事実でも空想でも，時間的に連続した出来事を口頭で順序づけて言うもの」と定義されている[7]。ナラティブにおける談話分析では，たとえばストーリーの配列と再生の課題，系列絵の説明課題等を行い，高齢者と脳損傷者を比較し，それぞれの被験者のナラティブの特徴を検討している研究がある（Wapnerら，1981[8]；Joanette, 1986[9]）。右半球損傷患者が無関係な事柄を弁別することができないことや頻繁な作り話，装飾，個人的な詳細の挿入など，ナラティブの基本的なテーマが理解されていないことが示された。ここでは2つの方法を用いたナラティブの分析を紹介する。

1）ナラティブにおける発話の長さ（自立語数）と正確な情報ユニット（CIU：correct information units）を用いた分析

CIUとは発話の中でその内容に適切な語彙をひとつの単位としてその発話内容が正確であるかどうかを判断する方法で，各被検者の発話内容を比較することができる（Nicholas & Brookshire, 1993[10]）。Nicholasらによると CIU は標準化された基準に基づいた点数化システムであり，状況絵や系列絵から引き出されたすべての単語の情報の関係性で得点化して算出したもので，健常者からの発話サンプルから得点化の規則を導き出したものである。録音し，転記した資料を複数人で自立語と CIU を算出する。英語圏では CIU 分析において正確な語彙を単位としているが，日本語では自立語をひとつの単位として数量化するとよい。言いなおしは除外し，1発話を終助詞，有声休止，無声休止の場所で区切り，CIU を発話数で割って％CIU を求め，健常者の平均と比較し，適切な長さで正確な内容であるかを検討する（小坂，2009[11]）。また，発話開始から発話終了までの発話時間を求め，発話時間の長さを比較する。さらに1秒あたりの自立語数を求め健常者と比較し，その数量の逸脱を検討する。発話されたすべての自立語が内容的に正確であれば％CIUは100％に

表1 対人関係場面における会話能力の評価

1) 発話の速さが遅すぎず速すぎない
2) 発話の流暢性が保たれている（休止，沈黙，「あの」などが多すぎる）
3) 緊張もせず神経質でもなく全体的に自信のある声で話す
4) 発音が明瞭であり，言語表現も明瞭である
5) 全体的に単調でもなく芝居がかってもいない話し方や声の出し方である
6) 大きすぎもせず，小さすぎもしない声量である
7) 閉鎖的で堅苦しすぎず，開放的で馴れ馴れしすぎない態度である
8) 会話パートナーとの距離が適切である（あまりにも近くもなく遠くでもない）
9) 震えたり，引きつったりするようなあがった状態ではない
10) 関連のない動作がない（足を軽くたたいたり，指を鳴らしたり，髪を巻きつけたりする）
11) 顔の表情が無表情でもなく誇張もしていない
12) 会話パートナーの意見に対しての応答としてのうなずきがある
13) 言われていることを明確にするための身振りの使用がある
14) ユーモアやストーリーの使用がある
15) 会話の中に笑顔や笑いがある
16) アイコンタクトがある
17) 質問と応答が適切である（隣接応答対に対応している）
18) 会話パートナーについて話す（会話のトピックとして会話パートナーのことを含む）
19) 自己について話す（多くもなく少なくもない）
20) 促しや合意がある（会話パートナーに話すように促す）
21) 個人的な意見を表現する（受け身的でもなく攻撃的でもない）
22) 新しいトピックを開始する
23) トピックを維持する（関連のあるコメント）
24) 会話パートナーの会話の役割交替が中断しない（役割交替を行う）
25) 会話パートナーとの話す時間の比率がアンバランスではない

CSRS（conversational skills rating scale）では自分自身や会話パートナー，観察者が得点をつける。
また評価はそれぞれの項目で1（不適切），2（まずまず），3（適切），4（良好），5（優秀）の5段階評価としている。
(Spitzberg, B.H.: The Conversational Skills Rating Scales: An instructional of interpersonal competence, 1995[6])を参照)

なる。%CIUが低ければ低いほど，無関係な語彙が多いことを示し，談話の問題がある。たとえば自立語数が多く，1発話が短く，1秒間あたりの自立語が少ないという傾向を見つけるなど，様々な側面から比較することによって高次脳機能障害者の談話の特徴を明らかにすることができる。また，誤り語彙の内容の検討も談話障害の質を検討する手がかりとなる。

2) ナラティブにおけるメッセージ内容の整合性について命題を用いた分析

健常成人群から産出された発話を基に基準となるテクストを作成し，その述部と項である主格と目的格，補語などを取り出し，それぞれの材料の内容を表すひとつの単位である基準命題とする。さらに患者が叙述したテクストも同様に叙述命題として分析する。基準命題と一致する命題数の出現率を求める。また，設定（物語が始まる場所や時，登場人物などの紹介），目標（事件の発端や解決すべき問題などを提示），展開（主人公が目標にかかわって引き起こす行動の展開の筋立て），結末（事件の解決とその後の成り行き）といった物語の構造別に分析し，内容を健常者のテクストと比較する。同じ材料のナラティブの内容はある一定の量，すなわちここでは基準命題があれば，内容を語ることができる。少なすぎるとメッセージの質が不足し，多すぎると詳細にするか重複するか，繰り返しなどにより冗長なメッセージになる。

ストーリーや系列絵のナラティブでは，描写された絵から言語・非言語情報に基づいた文の構成

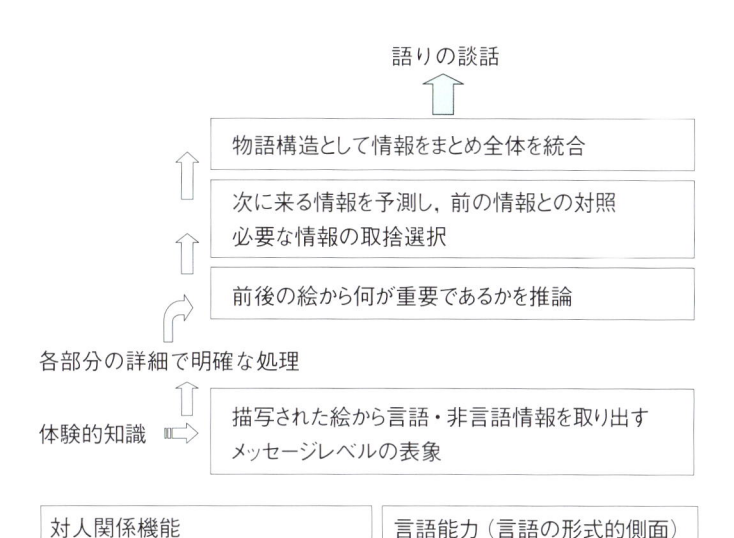

図1 ナラティブの産出までの情報処理のモデル
(Joanette, Y. : Brain and Language, 29 : 81-105, 1986[9] を参照)

に関連するメッセージレベルの表象を行う推論のプロセスと絵から情報を取り出して，物語の構造として情報まとめる推測のプロセスが必要である．さらに，全体を統合して語る中でその構造に入れるために各部分を詳細にかつ明確に処理する特殊化のプロセスが必要である（Joanette, 1986[9]）．これらのプロセスが欠如するとナラティブの内容が複雑にならず，多すぎると冗長になる．関連性が薄い不必要な情報を取り込んだナラティブはその情報処理過程において誤った産出となる．ナラティブの産出過程には対人関係機能や検査課題の理解（動機づけなど），言語能力（言語の形式的側面），認知的側面を基盤として個々人の体験から描写された絵から言語・非言語情報を取り出してメッセージレベルの表象を行う．さらに各部分の詳細で明確な処理をしながら前後の絵から何が重要であるかを推論し，次に来る情報を予測し，前の情報とを対照させ，必要な情報を取捨選択物語構造として情報をまとめ全体を統合する必要がある（図1）．それぞれの被験者がこれらのどのレベルでの障害に起因し，メッセージの障害を引き起こしているかを考えることが重要である．談話産出の基本となる動機づけの問題や空間認知障害，注意障害などにより情報収集が不完全で，その焦点が散逸的であることから情報の重要性の推論ができないことや同時処理の障害などから全体を見てまとめ上げる能力が障害される場合がある．それぞれの段階において談話障害を引き起こす可能性がある．その他，ユーモアの不適切性や言語的な実体の全体的な形から意味を獲得すること，無関係な事柄を弁別すること等がナラティブの基本的なテーマの理解に影響を及ぼす．絵を用いたナラティブでは産出された談話構造のどこに問題があるかを評価することが可能である．

参考文献

1) Cutica, I., Bucciarelli, M., Bara, B.G. : Neuropragmatics : Extralinguistic pragmatic ability is better preserved in left-hemisphere-damaged patients than in right-hemisphere-damaged patients. Brain and language, 98 : 12-25, 2006.
2) 波多野和夫：言語障害と右半球．Clinical Neuroscience, 19 : 415-417, 2001.

3) 林　宅男：談話分析のアプローチ. 研究社, 東京, pp.1-40, 2008.
4) Carrow-Woolfolk, E. : Theory, Assessment and Intervention in Language Disorders : an integrative approach. Grune & Stratton, Harcourt Brace Jovanovich Inc., New York, pp.1-64, 1988.
5) Grice, P. : Logic and Conversation. Syntax and Semantics 3, Speech Acts（eds Cole, P., J. L. Morgan）. Academic Press, New York, pp.41-58, 1975.
6) Spitzberg, B.H. : The Conversational Skills Rating Scales : An instructional of interpersonal competence. SCA Diagnostic Series. Speech Communication Associarion, pp.1-24, 1995.
7) 荻野美佐子：物語ることの発達. ことばの発達入門（秦野悦子, 編）. 大修館書店, 東京, pp.173-193, 2001.
8) Wapner, W., Hamby, S., Gardner, H. : The role of right hemisphere in the apprehension of complex linguistic materials. Brain and Language, 14 : 15-33, 1981.
9) Joanette, Y. : Informative Content of Narrative Discourse in Right-Brain-Damaged Right-Handers. Brain and Language, 29 : 81-105, 1986.
10) Nicholas, L.E., Brookshire, R.H. : A system for the informativeness and efficiency of the connected speech of adults with aphasia. Journal of Speech and Hearing Research, 36 : 338-350, 1993.
11) 小坂美鶴：右半球損傷による談話障害へのアプローチ. 言語聴覚研究, 6 : 22-30, 2009.

Question 35

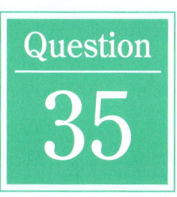

吉田 敬
（愛知淑徳大学 健康医療科学部）

失語症および認知コミュニケーション障害者に対する会話分析の実際について教えてください。

I. はじめに

　会話分析は，1960年代以降社会学の中で発展した，会話における相互作用を分析する方法の一つである*。会話分析は手間のかかる作業であるが，その割にはこれをしたところでどういう意味があるのか実感できないという意見をしばしば聞く。本節では，まず会話分析の目的・意義について触れる。また会話分析は実際に自分でやってみないと，なかなかその利点が理解できないことから，次いで会話分析の実際的な進め方についてみていき，その上で会話分析を用いた評価法について紹介することとする。

II. 会話分析の目的・意義

　会話分析をする際の基本的な問題意識は，「Xはどのように行われるのか」ということである（鈴木，2007[18]）。失語症者や認知症者等のコミュニケーション障害者は具体的にどのように他者と会話をするのか。コミュニケーション障害者は言語・認知機能が不十分であるため，健常者同士の通常の会話とは異なり，何らかの点で不適切であると考えることは普通だと思う。しかしこれは自明なことだろうか。絵カードを用いた時に見られる喚語困難は当然会話でも起こると考える。しかしそれは実際の会話で具体的にどのように生じ，その結果その後の会話がどのようなものとなるのか説明することは難しい。このような疑問に対し，会話分析は会話における相互作用の規則性の解明を通して具体的な手がかりを与えてくれる。臨床活動に照らし合わせた際，会話分析には他のアプローチとは大きく異なる点がいくつか見られる（Lesserら，1993[6]；Wilkinson，1999[20]）。表1に主な特徴を示す。

III. 会話分析の手続き・留意点

　会話分析をどのように進めるのか，岡本（2009）[12]の会話例を引用し見ていくこととする（①分析テ

---

*会話分析に関する入門書は様々あり（鈴木，2007[18]；好井ら，1999[21]；メイナード，1992[11]），また失語症者の会話分析については既に佐藤（2001[15]，2003[16]）による要点を得た紹介がなされている。会話分析の背景も含めて知りたい読者はぜひこれらの文献を参照されたい。

表1　臨床における会話分析の特徴

- 自然な形でのコミュニケーションの評価ができる可能性
- 会話はコミュニケーション障害者とその対話者双方が参加することによって達成
  →コミュニケーション障害者のみならず、その対話者も評価・指導の対象となりうる
- 具体的なデータに基づいて分析
  →分析結果が個別的となる、会話の指導も各人に合わせて個別的かつ実践的となる
- 対象者にとってデータ収集に負荷がかかりにくい
  （通常の言語検査と異なり、分析対象が普段の会話）

表2　分析テーマの例

- 喚語困難がある失語症者は対話者とどのように情報を復元していくのか？
  （Laakso & Klippi, 1999）
- 失語症者は会話においてどのような代償ストラテジーを用いているのか？
  （Simmons-Mackie & Damico, 1995）
- 失語症者とその家族の者との会話は、失語症者とSTとの会話とどのように異なるのか？
  （Lindsay & Wilkinson, 1999）。
- 訓練場面で失語症者とSTとの間ではどのようなやり取りが行われているか？
  （Lubinski et al., 1980；前田, 2008）

ーマの設定、③会話データの分析・解釈、⑤臨床に対する示唆のそれぞれについて、岡本（2009）の内容を表3に示したので、あわせて参照のこと）。

1. 分析テーマの設定

会話分析は特定の動機や理論的枠組みを背景とせずに相互行為を記述しようと試みており、会話分析の研究者はしばしば分析テーマを事前に想定していない（Psathas, 1995[14]）。しかし、臨床家にとっては目の前にいる患者の会話に何か感じること（違和感など）があると思う。その会話は具体的にどのようにして行われるか調べてみたいと思うのであれば、会話分析をする価値は十分あるはずである。

どのような会話（会話の内容や参加者）を対象とすべきかは、目的によって決まる。会話は対話者との協同作業であることから、対話者が誰であるかで会話の様子が大きく異なってくる。表2に先行研究で見られた分析テーマを挙げる。

2. 会話データの収集・文字化

会話の様子を録音あるいは録画し、トランスクリプトを作成する必要がある。たとえば、失語症者を対象とした評価法CAPPA（Whitworthら, 1997[19]）では10分のデータが必要とされている（CAPPAの内容については後述）。

トランスクリプトの作成は非常に手間がかかる作業であり、何度も聞き直す（見直す）必要がある。鈴木（2007）[18]によると、会話の重なり等細かい部分を無視したとしても1時間の会話あたり4～5時間かかり、トランスクリプトの記号を用いるのであれば20時間以上かかるとのことである。10分の会話では1時間から数時間程度かかることになる。それにもかかわらずトランスクリプトを作成する必要があるのは、ターゲットとする現象は思ったよりも複雑であり、トランスクリプトの作成過程で相互行為の様々な側面に気づくことができる可能性があるからである。会話の内容に直接かかわらないと思われるような発話（「えっとー」など）、ポーズ、発話の重なりも、発話の連鎖に影響を及ぼすため、トランスクリプトに反映させる必要がある。また、ジェスチャーや視

表3 岡本（2009）の分析

①分析テーマの設定
- ある非流暢性失語症者（男性）の会話中での「わからない」という発話に着目
  - 「わからない」という発話は通常あることに関する知識の不十分さを示しており，会話中に何らかのトラブルが生じていることを示す標識であると言える．この発話を分析することにより，コミュニケーション上の改善の手がかりになるかもしれないと考えた．
③会話データの分析・解釈
- 「わからない」という表現が，多くの場合自分自身に関する情報を表出する際に発せられており，自らに関する情報をうまく説明できない，対話者の問いの意味がわからないといった問題点がある可能性
- 時には「わからない」の後に何らかの表現が発せられていることもあり，その場でとっさに的確な表現ができないときのフィラーとしての役割も果たしている可能性
⑤臨床に対する示唆
- 自分自身に関する情報を上手く表現できない可能性→対話者が内容を推測する必要
- 対話者が問いを発する際には，本人にとって答えやすい質問形式にする，単純な表現に置き換える等のストラテジーが有効

線などの非言語行動も相互行為の一部となりうることから，必要に応じてトランスクリプトに含めることが望ましい．とりわけ言語での表出や理解に問題のあるコミュニケーション障害者では重要な視点である．以下に岡本の例を示す．また表4にトランスクリプトで使用される主な記号を示す．

【会話例】
A：中等度非流暢性失語症者（男性），B：女子学生
((Bは格闘技のK-1とボクシングの違いがわからずAに尋ねており，AがK-1には「寝技」があると述べようとしている))

```
01 A：((机上で右手を水平に円を描くように回す))
02 A：ねぐらやなくて．
03 B：ねぐら？ね[ぐら．
04 A：      [なくて、
05    (1.5)
06 A：わからん．=
07 B：=人の名前ですか？
08 A：ん：わからんけど：あの：ん：：．
09 B：格闘技．
10    (1.5)
11 A：h[hhh]
12 B： [hhh]すいません．格闘技？　の[：，
13 A：                           [うん．
14 B：これは何ですかね？=((机上で左手を水平に回す))
15 B：=今言おうとしていたのは．
16 A：これは．((左手をあげて上体を後ろに反らす))
17 B：寝転ぶ？
18 A：そそそ：．
```

表4 トランスクリプトで使用する主な記号

[	発話や音声の重なりの開始
]	発話や音声の重なりの終結
=	前後に間隙がない
(1.5)	間隙の時間（この場合1.5秒のポーズがある）
(.)	ごく短い間隙
：	音の引き伸ばし
h	呼気音（笑い声など）
．	下降調の抑揚
？	上昇調の抑揚
，	継続を示す抑揚
((文字))	転記者による注釈や説明

(串田秀也，ほか編：活動としての文と発話．ひつじ書房，2005[3])を参考に作成)

3. 会話データの分析・解釈

　会話をどのように分析するかは特に決まってはいないが，大事なのは相互行為の中に何らかの秩序や規則性を見出すことである．たとえば，失語症者との会話において，その家族の者と言語聴覚士を比較するとして，それぞれに特徴的な相互作用のパターンを見出すことができるであろうか．また，特定の現象（語句）に着目するにしても，それを単独で見るのではなく，発話の連鎖の中で分析する必要がある．発話や沈黙などの現象は，文脈を反映し，かつその後の文脈を更新するからである．

4. 分析結果のまとめ

会話分析は質的な研究であり，その結果を安易に数量化すべきでないと言われる（Wilkinson, 1999[20]）。これは言語形式の表面的な類似性にとらわれてしまい，相互作用の検討が不十分となってしまいかねないからである。

しかし，複数の会話間で何らかの比較をする際には，たとえば特定の項目（ポーズの長さや非言語的な行動の生起頻度など）について介入の効果を見るためにはデータの数量化のメリットは十分あると言える（Lesserら，1993[6]）。しかし，その場合でも，決して言語形式の単純な数え上げをするのではなく，個々の文脈を考慮し特定の例にも着目すべきである（Beekeら，2007[1]）。

5. 臨床に対する示唆を得る

コミュニケーション障害者の会話を分析してみると，会話が（健常者同士の会話とは異なる仕方かもしれないが）何らかの点で組織化されていることを実感できることが多く，われわれとは本質的には変わりがないということを再認識することができる。この点についてこれまで指摘されることはあまりないが非常に重要である。長谷川（2010）[2]では，中等度から軽度の失語症者における話者交替（turn-taking）のタイミングについて調べたところ，語句の表現形式の点での不適切さはあるものの，対話者の発話に対する不適切なオーバーラップはほとんど見られず，話者交替が生じる際のタイミングは健常者と大きな差はないことを示している。また，重度のコミュニケーション障害者では言語による適切な表出・理解が見られなくとも，非言語行動によって何らかの相互作用がなされていることも多い。

また，会話分析の結果は当事者やその対話者に対する会話の指導の手がかりとなる。実例に基づいて具体的にアドバイスをすることが大事である。Lesserら（1995）[5]では，失語症者の喚語困難に伴うトラブルの修復活動に着目し，対話者に対し小冊子を用いてコミュニケーション上のアドバイスを試みている。小冊子の中身には，個々の失語症者の喚語困難の認知神経心理学的な説明に加え，実際の会話でトラブルの修復に役立った方略が含まれている。

6. さらにデータを収集する

他の事例を収集し，記述することにより，同一の現象の他の事例を増やすことができるかもしれない。あるいは一見同じだが異なる現象の発見をすることもある。

IV. 会話分析に基づく評価法

会話分析に基づく評価法は英国でいくつか出版されている。失語症者を対象としたものにCAPPAとSPPARC（Lockら，2001[8]）が，認知症や頭部外傷など全般的認知機能の障害がある者を対象としたものにCAPPCI（Perkinsら，1997[13]）がある**。このうちSPPARCは対話者の会話指導のプログラムを含んでいる。これらの評価に共通する着眼点は，1）話者交替，2）トラブルとその修復，3）会話のトピックである。**表5**にCAPPAの評価項目を挙げる。

トランスクリプトを作成せずに記録用紙に記されている項目を手っ取り早くチェックするということも考えられるかもしれない。しかし，先にも述べたようにトランスクリプトを作成する中で会話の様々な側面に気づくことができ，その後の具体的な指導に役立つので，ぜひ作成されたい。

参考文献

1) Beeke, S., Maxim, J., Wilkinson, R. : Using conversational analysis to assess and treat people with aphasia. Seminars in Speech and Language, 28 : 136-147, 2007.
2) 長谷川美佳：失語症者の会話分析—ターンテイキング，トラブルの修復，トピック展開の観点から—．愛知淑徳大学医療福祉研究科修士論文，2010．
3) 串田秀也, 定延利之, 伝 康晴, 編：活動としての

**佐藤（2001[15]，2003[16]）にCAPPAとSPPARCの解説があるので，あわせて参照のこと。

表5　CAPPAの評価項目

Section One：言語能力（linguistic abilities）
　1〜11（喚語や錯語などについて尋ねる，個々の項目の紹介は省略）

Section Two：修復（repair）
　12　対話者のターンで話についていけない場合，そのことを示すことができるか？
　13　自分の誤りで修正を開始することができるか？
　14　自己修正の開始後，自力で自分の誤りを修正することができるか？
　15　対話者によって修正が開始された際，自分で誤りを修正することができるか？

Section Three：会話の開始（initiation）・話者交替（turn-taking）
　16　会話を開始することができるか？
　17　次話者として選択された際，応答しないということがあるか？
　18　次話者として選択された際，応答に遅延が生じるか？
　19　ターンの途中で長い休止が生じるか？
　20　対話者のターンを侵害するか？
　21　会話の発言権を相手に渡さないということがあるか？
　22　ミニマルな返答に依存するか？

Section Four：トピックの管理（topic management）
　23　新しいトピックを開始することができるか？
　24　新しいトピックを導入した際，対話者がトピックの内容や関連性を捉えられないということがあるか？
　25　トピックを維持することができるか？
　26　「好きな」トピックを繰り返すということがあるか？

文と発話. ひつじ書房, 東京, 2005.

4) Laakso, M., Klippi, A. : A closer look at the 'hint and guess' sequences in aphasic conversation. Aphasiology, 13 : 345–363, 1999.

5) Lesser, R., Alger, L. : Towards combining the cognitive neuropsychological and the pragmatic in aphasia therapy. Neuropsychological Rehabilitation, 5 : 67–92, 1995.

6) Lesser, R., Milroy, L. : Linguistics and aphasia: Psycholinguistic and pragmatic aspects of intervention. Longman, London, 1993.

7) Lindsay, J., Wilkinson, R. : Repair sequences in aphasic talk : a comparison of aphasic-speech and language therapist and aphasic-spouse conversations. Aphasiology, 13 : 305–325, 1999.

8) Lock, S., Wilkinson, R., Bryan, K. : SPPARC: Supporting partners of people with aphasia in relationships & conversation. Speechmark, Bicester, 2001.

9) Lubinski, R., Duchan, J., Weitzner-Lin, B. : Analysis of breakdowns and repairs in aphasic adult communication. In : Clinical Aphasiology Conference Proceedings（ed R. Brookshire）. BRK Publishers, Minneapolis, 1980.

10) 前田泰樹：心の文法　医療実践の社会学. 新曜社, 東京, 2008.

11) メイナード・K・泉子：会話分析. くろしお出版, 東京, 1992.

12) 岡本麻美：一失語症者における発話『わからない』の分析. 愛知淑徳大学医療福祉学部卒業論文, 2009.

13) Perkins, L., Whitworth, A., Lesser, R. : Conversation analysis profile for people with cognitive impairment（CAPPCI）. Whurr, London, 1997.

14) Psathas, G. : Conversation analysis: The study of talk-in-interaction. Sage Publications, Thousand Oaks, 1995.

15) 佐藤ひとみ：臨床失語症学―言語聴覚士のための

理論と実践. 医学書院, 東京, 2001.
16) 佐藤ひとみ：会話分析. よくわかる失語症と高次脳機能障害（鹿島晴雄, 種村　純, 編）. 永井書店, 大阪, 2003.
17) Simmons-Mackie, N.N., Damico, J.S. : Communicative competence in aphasia : evidence from compensatory strategies. Clinical Aphasiology, 23 : 95-105, 1995.
18) 鈴木聡志：会話分析・ディスコース分析　ことばの織りなす世界を読み解く. 新曜社, 東京, 2007.
19) Whitworth, A., Perkins, L., Lesser, R. : Conversation analysis profile for people with aphasia (CAPPA). Whurr, London, 1997.
20) Wilkinson, W.R. : Introduction. Aphasiology, 13 : 251-258, 1999.
21) 好井裕明, 山田富秋, 西阪　仰, 編：会話分析への招待. 世界思想社, 京都, 1999.

Question 36

吉畑　博代
（県立広島大学 保健福祉学部 コミュニケーション障害学科）

失語症者のための拡大代替コミュニケーションにはどのようなものがありますか。

I. 目的と意義

拡大代替コミュニケーション（Augmentative and Alternative Communication，以下AACと略す）について，ASHA（American Speech-Language-Hearing Association）は「実用的かつ効果的なコミュニケーションのために，個人のコミュニケーションスキル（理解と表出のいずれについても）を最大限に高める手続きとプロセスのセットである」と定義している[1]。

また最近では，失語症者の自己決定や自律性を尊重した当事者中心アプローチの重要性が再認識されている。様々なコミュニケーションエイドを用いて失語症者の思いを探るAACによるアプローチは，自己決定を引き出すための1つの方法として位置づけられる。

II. AACの対象者

様々な重症度の失語症者が対象となる。軽度であっても，特定のニーズに困難を感じている場合には，エイドの導入によって解決可能か検討することが必要である。

Garrettら[2]は，AACの対象者を，まず「コミュニケーションパートナーの支援を必要とする人たち」と「自立してコミュニケーションをする人たち」との2群に分け，さらにそれぞれを3グループに分類し，計6グループとした。各グループに「支援目標」と「失語症者本人の目標」を定め，「支援を必要とする人たち」の3グループには「パートナーの目標」も設定している。最重度グループの例を表1に記す。

III. コミュニケーションエイドの種類

種類の分類にはいくつかの方法があるが，便宜的に表2のように分けた。失語症者のニーズに沿って，身近にある物品や道具をうまく工夫し，エイドとして利用することが求められる。

ハイテクエイドでは，特定の機器に注目するよりも必要な機能を丹念に探ることが大切である。今のところハイテクエイドの使用は，軽度の失語症者が多いと思われるが，今後，周囲の援助や工夫で様々な活用が可能と考えられる。

表1 Garrettら[2]の分類の最重度例について

グループ	支援目標	本人（失語症者）の目標	パートナーの目標
<グループ1：発展段階の人たち> 認知・言語面に重度の障害がある。 会話、シンボルの使用、会話理解が困難で、指差しや頷きなどの基本的な合図によるコミュニケーションもほとんどない。	興味ある対象を注視する、物品や写真などを選択する、Yes-No反応の前段階として同意や拒否の合図を確実にするなど、コミュニケーションの基礎的スキルを確立する。	・写真や実物に注意を向け、好みのものに手を伸ばす／嫌いなものを押しのける、また、頷き、発声、指差しなどの方法を用いて、同意や拒否の合図を確実にする。 ・日常生活に必要な物品を実際に選んだり、趣味活動に必要な物品をカタログから選んだりする。	・日常場面で写真や実物から選択する、同意や拒否の合図をする機会をつくる。 ・家族などの写真にキーワードを添えた簡単なスクラップブックをつくり、回想しながら話を進める。 ・聴理解を補助するために、物品を指差したり、会話の要点をジェスチャーや絵で表現する。

（吉畑博代：拡大・代替コミュニケーション（ACC）．よくわかる失語症セラピーと認知リハビリテーション．永井書店，2008[3]より許諾を得て一部改変）

表2 コミュニケーションエイドの種類

エイドを 使用しないもの	エイドを使用するもの	
	ローテクエイド	ハイテクエイド[注]
・表情 ・視線 ・指差し ・空書 ・ジェスチャー など	・日常生活中のコミュニケーションツール 　（写真、物品、カタログ、広告、地図、カレンダーなど） ・コミュニケーションノート ・描画 ・書字 など	・電話機能 ・メール機能 ・インターネットを利用した情報検索 ・合成音声での読み上げや音声の入力 ・様々なアプリ（地図、ゲームや趣味に関するもの） など

注：ハイテクエイドには、VOCA、携帯電話、スマートフォン、パソコンなどがあるが、最近ではこれらの機器の差別化の境界が薄れているため、機能で分けた。

IV. コミュニケーションエイドの導入や使用にあたっての留意点

SLTAなどの総合的失語症検査や重度失語症検査を行ったり、失語症者のニーズや希望を聴いて、どういうエイドなら使えそうか／役立ちそうか、またどういう工夫や支援を行えば使用可能か、検討することが大切である。次に比較的よく使用されるものとして、「ローテクエイド」の中から「日常生活中のコミュニケーションツール」「コミュニケーションノート」「描画や書字」を、「ハイテクエイド」の中から「メール機能」を取り上げて説明する。

1. 日常生活中のコミュニケーションツールについて

失語症者が写真や物品、カタログ等から選択できるように、パートナーがその機会を提供すること、また失語症者の反応に対し、強化を行いフィードバックすることが必要である。

たとえば、旅行の話をしている時に、失語症者が地名を思い出せず困っている場合には、パートナーが地図帳を差し出し、必要に応じて該当のページを開くなどの援助が大切である。さらに一緒に地図を見ながら、失語症者がうまく場所を指差した場合には、そこから会話を展開させたり、逆に失語症者がうまく反応できなかった場合には、パートナー側から「ここですか？」などと推測や確認を行うことが不可欠である。

2. コミュニケーションノートについて

市販されているものもあるが、個別に作成することもある。図1は筆者らが重度失語症者用に作成したもので、携帯に便利なようにB6サイズにし、インデックスもつけている。

個人用を作成する場合には、失語症者のニーズや趣味、使用場面に関する情報収集を行う。またノートの構成に関連して、カテゴリーや階層構造

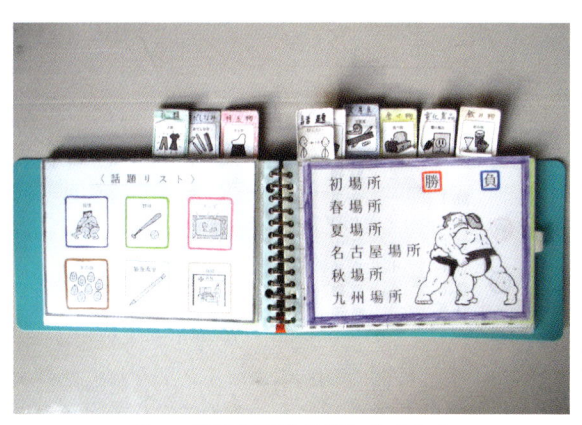

図1 重度失語症者用に作成した
コミュニケーションノートの例

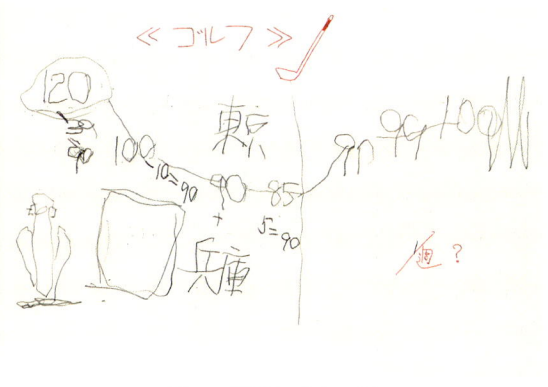

図2 描画と書字の例
（Aさんとのゴルフに関する会話）
長いゴルフ歴の中で，その時々のスコアと波を，数字と曲線で示している。左下の2つの絵はトロフィーと賞状を表している。

（食べ物―野菜―白菜など）が理解できるかを調べる。段階評価（体調がよい―まあまあ―よくないなど）も便利なので，わかりやすく顔マークを添えたりして使用するとよい。重度になるほど1ページ中の情報量によって理解に差が生じるので，1ページに掲載する絵や文字（単語）の数も検討する。絵そのものの理解について，確認が必要な場合もある。その時には実物と絵カードのマッチング課題等で評価したり，必要に応じてコミュニケーションノートから離れて基礎的なマッチング訓練を行ったりする。

ノートを利用すれば答えられる質問を行って，ノートの使い方を知ってもらう練習も大切である。しかし失語症が重度になるほど，自発的に使うのは難しくなるため，周囲からの促しや援助が必要である。

3. 描画や書字について

パートナーも一緒に行うことが大切である。描画の場合，まずパートナーが描き，その上に失語症者に描き足してもらうといった工夫が必要である。パートナーが会話の中で自然に描くと，失語症者も続けて行いやすいようである。エイドを使用しないジェスチャーも同様である。

ある程度書字が可能な失語症者には，本人に書いてもらうとよい。失語症者の書字が適切とは限らないが，パートナーがその書字を手がかりに推測することができる。現実的には，パートナーが失語症者の理解を促すために書字を行ったり，選択肢として提示して，失語症者に選んでもらうという方法が広く用いられている。失語症が重度になると，単語レベルの書字理解も不十分になるので，パートナーの確認が大切である。図2に，重～中等度の失語症のAさんと筆者との会話で，お互いに用いた描画と書字の例を示す。

4. メール機能について

メール作成などに関して，頭文字を入力すると該当単語を予測する自動補完機能は学習機能も伴っているので，失語症者にとって便利である。また病前に携帯電話を使い慣れていた失語症者の中には，50音表で仮名を探すのが困難でも，携帯電話のテンキーボタンをうまく操作する人がいる。失語症者の保たれている能力を把握することが大切である。

またメールの絵文字も役に立つ。理解が難しい失語症者には，メール本文に絵文字を添えると理解が促進される。逆に失語症者からのメール送信において，文字のみで十分に内容を伝えられない時に絵文字を利用すると，パートナーに意図を伝

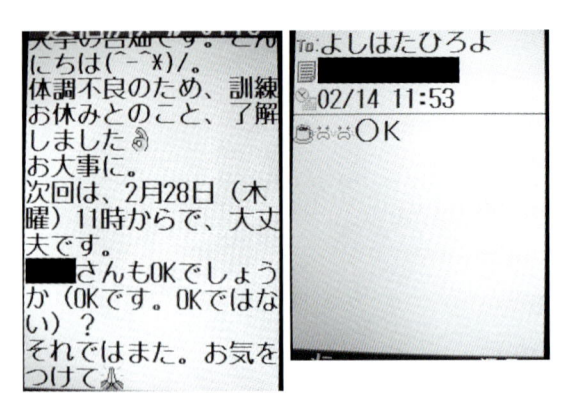

Bさんへのメール　　Bさんからのメール

図3　Bさんとのやりとりのメール

えやすくなる。

図3は，重～中等度の失語症のBさんと筆者とのやりとりのメールである。Bさんが体調不良で訓練をお休みしたため，次の訓練日を相談した時の内容である。次回の訓練予定日について，Bさんの都合を聞きたかったため，「OKでしょうか」というYes-No形式での質問を行い，続けて「OKです」「OKではない」を書き，どちらかを選んで返信してもらうようにした（図3-左）。それに対し，Bさんから「泣いている絵文字」と「OK」と書かれた返事が届き（図3-右），体調がすぐれないことと，次回の訓練予定日は大丈夫であることが理解できた。

メール上でも，対面でのコミュニケーションの基本と同様に，Yes-No形式で尋ねる（例：都合が良いか，悪いか），選択肢を書いてそこから選んでもらう（必要でない選択肢を消去する）などの方法が有効と思われる。失語症者が応えやすいように，パートナー側がメールの内容を工夫することが大切である。

V. まとめ

エイドを用いる時の基本的態度として，次の3点が重要である。第一に，失語症者の言語機能やニーズは時間の経過に伴い変化するため，使用するエイドを1つに限定せず，柔軟に対応することが求められる。第二に，失語症者とコミュニケーションを行うときには，エイド使用の有無に関わらず，パートナーの態度やスキルが重要である。パートナーの関わり方によって，失語症者から引き出せる情報量や質は変わるので，自分自身のコミュニケーションスキルを高めることが不可欠となる。第三に，ご家族や他のスタッフとの連携および情報交換を積極的に行い，より適切なエイドを見出したり現在のエイドを改良していくこと，さらにエイドの使用だけに目を向けるのではなく，日常生活の中で使える機会や場を増やし，その失語症者のQOL（Quality of Life）の向上に役立つという視点を忘れないようにすることが大切である。

参考文献

1) ASHA Practice Policy : Augmentative and alternative communication : Knowledge and skills for service delivery [Knowledge and Skills]. Available from http://www.asha.org/policy/KS2002-00067.htm, 2002
2) Garrett, K.L., Lasker, J.P. : Adults with severe aphasia. Augmentative alternative communication, third edition (eds Beukelman, D.R., Mirenda, P.). Paul H. Brookes Publishing Co., Baltimore, pp.467-504, 2005.
3) 吉畑博代：拡大・代替コミュニケーション（AAC）．よくわかる失語症セラピーと認知リハビリテーション（鹿島晴雄, 大東祥孝, 種村　純, 編）．永井書店, 大阪, pp.331-342, 2008.

Question 37

能登谷　晶子
（金沢大学 医薬保健研究域 保健学系）

失語症はどこまで回復しますか，また言語治療によって回復水準がどのように変わるのでしょうか。

I. 失語症の回復過程

　STも急性期から失語症の臨床に携わることが多くなり，訓練の効果判定には，自然治癒について理解しておく必要がある。発症2〜3週間の急性期では，直後にみられた脳浮腫などが軽減していき，その後diaschisis（ダイアスキーシス；遠隔機能障害と呼ばれる損傷部位と離れているが，機能的に連携している領域の脳活動の低下）が解除され始め，脳が再活性化してくるのは発症2〜3ヵ月で，自然治癒期間と言われる。失語症の回復研究においても発症から3ヵ月ぐらいの回復が大きいということは諸家の意見がほぼ一致している。しかし，その後の回復については福迫ら(1978)によると，訓練開始後6ヵ月までの変化は大きいが，1年過ぎるとほぼプラトーに達するものが8割，1年を過ぎてもまだ改善が得られたものが1割，不変例1割だとしている[2]。失語症の回復については，SLTAなどの評価バッテリーを用いている報告以外に，fMRIなどの機能画像や誘発電位を用いて回復の有無を検討している報告などがある。

　神経系レベルにおける失語症の回復では復元と代償という仮説がある。復元は損傷された機能を損傷前の状態に戻そうとするもので，代償とは損傷前とは別のストラテジーでその機能を補完するという考え方である。代償機能には，損傷を免れた左半球の部分によって回復に至る半球内代償と，病巣と反対側の右半球の相同する部位の機能によるものが知られている。

　以下，回復には右半球が関与しているのではないかという報告を少し紹介する。横山・長田(2004)[13]はCBF（脳血流量）を用いて失語からの回復を検討し，病初期では左半球損傷の程度が失語症の回復にもっとも影響し，右半球は慢性期の回復にかかわる可能性が示されたと報告している。Schlaugらは，右半球による失語の回復の可能性ついて，もっとも大きな役割を果たす場所は弓状束だと考え，慢性期の失語症例に訓練を行い，右半球の弓状束の変化をDTI（diffusion tensor imaging；拡散テンソル画像法，脳白質の定量評価法）を用いて6名を対象に検討した[10]。その結果，右側の弓状束の太さ，数が訓練後に増加したという。また，失語症になった後2回目の発作で右半球損傷を生じた例の中には，言語機能が悪化した例もあったから，右半球による回復補償を論

じた報告もあるが，症例によって大きく異なることもまた指摘されている。

II．回復過程と言語モダリテイ

種村・長谷川（1985）は，多数例を対象にSLTA成績を総合尺度から分類し，改善パターンを検討している[12]。低得点例は言語理解項目から改善し，高得点例では発話・書字の得点が上昇すること，言語理解項目が良い例では言語機能全般に改善が大きいこと，言語理解項目は発話・書字が改善するための前提条件になっているという。重度および表出−受容型では言語理解に改善がみられるが，全般的改善が小さいこと，中度および表出型あるいは受容型では発話・書字両面に改善がみられ改善が大きいこと，軽度および健忘型では満点に近くなり，十分な改善が得られなかったが，書字で改善がみられたとしている。

言語機能の各モダリテイ別成績や誤り方の経過は，STにとって有益な情報である。Alajouanine（1956）は，重度表出型失語では，4つの改善ステージ，①イントネーションによる変化，②自動言語の減少，③常同的言語の減少，④意図的で，遅い，失文法的な発話が出現すると述べている[14]。Kertesz & Benson（1970）は，ジャーゴン失語では初期には多量の新造語または音韻性ジャーゴンの出現から語性または意味性ジャーゴンへ置き換わり，やがては健忘失語または稀に純粋語聾に発展するとして，言語回復において予後予測ができるという[15]。

III．回復の限界

失語症の予後に関係する因子としては，原因となった疾患の種類，損傷の部位と大きさ，利き手，失語症のタイプと重症度，発症時の年齢，性差，訓練に対する意欲などが取り上げられてきた。それ以外の因子として，効果的な訓練プログラムの提供の有無や周囲の環境も考えられる。

上記に示したものから，年齢や損傷の部位や大きさについていくつか研究を紹介する。佐野らは失語の発症年齢と病巣と予後との関係について，126例の脳卒中患者を対象に，中心溝をはさんで「前方病巣例」，「後方病巣例」，中大脳動脈支配領域に広範な病巣を持つ「広範病巣例」，レンズ核に主病巣がある「基底核例」，視床に主病巣がある「視床例」に分けて長期的な検討をしている。中大脳動脈の支配領域ほぼ全域を損傷した例であっても，40歳未満例の回復は良好であること，発症年齢が高くなるほど最高到達レベルは低くなるとしている。前方病巣例は失語症状の予後が良いこと，後方病巣例では若年発症例は良いが，高齢発症例は成績にばらつきがあり，予後は一様ではないこと，また，基底核例では失語症状は消失またはごく軽微にまで改善すること，視床損傷例では，経過時には失語と判断される症状は残存しないという。広範病巣発症例でも若年発症例では発症後3年程度は大きな改善傾向を示し，数年にわたって緩やかではあるが改善がみられるという。しかし，高齢発症例では，種村・長谷川も指摘しているように，回復は少ないことは共通した見解である。Komiyaら（2011）は，48例の左被殻出血後の失語例について調査して，被殻出血に伴う血腫の分類は，失語の回復や説明に役立つと述べている[5]。被殻出血例は臨床場面でもよく出くわすので，血腫の大きさや進展度合いなどの画像情報を重視したい。

一方，感覚・運動系，皮質投射系に近い症状ほど回復が困難であることは以前より知られている。佐野らも語聾の回復はほとんど見られなかったことや，構音失行症状についても失語症状は軽快したが，構音失行症状は改善しても消失しないという。われわれの経験でも語聾と感覚失語を合併していた外傷例では，失語の回復が大きかったが，語聾自体の回復はほとんどなく，読話を併用して会話の理解を図っていた。鈴木ら（2004）は言語の神経基盤には冗長性が高く比較的代償がききやすい部分と，完全には代償されない部分があると述べているが[11]，このような視点もまた失語の回復経過を見て行く上で重要な点かもしれない。

参考文献

1) Basso, A. : Aphasia and its therapy. Oxford University Press, New York, 2003（武田克彦, 他訳：失語症―治療へのアプローチ―. 中外医学社, 東京, pp.82-113, 2006）.
2) 福迫陽子, 物井寿子, 笹沼澄子：失語症患者の言語訓練経過. 聴覚言語障害, 7：19-34, 1978.
3) 加藤元一郎：認知リハビリテーション. よくわかる失語症と高次脳機能障害（鹿島晴雄, 種村　純, 編）. 永井書店, 大阪, pp.436-439, 2011.
4) Kertesz, A., McCabe, P. : Recovery patterns and Prognosis in aphasia. Brain, 100：1-18, 1977.
5) Komiya, K., Sakai, Y., Horikoshi, T., et al. : Recovery process and prognosis of aphasic patients with left putaminal hemorrhage: relationship between hematoma types and language modalities. J Stroke Cerebrovasc, 22（2）：132-142, 2013.
6) 三村　將：発語の回復過程―機能的MRIを用いて―. 高次脳機能研究, 24（4）：292-302, 2004.
7) 能登谷晶子, 鈴木重忠, 倉知正佳, ほか：語聾を伴った外傷性失語の長期経過. 失語症研究, 10（3）：198-204, 1990.
8) 佐野洋子, 宇野　彰, 加藤正弘：SLTA成績に見る失語症状の長期経過. 失語症研究, 12：323-336, 1992.
9) 佐野洋子, 加藤正弘, 小嶋知幸：失語症状の長期経過. 失語症研究, 16：123-133, 1996.
10) Schlaug, G., Marchina, S., Norton, A. : Evidence for plasticity in white-matter tracts of patients with chornic Broca's aphasia undergoing intense intonation-based speech therapy. Annals of the New York Academy of Science, 1169：385-394, 2009.
11) 鈴木匡子, 隅部俊宏, 中里信和：言語野はどこまで切除可能か―皮質電気刺激による言語野同定と術後の失語症の回復―. 高次脳機能研究, 24（3）：203-208, 2004.
12) 種村　純, 長谷川恒雄：失語症言語治療齢の改善パターン―SLTA総合尺度による検討. 失語症研究, 5（1）：709-716, 1985.
13) 横山絵里子, 長田　乾：失語症の回復と脳機能―PETを用いて―. 高次脳機能研究, 24（3）：209-220, 2004.
14) Alajouanine, T. : Verbal realization in aphasia. Brain, 79：1-28, 1956.
15) Kertesz, A., Benson, D.F. : Neologistic jargon : a clinicopathological study. Cortex, 6：362-387, 1970.

Question 38

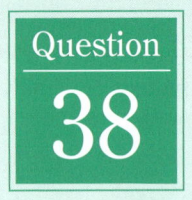

立石 雅子
（目白大学 保健医療学部）

失語症者の社会復帰に向けて，どのような対象にどのような対応が必要なのか教えてください。

　障害の有無等にかかわりなく，だれもが人格と個性を相互に尊重し支えあう社会，「共生社会」を実現しようとする流れは着実に進行している。基になったものは2001年にWHO総会で採択されたICF国際生活機能分類（International Classification of Functioning, Disability and Health）である。それ以降，わが国での障害者基本計画の改正，「共生社会」やユニバーサルデザインという用語の普及などの啓発・広報の推進，障害のある人の社会参加を広げるための様々な施策の策定などが実施されるようになった。失語症者の社会復帰についても障害とともにいかに社会に適応していくかという観点から捉える方向に変化してきている。

　言語機能の障害により意思伝達が障害されるという点に限れば，運動麻痺による歩行障害や上肢機能の障害と同様，失語症も道具の障害と言うことができる。しかしコミュニケーションの成立には言語機能に加え，認知能力や記憶能力，能動的な精神活動など様々な機能を総合的に用いて言語を運用する能力が不可欠であり，実際のコミュニケーションはかなり複雑な活動である。また他者とのコミュニケーションが突然，困難となる状況は日常生活において，また職業生活において様々な支障をきたすことになる。他者との関わりやコミュニケーションは社会生活を営む上で極めて重要な活動であり，言語機能の障害が他者との関わり方，家族関係にも影響を及ぼし，社会的，心理的な問題や，個人としての存在基盤そのものにも影響が波及する場合も多い。このように失語症における問題は言語機能の問題にとどまらず，広がりを持つことを改めて確認しておく必要がある。

　失語症のリハビリテーションにおいても上述のような流れから，言語機能のみならず，より広義のコミュニケーション能力に対するアプローチを視野に入れた長期的な訓練が行われるようになっている。言語機能の障害は残存することが多く，職業復帰が可能な症例は限られている。言語機能の改善をはかることは言語聴覚士として当然のことである。同時に失語症者が言語機能の障害とつきあいながらよりよい生活を送ることができるよう補助手段，代償手段の活用を促し，行動半径を拡大するよう援助することもまた重要な業務の一部である。そのためには社会復帰の形態だけでなく，失語症者がそれぞれの最終的な生活場面において社会生活にどのように適応しているかとい

う，社会適応の側面にも焦点を当てて，より広範な視点を持つことが重要である。

I. 職業復帰の場合

失語症者の職業復帰率は5.5%から20%という数値が報告されている．対象や調査時期が異なるために数値に幅があると考えられる．現職復帰した比率だけでなく，配置転換，転職を含んでいることを考慮すれば，失語症者の職業復帰はかなり厳しい状況にある．

職業復帰を目標とする場合には，休職可能な期間に上限があることを考慮して，発症後かなり早期から復帰を見越した対応が必要となる．言語機能の障害の程度と回復状況，言語機能以外の高次脳機能障害の有無とその改善の経過，身体的な麻痺の程度と回復具合，病前従事していた仕事の内容，受け入れの環境などは職業復帰に影響を及ぼす要因であり，情報を整理しておく．急性期には回復期のリハビリテーションを適切に選択するために早めの予後予測が必要となる．また回復期は言語機能の障害の改善にのみ焦点を絞りがちであるが，言語機能以外の高次脳機能障害などが存在する場合には，これらが阻害因子とならないよう複合的な訓練が必要となる．

職業復帰に際しては主治医やソーシャルワーカーなどの職種と協力して対応する．対象者の機能レベルが現職完全復帰可能な程度まで改善していない場合には，本人を交え職場の関係者との調整が必要となる．本人は何ができて何ができないかを明確に説明する．失語症の状況を正確に理解してもらうことは難しいが，言語聴覚士は本人の失語症の状況だけでなく，本人の考え方についても周囲に的確に伝えること，失語症者の代弁者となることが求められる．種々の作業内容を実際に試みる期間の確保など，ある種の職業前訓練を実施し，原職への復帰が可能か，あるいは配置転換が可能かなどの決定がなされることが望ましい．また実際に復職後，言語聴覚士やソーシャルワーカーが職場を訪れて実際の就労状況をチェックできるとよい．就労が本人にとっても周囲にとってもうまくいっている，ということが確認できるまで，一定期間は経過観察を継続する必要がある．

II. 家庭復帰の場合

家庭復帰する失語症者の状況は様々である．ここでは特に残存する障害の程度が重篤な場合について述べる．障害があっても生活半径を狭めることなく社会参加が可能となることを目的とした対応として，非言語的情報や文脈的手がかりを積極的に取り込んだ，コミュニケーション能力に対する働きかけが重要となる．言語機能の代償手段としてはVAT（visual action therapy）のほか，コンピューターを用いたアイコンやサイン，描画，またコミュニケーションノートの使用などがある．実際のコミュニケーションの場で，獲得した代償手段や訓練で改善した言語機能を活用することを目的とした，PACE（Promoting Aphasics' Communicative Effectiveness）など，実際のコミュニケーションに近い場面での使用訓練が行われる．

言語機能の障害の程度にかかわらず，訓練経過の中で自己の言語機能について客観的な認識ができる失語症者は，概して生活面でも積極的で，社会参加という観点での適応は良好である．他方，障害の程度が軽度であっても何事にも自信が持てずに社会への適応は良好といえない失語症者もいる．後者の場合には，言語機能の維持とQOLの向上のために，失語症者の状況に合わせた家庭用プログラムを作成する．できるだけ日々の生活に密着しており，かつ繰り返し練習することが可能な汎用性の高い内容となるように留意する．

障害の程度が重度の場合，家族の理解が社会生活を営む上で極めて重要な要素となる．家族の理解と協力によって失語症者の行動半径は大きく左右される．家族に訓練場面を見てもらい，評価結果も伝え，失語症者の状況について家族の理解を早期から深めるよう留意する．家族に現在の状況やコミュニケーションの確実なとり方，接し方のポイントをできるだけ正確に理解してもらうことが重要である．残存する障害が重篤な場合も，家

族がその限界を知った上で配慮をすることにより，失語症者の社会適応を良好なものとすることができる。

参 考 文 献

1) Davis, G.A. Wilcox, M.J. : Adult Aphasia Rehabilitation : Applied Pramatics. College-Hill Press, San Diego, 1985.
2) Helm-Estabrooks, N., Fitzpatrick, P.M., Barresi, B. : Visual action therapy for global aphasia. J Speech Hear Dis, 47 : 385-389, 1982.
3) Schuell, H.M., Jenkins, J.J., Jimenez-Paboon, E. : Aphasia in Adults : Diagnosis, Prognosis, and Treatment. Harper&Row, NewYork, 1964.
4) 立石雅子, 大貫典子, 千野直一, ほか：慢性期失語症者の活動性について. 失語症研究, 20：287-294, 2000.
5) 立石雅子, 大貫典子, 千野直一, ほか：慢性期失語症者の言語機能維持について. 失語症研究, 20：71-72, 2000.
6) 立石雅子：良好な社会適応を示した失語症者について. 失語症研究, 10：251-258, 1990.
7) 立石雅子：社会適応に影響を及ぼす要因の検討. 失語症研究, 17：213-217, 1997.
8) Wepman, J.M. : Recovery from Aphasia. Ronald Press, NewYork, 1951.

Question 39

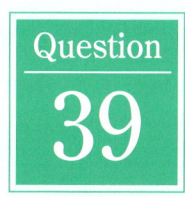

小林 久子
（首都医校 言語聴覚学科）

失語症者の外出や他人との交流の機会を増やすための方法，対策について教えてください。

　失語症者自身は，外出や交流を望んでいるのだろうか？　失語症者を対象とした最近の調査（Dalemansら，2010[1]）では，「他者と交流したい」「仕事のみならず社会と関わって何らかの役割を果たしたい」という希望が述べられている。このような当事者のニーズに加え，より高いレベルのQOLがリハビリテーションの目標とされ，失語症者の生活や人生を視野に入れた幅広い支援の必要性が認識されるようになった。その概念的枠組みとしてはICF（国際生活機能分類）が活用されている。外出や交流の機会を増やすことは，ICFでは「活動」や「参加」の機会の拡大と捉えることができる。その内容は散歩から海外旅行まで幅広く，単独か支援者がいるのかによっても多様である。ここでは，効果や根拠は明確ではないが，共通して考えられる対策をとりあげた。

　外出や交流の機会を増やすためには，失語症者側の機能および個人因子を含む心理的側面への働きかけと周囲の環境因子の側面への働きかけの両者が必要である。筆者の経験や上記の調査など[1,2]をもとに，働きかけの視点と留意点をまとめ，表1に示した。

I. 失語症者側の機能および心理的側面

　本人のもつ機能的な側面と個人的，心理的な側面から以下の4つの視点が考えられる。

1. 外出や交流に対する動機づけ

　どうしても外出や交流をしたいという本人の意思である。他の課題が解決できていなくても，動機づけが強く様々なバリアを一挙に乗り越えられる場合もある。たとえば，初孫に会いたいという動機で海外旅行を実現するというような例である。積極的な外出や交流がリハビリになって回復に結びつくという考えや，病気のことや言葉の障害について共感しあえる仲間がほしいという気持ちも強い動機となることが多い。

2. 身体的状況

　麻痺などの肢体の不自由さによる移動の問題，食事，排泄，服薬などのADL上の問題は，現実的なバリアとなる。さらに痛みやけいれんなどの発作のリスク，疲労や集中力の低下などとの関連で，現状の生活リズムを乱したくないという理由から外出や交流をひかえる可能性もある。たと

表1　外出や交流をすすめる場合の視点と留意点

視点		留意点
失語症者側の側面	動機づけ	・明確な目的や強い意志があるか
	身体的状況	・肢体不自由，移動，服薬，排泄などのADL能力は十分適応可能か ・痛みや疲労，様々な発作のリスク，生活リズムの維持に配慮が必要か
	心理的状況	・自己開示に抵抗はないか ・恥ずかしさなどにとらわれない心理状況か
	コミュニケーションスキル	・会話や交流に参加するためのスキルを持っているか ・AACを使えるか
環境因子の側面	物理的環境	・交通アクセス（交通機関，階段やエレベーター）は適応可能か ・会場の状況（段差，補装具の装着，トイレなど）は適応可能か ・コミュニケーション環境は失語症にやさしいか 　（恒常的な環境，視覚的な表示物，簡潔な手続きなど）
	人的環境	・仲介してくれる人は失語症を理解しているか ・交流先の相手は失語症を理解しているか ・交流先の相手は失語症者との会話技術を持っているか

えば午前中は排泄のことが気になり，とても外出できないという例があった．対策としては身体機能面の状況について様々な領域の情報や支援を得て，日頃と異なる状況や初めての場所にも適応できるよう対処の仕方を工夫しておくことが必要である．

3. 心理的状況

うつ的な気分や絶望感，他者の目や反応を恐れる気持ち，身体や言葉の状況を恥ずかしく思うなどの心理面の問題である．病後の自分の心身の状況を自分自身で十分把握できない時期に，周囲が焦って交流を勧めても，かえって自信を喪失し孤立感を深めることになりかねない．失語症者は，「言葉が話せないので交流はできない」と感じている場合もある．音声言語を用いた交流は，同時に障害（弱点）を開示することにもなる．交流はしたいが障害の開示には抵抗があるという葛藤に対処する心理的な備えの程度を見極めることが大切である．信頼関係を確立した上で，心の準備について率直に尋ねて話し合ってみるのも一法である．言語面の能力を考慮しつつ失語症者の心理を推し測ることは，言語聴覚士が果たせる重要な役割であろう．

4. コミュニケーションのスキル

コミュニケーションの場を共有し，周りの人の言うことを理解し考え，自分の意思を伝える技術である．音声言語でのコミュニケーションが困難でも自己紹介用の名刺やノートなどを用い，AAC（拡大・代替コミュニケーション）を駆使して積極的に交流する例もある．AACの使用練習を含めて，本人の持つ最大限のコミュニケーション能力を複数の人の中でも発揮できることを目標としたグループ訓練を設定するという方法もある．そのようなグループが交流会や患者の会に発展する場合もある．

II．環境因子の側面

環境因子の側面は物理的な環境と人的な環境の側面に分けられる．

1. 物理的な環境

目的の場所までのアクセスの問題（交通機関，階段や手すり，エレベーターなど），会場の状況（段差，装具をはずす必要性の有無，トイレの様式など）も重要である．一度下見や見学に行っておくと安心につながる．また開催日時や会場が恒常的でない場合や不測の事態に備えて，確認や連

絡の方法を事前に打ち合わせ，その都度メモなどを用い視覚的に確認する必要がある。

2. 人的環境

　失語症者と交流する側，あるいは交流の橋渡しをする側の因子である。仲介者としては当事者同士，家族や言語聴覚士ほかのリハビリスタッフなどが考えられる。交流する相手は，失語症のことをよく理解していること，ゆっくり時間をとって粘り強く接する気持ちがあることに加えて，失語症者との会話の技術[2]を持っていることが望ましい。たとえば，交流の場で年齢を尋ねられた失語症者がまったく違う年齢を答えてしまったのを周囲の人に笑われ，二度と参加しなくなった例があった。逆に，理解しサポートしてくれるスタッフや仲間が一人いるだけでも，励みや楽しみとなる場合もある。

　以上の要因は複雑に絡み合って，外出や交流への一歩に影響していると思われる。言語聴覚士が仲介する場合には，失語症者の能力を評価した上で対処方法を提案し，交流先へも説明することが必須である。紹介状を書くだけではなく，一度は同行し仲介者自身が失語症者と体験を共有することを勧める。コミュニケーション手段を失った失語症者が新しい人間関係を作るのは容易なことではない。失語症者の心身の状況や意思を確認した上で，機会や場所に関する情報を収集し，タイミングを捉えた働きかけをすることを心がける。失語症者のコミュニケーション能力を熟知している言語聴覚士が，積極的に仲介の労をとることが望まれる。

参考文献

1) Dalemans, R.J.P., de Witte, L., Wade, D., et al. : Social participation through the eyes of people with aphasia. Internatinal Journal of Language and Communication Disorders, 45 (5) : 537-550, 2010.
2) NPO法人 言語障害者の社会参加を支援するパートナーの会 和音, 編：失語症の人と話そう. 中央法規出版, 東京, 2008.

Question 40

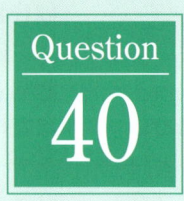

宇野　園子
(流山中央病院 リハビリテーション科)

失語症者にとって有効な社会資源について教えてください。

I. 目的・意義

　元来リハビリテーションの目的は、障害をもちながらもその人らしい人生を再構築することである。失語症者にとってその目的が達成されるためには、十分なコミュニケーション能力の改善とともに生活基盤と精神的な支援も保証されなければならない。回復が長期にわたり完治が難しい失語症者を長く支えるために、様々な社会資源の活用が求められる。

II. 手続き・進め方の留意点

　社会資源には、介護保険や障害者総合支援法*など公的な制度と、公的ではないがその地域独自のサービスがある。豊富な知識と経験がある医療ソーシャルワーカーや介護支援専門員と早期から連携をとり、支援の準備を進めておく。失語症者自身は不自由さを言葉で訴えることも、複雑な制度を理解することも難しいので、言語聴覚士 (以下, ST) には問題点を整理し、制度のあらましをわかりやすく説明して、適切な支援が受けられるように橋渡しをすることが望まれる。福祉制度の利用には自分の障害を認めるという側面があることを覚えて、本人の心の準備が整う前にむやみに利用を勧めることは慎みたい。

1. コミュニケーションに対する支援

1) 医療保険

　脳血管疾患等リハビリテーション (以下, リハ) には発症から180日以内と期限が設けられているが、失語症はその除外対象である。リハによって改善が期待できる場合、また年齢や原因疾患により介護保険の対象外である場合、介護保険の対象者であっても介護保険で言語訓練が受けられない場合は、それぞれに一定の条件のもとで医療保険でのリハを継続できる。

2) 介護保険

　失語症の場合、65歳以上であれば誰でも、原因が脳血管疾患であれば40歳以上で利用できる。原則として介護保険の対象者は介護保険を利用することとされ、医療保険や障害者総合支援法 (後述) によるリハは利用できない。利用期限がなく、希望に添ったサービスが使えるなどの利点はあるが、STのいる入所施設や通所サービス (デイケアやデイサービス) の数は十分とはいえず、

訪問できるSTも少ない。STのいる近隣の施設や訓練形態を把握しておくとよい。サービスを利用するには，まず市区町村の窓口に要介護認定の申請をし，認定調査，審査を経て，要介護状態区分の判定を受ける。その程度により定められた限度内で，利用したいサービスを組み合わせて利用する。

3) 市区町村による障害者福祉のサービス

地域の福祉センターなどでは，障害者総合支援法による機能訓練が受けられる。対象者は，介護保険対象外の40歳未満か，脳血管疾患以外の原因で失語症になった65歳未満の者である。障害者のためのサービスであるため，原則として身体障害者手帳（後述）の所持が前提だが，市区町村によっては対象者の範囲がより広い場合がある。福祉センターでは，機能訓練の他に，趣味活動や交流の場を設けているところもある。障害者総合支援法によるサービスを利用するには，市区町村の窓口で利用申請を行い，評価，障害支援区分の認定，サービスの利用意向の聴取を経て，サービスの給付を受ける。

2. 生活に対する支援

1) 身体障害者手帳

障害者として公的に認定されたという証明書のようなものである。手帳を取得すると，福祉機器の交付，障害者施設の利用，税の減免，医療費の助成，公共料金の減免，交通機関の運賃や美術館などの入場料の割引などの援助が受けられるが，その具体的な内容は市区町村ごとに，また等級によって異なる。等級は最重度の1級から6級までであり，失語症が該当する「音声・言語・そしゃく障害」には3級（喪失）と4級（著しい障害）しかないが，上下肢の麻痺などと併せて1級または2級と認定される場合がある。手帳の申請は，一般に障害が固定されたとされる発症後6ヵ月頃から可能である。都道府県知事指定の「音声・言語・そしゃく障害」の指定医による診断書を用意して，市区町村の窓口で手続きをする。診断書作成に費用がかかるなどの難点はあるが**，積極的に行動範囲を広げて生活をするうえでは利点も多い。

2) 障害年金

年金加入中に発症した障害により生活や就労に支障が出た時に受給できる年金。65歳以上では，老齢年金と障害年金のどちらかを選択することになる。失語症者の復職率はわずか1割未満である***。家計の担い手が倒れると家族全員が困窮するため，このような経済的支援は欠かせない。発症時に年金に加入していること，保険料を納めていること，20歳以上65歳未満であること，発症から1年6ヵ月後に一定の障害が残っていることが受給要件となる。社会保険事務所で手続きを行う。

3) 就労支援

原職復帰が困難でも何らかの形で就労を希望する場合は，ハローワーク，地域障害者職業センター，障害者就業・生活支援センターなど複数の機関で能力や就労形態に応じた相談や支援を受けることができる。原職に復帰する場合にも，職場との折衝などの支援を受けることができる。必ずしも手帳を必要としない場合もある。

4) 成年後見制度

心身の障害や疾病のために判断能力が十分でない人が契約や財産管理で不利益を被らないように支援する目的で，家庭裁判所が後見人を選任する制度。失語症は知的低下を伴うものではないが，言語理解や意思の表出が不確実であるために日常生活に支障が出る場合がある。独居であったり，親族がいない場合，後見人を定めておくと安心して自立生活が送ることができる。手続きについては社会福祉協議会で相談できる。

3. 精神的な支援としての仲間作り

【失語症友の会】

失語症者と家族を中心にSTやボランティアが関わる自主グループである。失語症者は家族に囲まれていても，デイケアなどの集団に参加してい

---

  * 2013年4月より「障害者自立支援法」が「障害者総合支援法」に移行した。
 ** 助成のある自治体もある。
*** 日本高次脳機能障害学会：失語症全国実態調査報告. 高次脳機能研究, 26：209-218, 2006.

ても，言葉に障害のない人の会話に入れないまま黙って一日を過ごすことが多い．失語症者同士が同じペースで会話できる友の会は，絶好のコミュニケーション訓練の場であると同時に，自分を開示し，悩みや楽しみを共有できる場であり，その心理的効果は大きい．開催頻度や活動内容は様々なので，近隣の友の会がどのような活動をしているのか，まずSTが実際に参加して確認してから紹介することが望ましい．

索 引

【数字・欧文】

50音系列　**155**

A
anarthria　**176**
ANELT　**29**
aphemie　**158**
ASHA-FACS　**29**
augmentative and alternative communication（AAC；拡大・代替コミュニケーション）　**133, 197, 208**

B
Boston学派の古典的分類　**4**
Broca失語　**9, 10, 11, 158**
Broca野　**11**
Broca領域失語　**10, 11**

C
CADL家族質問紙　**27**
CADL検査　**26**
CADL短縮版　**26**
CAPPA　**192, 194, 195**
CAPPCI　**194**
CETI　**29**
conversational skills rating scale（CSRS）　**187**
correct information units（CIU）　**187**

D
diadochokinesis　**6**
diaschisis　**201**

G
Griceの会話の公準　**187**

I
ICF（国際生活機能分類）　**25, 204, 207**

K
kinesthetic facilitatioin　**140**

L
LARCエラー（legitimate alternative reading of components errors）　**95, 144**
letter by letter reading　**140**
logopenic progressive aphasia（LPA；logopenic進行性失語）　**176, 178**
Luriaの失語症分類　**4**

M
MOR法（multiple oral reading法）　**142**

N
nonverbal　**187**

O
odd one out　**63**
odd word out　**79**

P
paralinguistic　**187**
promoting aphasics' communicative effectiveness（PACE）　**126, 133, 205**
pure alexia　**140**

Q
Quality of Life（QOL）　**200, 205**

S

schreibendes Lesen 140
Schuellの失語症分類 4
self-generated cue 147
SPPARC 194
Standard language test of aphasia（SLTA；標準失語症検査） 19
Supplementary tests for Standard language test of aphasia（SLTA-ST；標準失語症検査補助テスト） 20, 40
sylvius 裂 12

T

tip of the tongue 61
training underlying form（TUF） 88
tree pruning hypothesis（TPH） 90

V

visual action therapy（VAT） 205

W

WAB失語症検査 16
Wernicke失語 9, 121, 122, 123, 124, 125, 126
Wernicke野 122

【和文】

あ

アナルトリー 5, 9, 10, 11, 158
アナルトリーの訓練 129
アプロソディア 166
アルツハイマー病（Alzheimer's Disease：AD） 178

い

一貫性 93, 94, 95
一貫性効果 94, 95, 96
意味記憶 177
意味されるもの 8
意味システム 31, 32, 35, 61
意味システム活性化訓練 80
意味障害 96
意味情報 84
意味するもの 8
意味性錯語 12, 31, 61
意味性錯読 94, 96, 144, 145
意味性認知症（semantic dementia：SD） 96, 176, 177
意味セラピー 63, 128
意味属性分析課題 80
意味的治療 113
意味判断課題 77
意味役割 84
意味理解障害 121, 122, 123, 124
医療保険 210

う

迂遠 172
運動覚促通法 140, 141
運動覚妨害条件 141

え

エピソード記憶障害 178
縁上回 5, 7

お

押韻判定 135
音と仮名の対応の訓練 129
音の抽出 135
音の配列 135
音の連結不良 5
音韻訓練 70, 71, 72, 74
音韻失読 95, 96, 144
音韻出力辞書 61
音韻障害 96
音韻照合 56
音韻照合の訓練 128
音韻-書記素変換 34
音韻処理障害 124, 125
音韻性錯語 5, 6, 9, 12, 31
音韻性失名詞 8, 55
音韻セラピー 63, 129
音韻選択 56
音韻選択・配列 7, 8
音韻選択・配列の訓練 129
音韻操作訓練 135
音韻抽出の訓練 129
音韻的治療 113
音韻の想起力 52
音韻表象 8, 134
音韻聾 11

音声-音韻変換 34
音節性錯語 5, 6
音素性錯語 5, 6
音読 93
音読潜時 141

か

外国語アクセント症候群 159
介護保険 210
外傷性脳損傷 170
階層構造 198
会話 191
　―相互行為（作用）の規則性 191, 193
　―対話者 192, 194
　―トピック 194, 195
　―トラブルとその修復 194, 195
　―非言語行動 193, 194
　―話者交替 194, 195
会話ノート 184
会話場面 5
会話分析 187, 191
　―数量化 194
　―トランスクリプト 192, 193
　―評価法 194
　―分析テーマ 192
　―問題意識 191
　―臨床における特徴 192
角回 5, 8, 150
拡大・代替コミュニケーション（augmentative and alternative communication：AAC） 133, 197, 208

下前頭回　8
家族に対してのアプローチ　126
家族の理解　205
活動　207
家庭復帰　205
カテゴリー化課題　151
カテゴリー特異性　31
仮名訓練　112
仮名書字　7
喚語困難　5, 7, 9, 171
喚語能力の改善　51
観察　48, 49
漢字仮名差　93
漢字に選択的な失読失書　151

き

キーワード訓練法　151
キーワード法　155, 160
規則語　95
機能局在　5
機能再編成　112
機能再編成法　64
急性期　47, 48, 49
共生社会　204

く

九九訓練　112
具象性　61
具象性効果　144
グループ訓練　102, 208
　―意義と目的　102
　―運営上の留意点　108
　―STの援助内容，援助方法　104, 106
　―種類　106
　―治療的因子　105
　―プログラムと進め方　108

け

形式性錯語　7, 61
形態・音韻処理　84
軽度失語　22
系列語　23
ゲルストマン症候群　17
言語化　172

言語記号　8
言語機能の維持　205
言語情報処理過程　121, 125
言語情報処理モデル　61, 121
言語処理プロセス　24
言語性短期記憶（short-term memory：STM）障害　11, 178
言語的意味課題　138
言語野孤立症候群　100
現職復帰　205
原発性進行性失語（primary progressive aphasia：PPA）　176
健忘失語　10, 11, 171

こ

語彙　8
語彙化錯読　96, 144
語彙照合　56
語彙処理モデル　30
語彙性　93, 94, 95
語彙性効果　94, 95, 96, 144
語彙選択　56
語彙選択の訓練　128
語彙属性　30, 33, 34
語彙判断　30, 31, 32
構音障害　129
構音の努力感　11
構音の明瞭化　11
構音の歪み　5
項構造　84
行動変容理論　110
口部顔面失行　158
語音弁別検査　41
語音弁別障害　9
語音聾（word-sound deafness）　11, 33, 121, 123, 124, 125
語義　177
語義失語　77, 177
語義聾（word-meaning deafness）　31
国際生活機能分類（ICF）　25, 204, 207
語形態失読　142
語形聾（word-form deafness）　31
心の理論　166, 173
呼称障害　5
語性錯語　6

語長　94, 95
語長効果　62, 94, 95, 134, 141
諺の補完現象　178
コネクショニストモデル　30
語の意味システム　76
コミュニケーションエイド　197
コミュニケーション技術　183, 185
コミュニケーション行動　183
コミュニケーションストラテジー　26
コミュニケーション能力　204
コミュニケーションノート　101, 198
コミュニケーション面の改善　102
コミュニケーションルート　122
語用論　186
語流暢性　8
語列挙　8
語聾　11
混合型超皮質性失語　137

さ

サウンドスペクトログラフ　6
錯語　6, 171
参加　207

し

視覚失語　17, 171
視覚失認　17
視覚性意味性錯読　94
視覚性呼称　8
視覚分析システム　33, 34
色彩失名辞　140
刺激促通理論　110
自己決定　197
視床　11
字性錯語　5, 6
自然治癒　201
失構音　5
実行状況　27
失語指数（Aphasia Quotient：AQ）　16
失語症会話パートナー　183
失語症鑑別診断検査（DD検査，老研版）　22
失語症構文検査　36
失語症者の代弁　205
失語症タイプ　9

失語症友の会　211
失語症のタイプ診断　3
失語症分類のフローチャート　9
失語症理論　4
失語性失読　94, 143
失タイプ　154
失読失書　94
失文法　176
自動詞　89
自発性の低下　8
自発話の低下　10
社会参加　205
社会資源　210
社会適応　205
社会復帰　204
写字課題　54
遮断除去法　111
重度失語症検査　28, 138
重度失語症者　114
　—会話能力　114
　—コミュニケーション訓練　116
　—認知機能　115
就労支援　211
就労状況　205
熟字訓　177
純粋語唖　9, 158
純粋語聾　11
純粋失書　153
純粋失読　94, 140
障害者総合支援法　210, 211
障害者福祉制度　210
障害年金　211
症候群　3
症状分析　51
上側頭回　5, 7, 11
上・中側頭回　5, 9
小児失語症　162
　—言語治療　163
　—評価，言語機能　163
　—評価，全般的知能　162
　—評価，認知機能　162
書記素–音韻変換　34
職業生活　204
職業復帰　204
進行性非流暢性失語（progressive non-fluent aphasia：PNFA）　176
心像性　61, 93, 94, 95
心像性効果　94, 95, 96, 134
深層–音韻失読連続体仮説　96
深層失読　95, 96, 144
身体障害者手帳　211
親密性効果　134
親密度　93, 94, 95, 177
親密度効果　94, 95
心理・社会面の回復・改善　102

す

推論　166
推論過程　165
数唱　11
スクリーニング検査　48

せ

生活に対する支援　211
精神的な支援　211
成年後見制度　211
接近行為　7
接近的訂正　62
潜在能力　27
全失語　131
全体読み　141
前頭側頭葉変性症（frontotemporal lobar degeneration：FTLD）　179
前頭葉性純粋失書　153
全般的精神活動低下　139

そ

ソーシャルワーカー　205
阻害因子　205
促通の方略　132
側頭葉後下部　5, 8, 151
側頭葉性純粋失書　153

た

代償　201
代償手段　25, 154
代替的方略　132
大脳皮質指数（Cortical Quotient：CQ）　16
他動詞　89

単語属性効果　95
単語の pointing 課題　12
単語の視覚イメージ　151
単語理解障害　5, 8, 9
談話（ディスコース：discourse）　165, 166, 186
談話障害　172
談話分析　187
談話レベルの訓練　68

ち

逐字読み　140
中・下前頭回　5
抽象語（低心像語）　35
中心後回　5, 7
中心前回　5, 6
中前頭回　5, 9
聴覚的意味理解　78
聴覚的単語指示　78, 79
聴覚的把持力　12, 23
聴覚分析システム　31, 33, 34
超皮質性運動失語　10
超皮質性感覚失語　10, 137, 178
超皮質性感覚性失語症　78
超皮質性混合失語　10
超皮質性失語　9, 10, 137

て

ディサースリア　6, 11
テクスト　188
典型語　95
典型語順　86
典型語/非典型語　144
典型性効果　144
転職　205
伝導失語　9

と

同音疑似語　144
同音疑似語効果　144
統語情報　84
統語処理　84
同時失認　142
頭頂葉性純粋失書　153
トークンテスト　38

読解　93
トライアングル・モデル　146

な
なぞり読み　**140**, 141
なぞり読み法　141
ナラティブ　187

に
二重回路仮説　56, 153
二重の非一貫性　6
日常生活　204
認知神経心理学的アプローチ　61
認知症　176
認知症に伴う心理・行動症状（behavioral and psychological symptoms of dementia：BPSD）　179
認知神経心理学　52, 112
認知神経心理学的モデル　24

は
配置転換　205
白質　11
発音定位法　160
発音派生法　160
発語失行　5, 158
発声失行　158
発声障害　6
発動性低下　139
発話開始の困難さ　11
反復性発話　99

ひ
被殻　11
非言語的意味課題　138
非言語的コミュニケーション　99
非語　94, 95, 96
非古典型純粋失読　140
皮質下性失語　6, **11**
非失語性失読　94
非対格自動詞　89
左中心前回下部　158
左半球損傷　186
非典型語　95, 96

非典型語順　86
非同音非語　144
非能格自動詞　89
びまん性軸索損傷　170
描画訓練　133
表記妥当性　93, 94
表出機能の障害　125
標準失語症検査（SLTA）　19
標準失語症検査補助テスト（SLTA-ST）　20, 40
表層失読　95, **96**, 143
表層性失読　177
非流暢性　4, **10**
頻度　177
頻度効果　62, 134

ふ
不規則語　95
復元　201
復唱　4
復唱障害　5, 178
復唱能力　4
プライミング効果　**136**
フラッシュカード法　142
プログラム学習　110
プロソディー障害　129
文意妥当性判断検査　86
文法　83
文法処理　83
文法性判断　85
文理解障害　10

へ
ベッドサイド　48

ほ
補完現象　100
保続　130
補足運動野失語　9, **10**

ま
マッピング（mapping）　84
マッピング・セラピー　67

み
右半球　186
右半球損傷　**187**

む
無意味語　7
無関連錯語　31

め
メロディック・イントネーション・セラピー　111

も
モーラ分解・抽出検査　42
文字数効果　**140**, 141
物語　187

ゆ
誘導動作（異常動作）　98

よ
要素的症状　5, 9
予後予測　205

り
理解力の改善　51
流暢性　4
流暢性評価　17

る
類音性錯読　94, **95**, 96
類音的錯読　177
類義語判断　**30**, 31, 32

れ
例外語　95, 96
レーヴン色彩マトリシス検査　17
レキシコン　84

ろ
ロールプレイ　**183**, 184
ロゴジェンモデル　30
ロックイン・シンドローム　17

● **編著者紹介** ●

種村　純（たねむら じゅん）

川崎医療福祉大学医療技術学部感覚矯正学科　学科長，教授。
失語症を中心に，高次脳機能障害の臨床と指導に長年従事し，1996年より現職。
失語症言語治療のエビデンス，社会的支援のあり方などについての検討を続ける一方，記憶障害，遂行機能障害に関する研究も多い。

【著書】
・熊倉勇美, 種村　純：やさしく学べる言語聴覚障害入門（2011年, 永井書店）
・種村　純, 椿原彰夫, 編：教材による認知リハビリテーション　その評価と訓練法（2009年, 永井書店）
・鹿島晴雄, 大東祥孝, 種村　純, 編：よくわかる失語症セラピーと認知リハビリテーション（2008年, 永井書店）
・鈴木孝治, 早川裕子, 種村留美, 種村　純, 編：高次脳機能障害マエストロシリーズ（3）リハビリテーション評価，（4）リハビリテーション介入（2006年, 医歯薬出版）　など

第1版第1刷発行　2013年6月20日
© 2013
第3刷発行　2016年7月19日

失語症 Q&A
検査結果のみかたとリハビリテーション

（定価はカバーに表示してあります）

検印省略	

編　著　種村　純
発行者　林　峰子
発行所　株式会社 新興医学出版社
〒113-0033　東京都文京区本郷6丁目26番8号
電話　03(3816)2853　　FAX　03(3816)2895

印刷　株式会社 藤美社　　ISBN978-4-88002-741-8　　郵便振替　00120-8-191625

・本書の複製権・上映権・譲渡権・公衆送信権（送信可能化権を含む）は株式会社新興医学出版社が保有します。
・本書を無断で複製する行為、（コピー、スキャン、デジタルデータ化など）は、著作権法上での限られた例外（「私的使用のための複製」など）を除き禁じられています。研究活動、診療を含み業務上使用する目的で上記の行為を行うことは大学、病院、企業などにおける内部的な利用であっても、私的使用には該当せず、違法です。また、私的使用のためであっても、代行業者等の第三者に依頼して上記の行為を行うことは違法となります。
・JCOPY〈出版者著作権管理機構 委託出版物〉
本書の無断複製は著作権法上での例外を除き禁じられています。複製される場合は、そのつど事前に出版者著作権管理機構（電話 03-3513-6969、FAX 03-3513-6979、e-mail：info@jcopy.or.jp）の許諾を得てください。